十三五
规划教材

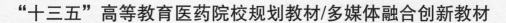

"十三五"高等教育医药院校规划教材/多媒体融合创新教材

供护理、助产、相关医学技术类等专业使用

新编护理学基础实验指导

 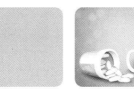

**XINBIAN HULIXUE
JICHU SHIYAN ZHIDAO**

主编◎李麦玲

U0339681

郑州大学出版社

郑 州

图书在版编目(CIP)数据

新编护理学基础实验指导/李麦玲主编. —郑州：
郑州大学出版社,2019.4
ISBN 978-7-5645-6146-8

Ⅰ.①新… Ⅱ.①李… Ⅲ.①护理学-实验
Ⅳ.①R47-33

中国版本图书馆 CIP 数据核字（2019）第 058561 号

郑州大学出版社出版发行
郑州市大学路 40 号　　　　　　　　邮政编码:450052
出版人:张功员　　　　　　　　　　发行电话:0371-66966070
全国新华书店经销
河南龙华印务有限公司印制
开本:850 mm×1 168 mm　1/16
印张:15.75
字数:447 千字
版次:2019 年 4 月第 1 版　　　　　印次:2019 年 4 月第 1 次印刷

书号:ISBN 978-7-5645-6146-8　　　定价:47.00 元
本书如有印装质量问题,由本社负责调换

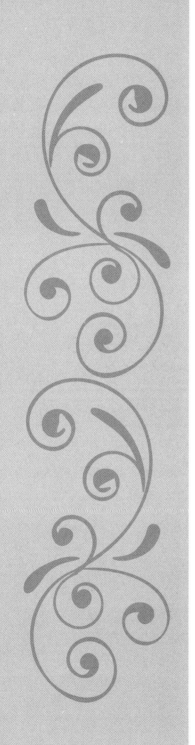

作者名单

主　编　李麦玲

副主编　陈志兰　刘艳华　赵培培
　　　　段真真

编　委　（按姓氏首字笔画排序）

马　敬　马丽丽　王　超

王兆国　王翠敏　刘艳华

孙妞妞　杨　柳　李玉娟

李麦玲　李春香　李敬敬

陈志兰　赵培培　赵新爽

段真真　梁迎接　雷云霄

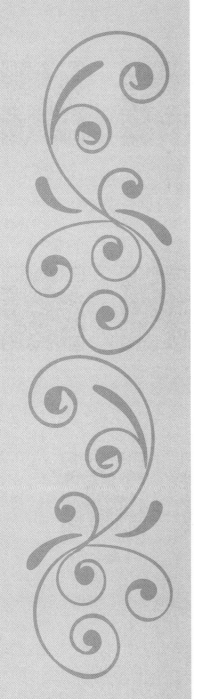

前　言

　　护理学是一门实践性很强、不断发展和改革的学科。为适应社会对护理专业人才的需求，我们组织具有丰富临床护理经验、教学经验的"双师型"教师共同编写了本教材，邀请十几位优秀护生协作拍摄和制作了现代常用的临床护理操作视频。

　　本书在编写内容和形式上坚持以学生为主体，努力突出以下特色。①实用性：每个实验项目包括实验学时、实验类型、教学目标、实验目的、注意事项及考核评分标准。操作过程比较复杂的实验项目由在国家级大赛中获奖的优秀护生真人、实景拍摄操作视频。在实验教学中，学生可通过手机扫描二维码，直接观看操作视频，这样不仅用于课堂教学，也便于学生课前预习和课后、考前复习，对照视频随时自查、互查。②创新性：增加综合性实验项目，以此培养学生的分析判断能力、创新能力和解决实际问题的能力，也有助于开拓实验思路，丰富实验教学手段。③多元化：采用问题分析与能力提升、情景导入的方式介绍实验程序和技能训练，让学生身临其境，提前感受临床氛围，同时增设语言、场地模拟等内容，更有利于学生人际沟通能力与人文关怀意识的培养。

　　本书在编写过程中，参考、借鉴了许多教材和文献资料，在此，谨向各位作者致以诚挚的谢意！

编者

2019 年 3 月

无菌技术
基本操作

铺备用床法

生命体征
监测技术

氧气筒吸氧法

吸痰法

鼻饲法

皮内注射法

肌内注射技术

静脉输液法

心肺复苏术

新编护理学
基护实验
操作参考图

目　录

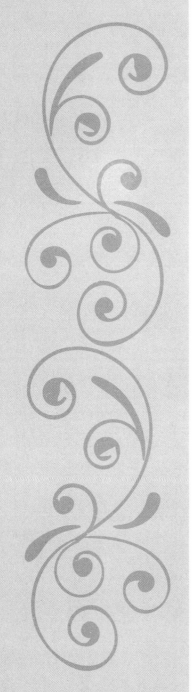

第一单元　预防与控制医院感染技术

实验实训一　洗手法

实验学时:1学时。**实验类型**:技能型实验。**教学目标**:①能正确复述洗手的目的、方法及注意事项。②能正确复述洗手的内涵。③能正确进行洗手的操作步骤。④能正确复述洗手的指征。**实验目的**:清除手部皮肤污垢和大部分暂居菌,切断通过手传播感染的途径。

【操作流程与考核标准】

(一)操作流程与操作规范

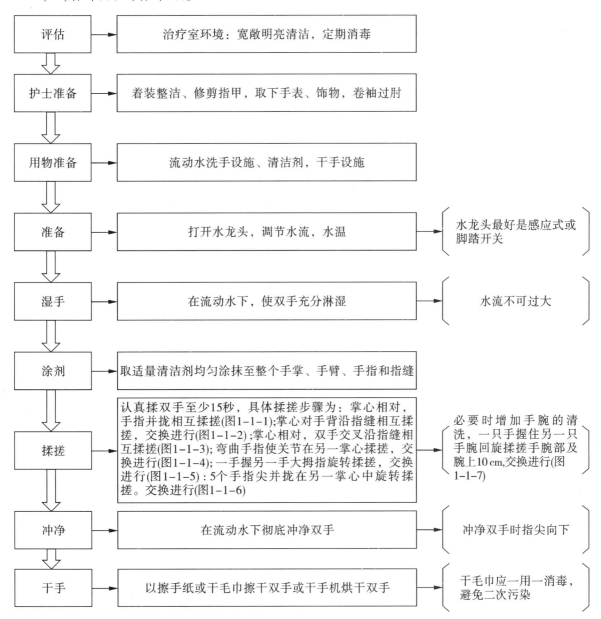

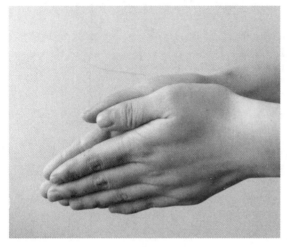

图 1-1-1　掌心相对手指并拢相互揉搓

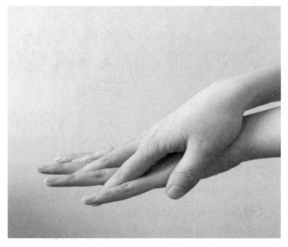

图 1-1-2　掌心对手背沿指缝相互揉搓

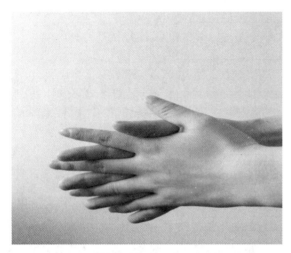

图 1-1-3　掌心相对,双手交叉沿指缝相互揉搓

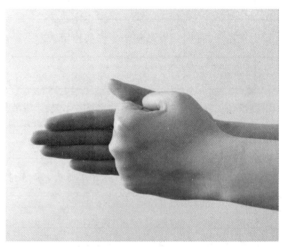

图 1-1-4　弯曲各指在另一掌心旋转揉搓

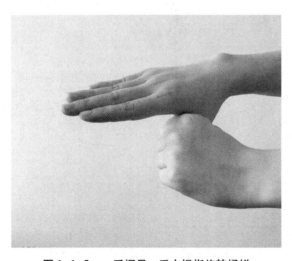

图 1-1-5　一手握另一手大拇指旋转揉搓

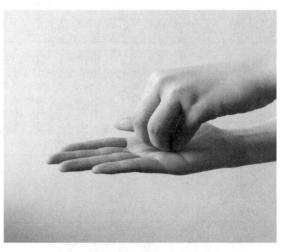

图 1-1-6　指尖在掌心中转动揉搓

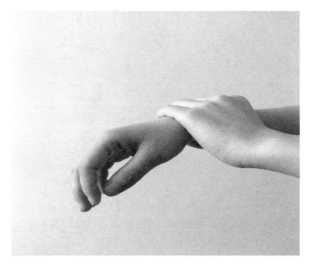

图 1-1-7　握住手腕旋转揉搓(双手交替)

（二）考核标准

项目	操作要点	分值	得分	扣分及说明
准备质量（10分）	1.护士准备:衣帽整洁,修剪指甲,取下手表、饰物,卷袖过肘	4		
	2.用物准备:物品齐全,放置合理,符合操作要求	3		
	3.环境准备:环境清洁、宽敞、明亮	3		
一般洗手法的操作流程质量（80分）	1.打开水龙头,调节水流速度及水温(最好是感应式、脚踏式开关)	5		
	2.流动水充分淋湿双手	5		
	3.关水龙头	5		
	4.取适量清洁剂均匀涂抹整个手掌、手背、手指和指缝	5		
	5.认真揉搓双手至少15 s,应注意揉搓双手所有皮肤,具体揉搓步骤如下:			
	（1）掌心相对,手指并拢,相互揉搓	8		
	（2）手心对手背沿指缝相互揉搓,交换进行	8		
	（3）掌心相对,双手交叉指缝相互揉搓	8		
	（4）弯曲手指使关节在另一掌心旋转揉搓,交换进行	8		
	（5）一手握住另一手大拇指旋转揉搓,交换进行	8		
	（6）五个手指尖并拢放在另一手掌心旋转揉搓,交换进行	6		
	（7）必要时增加对手腕的清洗	4		
	6.打开水龙头,在流动水下彻底冲净双手(手指尖向下)	5		
	7.关闭水龙头,以一次性擦手纸/消毒毛巾擦干双手或在干手机下烘干双手(避免二次污染)	5		

项目	操作要点	分值	得分	扣分及说明
综合评分（10分）	1.用物齐全	2		
	2.仪表、着装符合要求	2		
	3.揉搓方法正确	3		
	4.揉搓时间≥15 s	3		

考核资源：流动水洗手设施、清洁剂、干手设施。

（三）注意事项

1.明确选择洗手方法的原则　当手部有血液或其他体液等肉眼可见污染时，应用清洁剂和流动水洗手；当手部没有肉眼可见污染时可用速干手消毒剂消毒双手代替洗手，揉搓方法与洗手方法相同。

2.遵循洗手流程，揉搓面面俱到　遵照洗手的流程和步骤。调节合适的水温、水流，避免污染周围环境；如水龙头为手触式，注意随时清洁水龙头开关。揉搓双手时各个部位都需洗到、冲净，尤其要认真清洗指背、指尖、指缝和指关节等易污染和皮肤皱褶处等易藏污纳垢的部位；冲净双手时注意指尖向下。

3.牢记洗手时机，掌握洗手指征　①直接接触每个病人前后；②从同一病人身体的污染部位移动到清洁部位时；③接触病人黏膜、破损的皮肤或伤口前后；④接触病人血液、体液、分泌物、排泄物、伤口敷料之后；⑤接触病人周围环境及物品后；⑥穿脱隔离衣前后，脱手套之后；⑦进行无菌操作，接触清洁、无菌物品之前；⑧处理药物或配餐前。

【问题分析与能力提升】

李建，男，79 岁，慢性支气管炎，咳嗽、咳痰，黄色黏稠痰液不易咳出，呼吸困难，住院治疗，二级护理。护士根据医嘱进行吸氧、吸痰操作。①护士操作前如何洗手？②为什么直接接触每个病人前后都要洗手？③洗手的含义是什么？④洗手与卫生手消毒概念有何不同？

实验实训二　卫生手消毒

实验学时:1 学时。**实验类型**:技能型实验。**教学目标**:①能正确复述卫生手消毒的目的、方法及注意事项。②能正确进行卫生手消毒的操作步骤。③能正确复述卫生手消毒的指征。**实验目的**:清除致病性微生物,预防感染与交叉感染,避免污染无菌物品和清洁物品。

【操作流程与考核标准】

(一)操作流程与操作规范

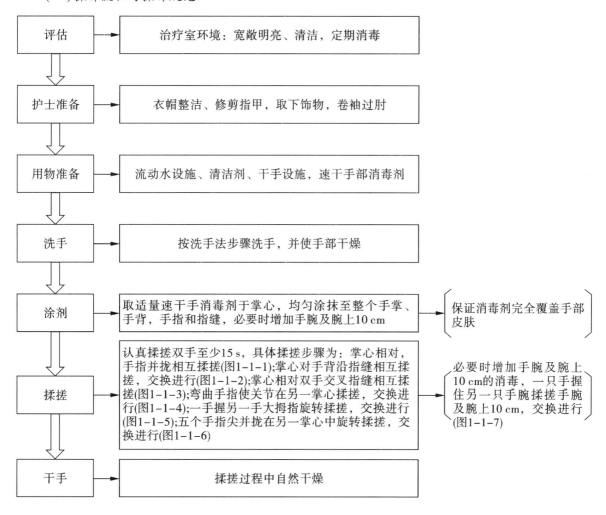

(二)考核标准

项目	操作要点	分值	得分	扣分及说明
准备质量 (10分)	1.护士准备:衣帽整洁,修剪指甲,取下手表、饰物,卷袖过肘	4		
	2.用物准备:物品齐全,放置合理,符合操作要求	3		
	3.环境准备:环境清洁、宽敞、明亮	3		

项目	操作要点	分值	得分	扣分及说明
卫生手消毒法操作流程质量（80分）	1. 打开水龙头,调节水流速度及水温(最好是感应式、脚踏式开关)	5		
	2. 用流动水使双手充分淋湿	5		
	3. 关水龙头	5		
	4. 取适量清洁剂均匀涂抹整个手掌、手背、手指和指缝	5		
	5. 认真揉搓双手至少15 s。应注意揉搓双手所有皮肤,具体揉搓步骤为: (1)掌心相对,手指并拢,相互揉搓 (2)手心对手背沿指缝相互揉搓,交换进行 (3)掌心相对,双手交叉沿指缝相互揉搓 (4)弯曲手指使关节在另一手掌心旋转揉搓,交换进行 (5)一手握住另一手大拇指旋转揉搓,交换进行 (6)五个手指尖并拢放在另一手掌心旋转揉搓,交换进行 (7)必要时增加对手腕的清洗	5 5 5 5 5 5 5		
	6. 打开水龙头,在流动水下彻底冲净双手(手指尖向下)	5		
	7. 关闭水龙头,以一次性擦手纸/消毒毛巾擦干双手或在干手机下烘干双手(避免二次污染)	5		
	8. 取速干手消毒剂于掌心,均匀涂抹至手掌、手背、手指和指缝,必要时增加手腕和腕上10 cm	5		
	9. 按照洗手法的步骤揉搓双手直至手部干燥	10		
综合评分（10分）	1. 用物齐全	2		
	2. 仪表、着装符合要求	2		
	3. 揉搓方法正确	3		
	4. 揉搓时间≥15 s	3		

考核资源:流动水洗手设施、清洁剂、干手设施、速干手消毒剂。

（三）注意事项

1. 先洗手再干燥 卫生手消毒前先洗手并保持手部干燥,遵循一般洗手法的注意事项。

2. 涂剂揉搓全覆盖 速干手消毒剂揉搓双手时方法正确,注意手的各个部位都要揉搓到。

3. 牢记卫生手消毒时机 下列情况下应进行卫生手消毒:①接触病人血液、体液、分泌物后;②接触被传染性致病微生物污染的物品后;③直接为传染病病人进行检查、治疗、护理后;④处理传染病人污物之后。

【问题分析与能力提升】

王利,女,60岁,肝硬化上消化道大出血,住院治疗,今晨再次呕血500 mL,护士戴手套进行呕吐物清理工作。①清理污物后护士应如何洗手?②简述卫生手消毒的含义。③什么情况下应进行卫生手消毒?④洗手与卫生手消毒操作有何不同?

实验实训三 外科手消毒法

实验学时:1学时。**实验类型**:技能型实验。**教学目标**:①能正确复述外科手消毒的目的、方法及注意事项。②能正确进行外科手消毒的操作步骤。③能正确复述外科手消毒的指征。**实验目的**:清除指甲、手部、前臂的污物和暂居菌,将常居菌减少到最低程度,抑制微生物的繁殖。

【操作流程与考核标准】

(一)操作流程与操作规范

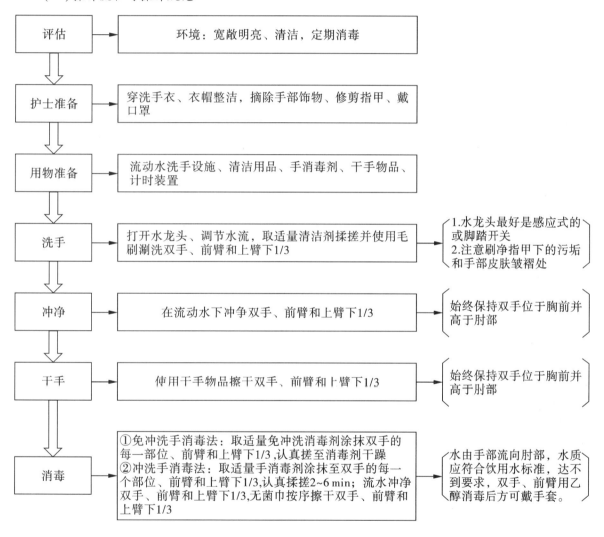

(二)考核标准

项目	操作要点	分值	得分	扣分及说明
准备质量(10分)	1. 护士准备:衣帽整洁、修剪指甲、取下手表、饰物,卷袖过肘	4		
	2. 用物准备:物品齐全,放置合理	3		
	3. 环境准备:环境清洁、宽敞、明亮	3		

项目	操作要点	分值	得分	扣分及说明
外科手消毒法操作流程质量（80分）	1. 准备:摘除手部饰物,修剪指甲	5		
	2. 洗手:用流动水使双手充分淋湿,取清洁剂揉搓并刷洗双手、前臂和上臂下1/3(注意指甲及皮肤皱褶处)	10		
	3. 冲净:流动水冲洗双手、前臂和上臂下1/3(始终保持双手位于胸前并高于肘部)	10		
	4. 干手:使用干手物品擦干双手、前臂和上臂下1/3	5		
	5. 消毒 (1)免冲洗手消毒法 ①涂抹消毒剂:取适量免冲洗手消毒剂涂抹至双手的每个部位、前臂和上臂下1/3。②揉搓自干,认真揉搓直至干燥 (2)冲洗手消毒法 ①涂剂揉搓:取适量手消毒剂涂抹至双手的每一个部位、前臂和上臂下1/3,认真揉搓2~6 min。②流水冲净:流水(水质应符合生活饮用水标准)冲净双手、前臂和上臂下1/3(始终保持双手位于胸前并高于肘部)。③按序擦干:无菌巾彻底擦干双手、前臂和上臂下1/3(擦干顺序:双手、前臂和上臂下1/3)	50		
综合评分（10分）	1. 用物齐全	2		
	2. 仪表、着装符合要求	2		
	3. 洗手、消毒方法正确	6		

考核资源:洗手池、清洁用品、手消毒剂、干手物品、计时装置、洗手流程图等。

（三）注意事项

1. 遵循原则 ①先洗手,后消毒;②不同病人手术之间、手套破损或手被污染时,应重新进行外科手消毒。

2. 充分准备 洗手之前应先摘除手部饰物和手表,修剪指甲时要求长度不超过指尖,保持指甲周围的清洁。

3. 双手位置合适 在整个手消毒过程中始终保持双手位于胸前并高于肘部。

4. 操作顺序恰当 流水冲洗、无菌巾擦干、涂抹消毒剂并揉搓等都应从手部开始。

5. 终末处理规范 使用后的用品如指甲剪、海绵、手刷等,应放到指定的容器中,揉搓用品应每人使用后消毒或一次性使用,清洁指甲用品应每日清洁与消毒;术后摘除外科手套后,应用清洁剂（皂液）清洁双手。

【问题分析与能力提升】

张晓芳,女,50岁,多发子宫肌瘤,拟行腹腔镜子宫切除术。①器械护士术前如何进行洗手操作? ②什么情况下需要外科手消毒? ③简述外科手消毒的含义。④外科手消毒与卫生手消毒概念及操作有何不同?

实验实训四 无菌技术操作

实验学时:2 学时。**实验类型:**技能型实验。**教学目标:**①能正确复述无菌技术的目的、无菌技术原则及注意事项。②能正确进行各项无菌技术操作。③在各项无菌技术操作过程中能与病人进行良好的沟通交流,提供必要的人文关怀,正确指导病人配合操作。**实验目的:**保持无菌物品和无菌区域不被污染,防止病原微生物侵入或传播给他人;建立无菌观念,在各项护理操作中均履行无菌原则。

【操作流程与考核标准】

(一)操作流程与操作规范

1.无菌持物钳使用

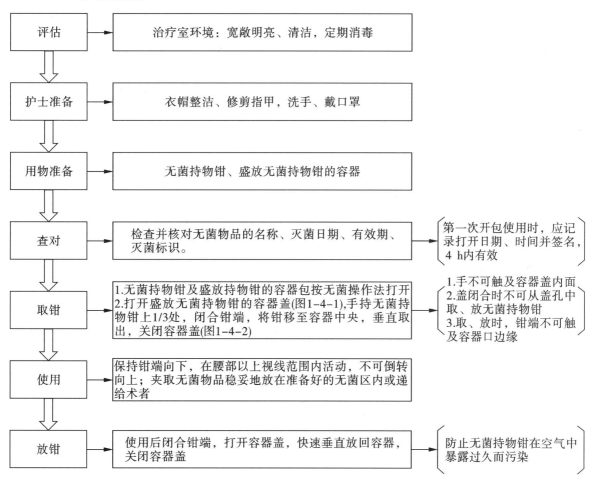

2. 无菌包使用

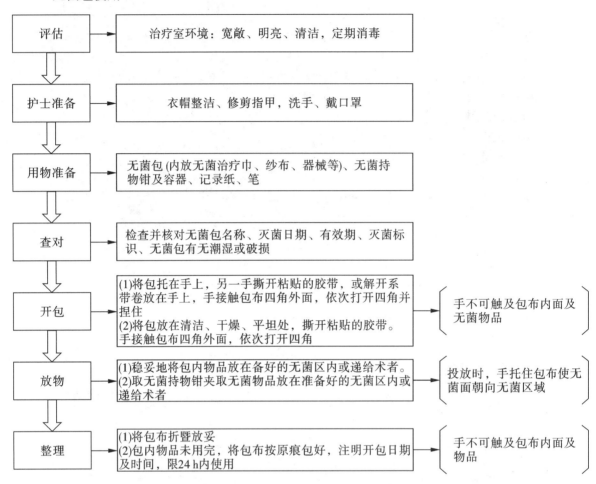

评估	→	治疗室环境：宽敞、明亮、清洁，定期消毒
护士准备	→	衣帽整洁、修剪指甲，洗手、戴口罩
用物准备	→	无菌包(内放无菌治疗巾、纱布、器械等)、无菌持物钳及容器、记录纸、笔
查对	→	检查并核对无菌包名称、灭菌日期、有效期、灭菌标识、无菌包有无潮湿或破损
开包	→	(1)将包托在手上，另一手撕开粘贴的胶带，或解开系带卷放在手上，手接触包布四角外面，依次打开四角并捏住 (2)将包放在清洁、干燥、平坦处，撕开粘贴的胶带。手接触包布四角外面，依次打开四角	手不可触及包布内面及无菌物品
放物	→	(1)稳妥地将包内物品放在备好的无菌区内或递给术者。 (2)取无菌持物钳夹取无菌物品放在准备好的无菌区内或递给术者	投放时，手托住包布使无菌面朝向无菌区域
整理	→	(1)将包布折叠放妥 (2)包内物品未用完，将包布按原痕包好，注明开包日期及时间，限24 h内使用	手不可触及包布内面及物品

无菌技术基本操作

3. 无菌容器使用

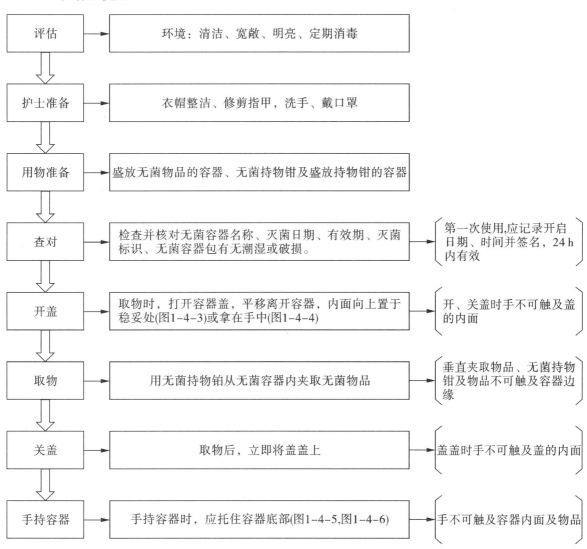

| 评估 | → | 环境：清洁、宽敞、明亮、定期消毒 |

| 护士准备 | → | 衣帽整洁、修剪指甲，洗手、戴口罩 |

| 用物准备 | → | 盛放无菌物品的容器、无菌持物钳及盛放持物钳的容器 |

| 查对 | → | 检查并核对无菌容器名称、灭菌日期、有效期、灭菌标识、无菌容器包有无潮湿或破损。 | → | 第一次使用,应记录开启日期、时间并签名，24 h 内有效 |

| 开盖 | → | 取物时，打开容器盖，平移离开容器，内面向上置于稳妥处(图1-4-3)或拿在手中(图1-4-4) | → | 开、关盖时手不可触及盖的内面 |

| 取物 | → | 用无菌持物铂从无菌容器内夹取无菌物品 | → | 垂直夹取物品、无菌持物钳及物品不可触及容器边缘 |

| 关盖 | → | 取物后，立即将盖盖上 | → | 盖盖时手不可触及盖的内面 |

| 手持容器 | → | 手持容器时，应托住容器底部(图1-4-5,图1-4-6) | → | 手不可触及容器内面及物品 |

4. 无菌溶液取用

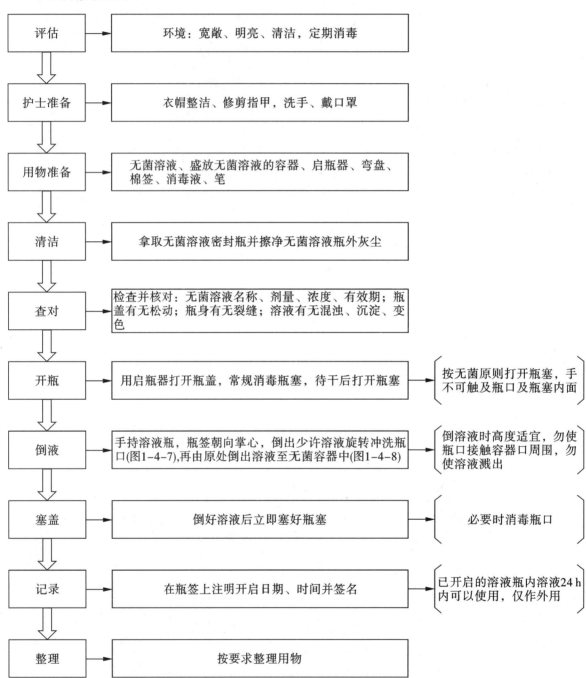

5. 戴无菌手套

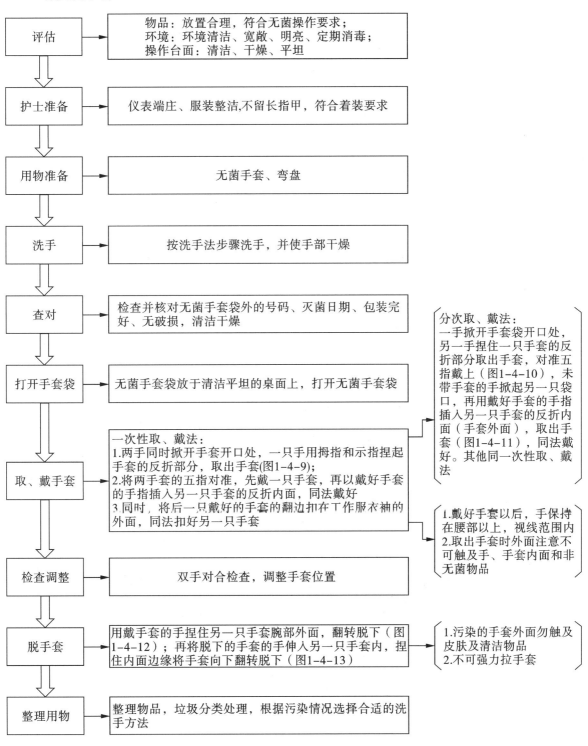

| 评估 | → | 物品：放置合理，符合无菌操作要求；
环境：环境清洁、宽敞、明亮、定期消毒；
操作台面：清洁、干燥、平坦 |

| 护士准备 | → | 仪表端庄、服装整洁,不留长指甲，符合着装要求 |

| 用物准备 | → | 无菌手套、弯盘 |

| 洗手 | → | 按洗手法步骤洗手，并使手部干燥 |

| 查对 | → | 检查并核对无菌手套袋外的号码、灭菌日期、包装完好、无破损，清洁干燥 |

| 打开手套袋 | → | 无菌手套袋放于清洁平坦的桌面上，打开无菌手套袋 |

| 取、戴手套 | → | 一次性取、戴法：
1.两手同时掀开手套开口处，一只手用拇指和示指捏起手套的反折部分，取出手套(图1-4-9)；
2.将两手套的五指对准，先戴一只手套，再以戴好手套的手指插入另一只手套的反折内面，同法戴好
3.同时，将后一只戴好的手套的翻边扣在工作服衣袖的外面，同法扣好另一只手套 |

分次取、戴法：
一手掀开手套袋开口处，另一手捏住一只手套的反折部分取出手套，对准五指戴上（图1-4-10），未带手套的手掀起另一只袋口，再用戴好手套的手指插入另一只手套的反折内面（手套外面），取出手套（图1-4-11），同法戴好。其他同一次性取、戴法

1.戴好手套以后，手保持在腰部以上，视线范围内
2.取出手套时外面注意不可触及手、手套内面和非无菌物品

| 检查调整 | → | 双手对合检查，调整手套位置 |

| 脱手套 | → | 用戴手套的手捏住另一只手套腕部外面，翻转脱下（图1-4-12）；再将脱下的手套的手伸入另一只手套内，捏住内面边缘将手套向下翻转脱下（图1-4-13） |

1.污染的手套外面勿触及皮肤及清洁物品
2.不可强力拉手套

| 整理用物 | → | 整理物品，垃圾分类处理，根据污染情况选择合适的洗手方法 |

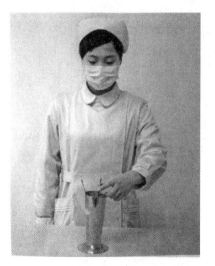

图 1-4-1　打开无菌持物钳容器盖

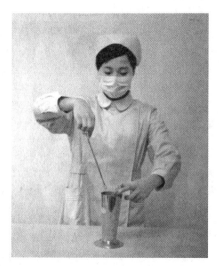

图 1-4-2　无菌持物钳使用

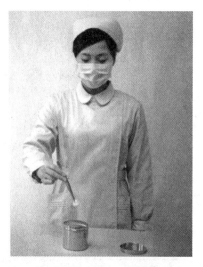

图 1-4-3　打开无菌容器

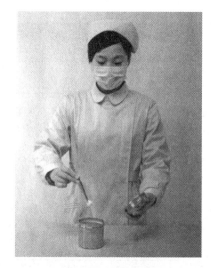

图 1-4-4　夹取无菌物品

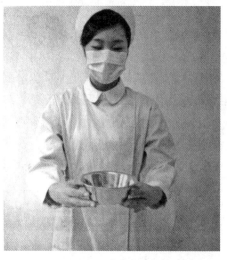

图 1-4-5　手持无菌容器(1)

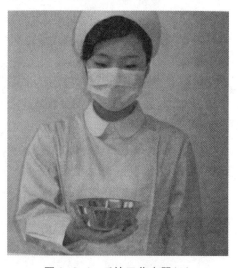

图 1-4-6　手持无菌容器(2)

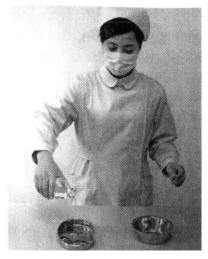
图 1-4-7　倒无菌溶液（1）

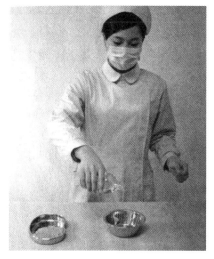
图 1-4-8　倒无菌溶液（2）

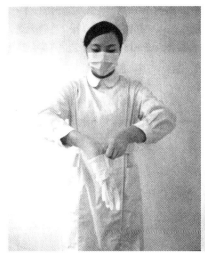
图 1-4-9　两手同时取出无菌手套

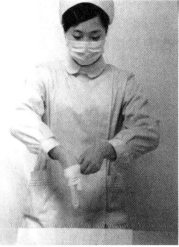
图 1-4-10　逐只取出无菌手套（1）

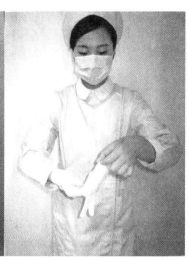
图 1-4-11　逐只取出无菌手套（2）

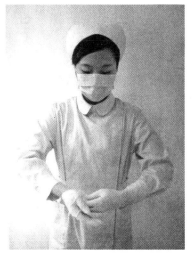
图 1-4-12　脱无菌手套（1）

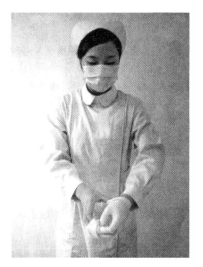
图 1-4-13　脱无菌手套（2）

(二)考核标准

项目	操作要点	分值	得分	扣分及说明
准备质量(10分)	1.护士准备:衣帽整洁、洗手、戴口罩	4		
	2.用物准备:物品齐全,放置合理,符合无菌操作要求	3		
	3.环境准备:环境清洁、宽敞、明亮、定期消毒;操作台清洁、干燥、平坦;半小时内无打扫及频繁人员走动	3		
无菌技术操作过程质量(80分)	1.无菌持物钳使用方法 (1)查对:检查无菌持物钳包名称,灭菌有效期,灭菌指示胶带是否变色,包布有无破损、潮湿	5		
	(2)取钳:打开无菌包后检查灭菌化学指示卡是否变标准黑色,并取出持物镊(钳)、持物缸置于治疗台面上;同时在灭菌化学指示胶带上注明开包日期和时间,横向粘贴于持物缸口缘下2 cm处	5		
	(3)使用:取放持物钳时,钳端闭合向下,不可触及容器口边缘,用后立即放入缸内,关闭容器盖	5		
	2.无菌包使用方法 (1)查对:检查无菌包名称,包布有无破损、潮湿,包外灭菌化学指示胶带是否变色、书写内容是否齐全规范,灭菌有效期	5		
	(2)开包:打开无菌包一角(有系带者,卷好),打开其他三角使无菌物品暴露,检查灭菌化学指示卡是否变标准黑色	5		
	(3)取物:用无菌持物钳夹取无菌物品放于无菌区内,不得污染	5		
	(4)一次性未用完的无菌包 包内未用完物品按原折痕包好,注明开包日期、时间,限24 h内使用	5		
	3.无菌容器使用方法 (1)查对:检查无菌容器名称、灭菌日期及有效期	2		
	(2)取物:打开无菌容器时,将无菌容器盖内面朝上放于稳妥处,或者拿在手中,用无菌持物钳夹取无菌物品后立即将盖子盖严	3		
	4.取用无菌溶液法 (1)清洁:清洁瓶身	2		
	(2)查对:检查无菌溶液的名称、浓度、有效期,瓶口有无松动、瓶身有无裂缝,液体有无混浊、沉淀、变质	3		
	(3)取液:打开液体瓶盖,旋转倒出少量溶液冲洗瓶口,再由原处倒出适量液体于无菌容器中,盖好瓶盖,在瓶签上注明打开日期、时间、签名	5		
	5.戴无菌手套法 (1)查对:检查并核对无菌手套袋外的号码,灭菌有效期,检查有无破损、潮湿	2		
	(2)打开:撕开外包装,取出手套内袋平整放于台面上	3		
	(3)取手套:两手同时掀开手套袋开口处,分别捏住两只手套的反折部分取出手套	5		
	(4)戴手套:将两手套五指对准,先戴一手,再以戴好手套的手插入另一只手套的反折内面同法戴好另一手,双手对合交叉,调整手套位置	5		
	(5)脱手套:用戴手套的手捏住另一手套腕部外面,翻转脱下,再将脱下手套的手插入另一手套内将其往下翻转脱下	5		
综合评分(10分)	1.用物齐全,记录准确	3		
	2.无菌观念强,全程无跨越无菌区,无污染无菌物品	5		
	3.操作熟练,符合操作要求,动作轻、稳、准	2		

考核资源:清洁治疗盘、无菌持物钳及盛无菌持物钳的容器、盛放无菌物品的无菌容器(内放棉球或纱布)、盛放无菌治疗巾的无菌包(内放灭菌指示卡,包外贴化学指示胶带)、无菌溶液、无菌手套、洗手液、胸表、记录卡片、笔等。

(三)注意事项

1.操作前准备　①操作环境应清洁、宽敞、定期消毒;物品布局合理;无菌操作前半小时应停止清扫工作、减少走动、避免尘土飞扬。②工作人员应做好个人准备,衣帽整齐,修剪指甲并洗手、戴口罩。

2.操作中保持无菌。

【问题分析与能力提升】

李宁,男,39 岁,主诉:车祸致前臂外伤 1 h。1 h 前病人出车祸,前臂有一长 10 cm 的皮肤裂伤,已经在院外包扎止血处理。病人入院后,护士需配合医师进一步行伤口清创缝合术,需要哪些相关的无菌操作? ①为什么无菌物品必须与非无菌物品分开放置? ②简述无菌技术概念的含义。③简述常用的无菌技术包含哪些。

实验实训五　铺无菌盘法

实验学时:2学时。实验类型:技能型实验。**教学目标**:①能正确复述铺无菌盘技术操作的目的、方法及注意事项。②能正确进行铺无菌盘技术操作。③能正确复述铺无菌盘的指征。**实验目的**:将无菌巾铺在清洁干燥的治疗盘内,形成无菌区,以供实施治疗时放置无菌物品使用。

【操作流程与考核标准】

(一)操作流程与操作规范

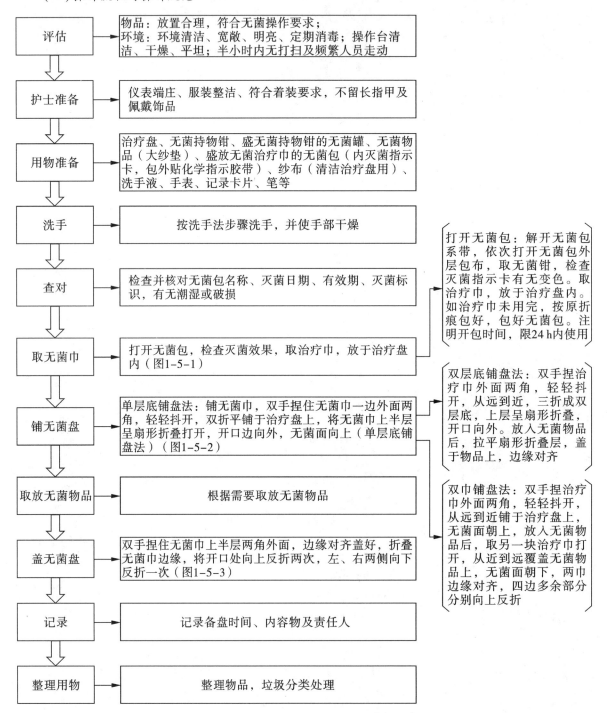

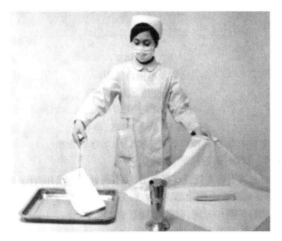

图 1-5-1　从无菌包内取无菌物品

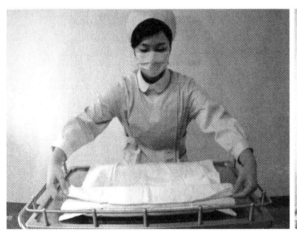

图 1-5-2　铺无菌盘(1)

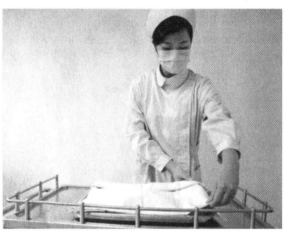

图 1-5-3　铺无菌盘(2)

(二)考核标准

项目	操作要点	分值	得分	扣分及说明
准备质量(10分)	1.护士准备:衣帽整洁,洗手,戴口罩	4		
	2.用物准备:物品齐全、放置合理,符合无菌操作要求	3		
	3.环境准备:环境清洁、宽敞、明亮、定期消毒;操作台清洁、干燥、平坦;半小时内无打扫及频繁人员走动	3		

项目	操作要点	分值	得分	扣分及说明
铺无菌盘操作流程质量（80分）	1. 洗手	5		
	2. 清洁治疗盘	5		
	3. 查对：检查无菌包名称、灭菌日期、有效期、灭菌指示胶带有无变色、潮湿、破损等	10		
	4. 检查：打开无菌包，检查灭菌指示卡变色情况	5		
	5. 取巾：用无菌持物钳取无菌巾一块放入治疗盘内，未用完物品按原痕包好，并记录开包日期、时间、签名	10		
	6. 铺巾：双手捏住无菌巾一边外面两角，轻轻抖开，双折平铺于治疗盘上，将无菌巾上半层呈扇形折叠打开，开口边向外	10		
	7. 放物：取所需无菌物品放入无菌盘内	10		
	8. 覆盖：双手捏住扇形折叠层治疗巾外面，遮盖于物品上，上下层边缘对齐盖好，将开口处向上翻折两次，两侧边缘向下折一次	10		
	9. 记录：注明铺盘日期、时间、无菌盘内盛放的物品、签名	10		
	10. 整理用物、洗手	5		
综合评分（10分）	1. 用物准备充分，仪表符合要求	4		
	2. 操作程序符合要求，操作熟练	3		
	3. 无菌观念强，全程无污染。	3		

考核资源：治疗盘、无菌持物钳、盛无菌持物钳的无菌罐、无菌物品、盛放无菌治疗巾的无菌包、洗手液、手表、记录卡片、笔等。

（三）注意事项

1. 操作前规范洗手。操作区域清洁干燥，无菌巾避免潮湿，符合无菌技术操作原则。手及非无菌物品不可触及无菌面。

2. 注明铺无菌盘的日期、时间，无菌盘使用的有效期为4 h。

3. 灭菌化学指示卡未变色或包布潮湿、破损、灭菌时间过期均不可使用。

【问题分析与能力提升】

王芳，女，18 岁，主诉：术后伤口感染3 d。3 d 前病人腹部手术的伤口出现红、肿、热、痛、有脓性分泌物。病人入院后，医嘱青霉素皮试（铺无菌盘放置皮试注射器）。①为什么无菌巾避免潮湿？②怎样避免跨越无菌区？

实验实训六　帽子、口罩的使用方法

实验学时:0.5学时。实验类型:技能型实验。教学目标:①能够正确复述使用帽子、口罩的目的、方法及注意事项;②能够正确使用帽子、口罩;③能正确复述帽子、口罩的使用的指征。实验目的:保护病人和医务人员,防止感染和交叉感染。

【操作流程与考核标准】

(一)操作流程与操作规范

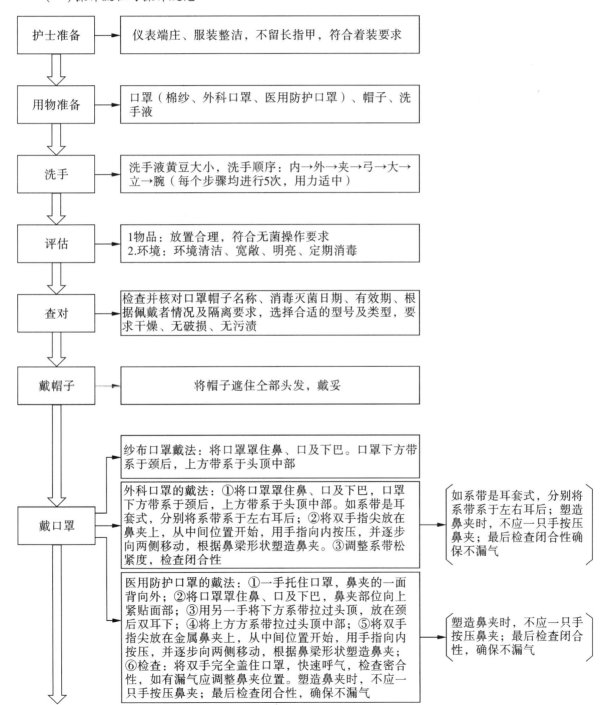

护士准备	仪表端庄、服装整洁,不留长指甲,符合着装要求
用物准备	口罩(棉纱、外科口罩、医用防护口罩)、帽子、洗手液
洗手	洗手液黄豆大小,洗手顺序:内→外→夹→弓→大→立→腕(每个步骤均进行5次,用力适中)
评估	1物品:放置合理,符合无菌操作要求 2.环境:环境清洁、宽敞、明亮、定期消毒
查对	检查并核对口罩帽子名称、消毒灭菌日期、有效期、根据佩戴者情况及隔离要求,选择合适的型号及类型,要求干燥、无破损、无污渍
戴帽子	将帽子遮住全部头发,戴妥
戴口罩	纱布口罩戴法:将口罩罩住鼻、口及下巴。口罩下方带系于颈后,上方带系于头顶中部

外科口罩的戴法:①将口罩罩住鼻、口及下巴,口罩下方带系于颈后,上方带系于头顶中部。如系带是耳套式,分别将系带系于左右耳后;②将双手指尖放在鼻夹上,从中间位置开始,用手指向内按压,并逐步向两侧移动,根据鼻梁形状塑造鼻夹。③调整系带松紧度,检查闭合性

如系带是耳套式,分别将系带系于左右耳后;塑造鼻夹时,不应一只手按压鼻夹;最后检查闭合性确保不漏气

医用防护口罩的戴法:①一手托住口罩,鼻夹的一面背向外;②将口罩罩住鼻、口及下巴,鼻夹部位向上紧贴面部;③用另一手将下方系带拉过头顶,放在颈后双耳下;④将上方方系带拉过头顶中部;⑤将双手指尖放在金属鼻夹上,从中间位置开始,用手指向内按压,并逐步向两侧移动,根据鼻梁形状塑造鼻夹;⑥检查:将双手完全盖住口罩,快速呼气,检查密合性,如有漏气应调整鼻夹位置。塑造鼻夹时,不应一只手按压鼻夹;最后检查闭合性,确保不漏气

塑造鼻夹时,不应一只手按压鼻夹;最后检查闭合性,确保不漏气

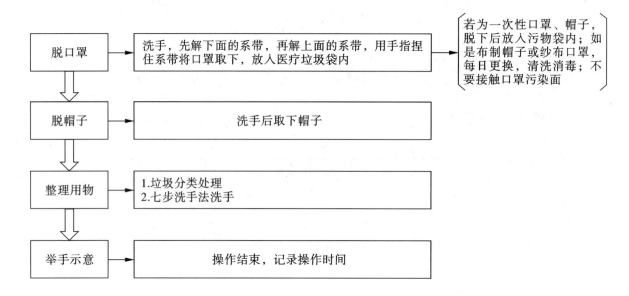

　　（二）考核标准

项目	操作要点	分值	得分	扣分及说明
准备质量（10分）	1.护士准备:衣帽整洁	5		
	2.用物准备:选择合适的帽子、口罩,放置合理,符合使用要求	3		
	3.环境准备:环境清洁、宽敞、明亮、定期消毒	2		
口罩帽子使用操作流程质量（80分）	1.洗手	5		
	2.戴帽子:帽子大小合适,将帽子遮住全部头发,戴妥	5		
	3.戴口罩 (1)面纱口罩的戴法:将口罩罩住鼻、口及下颌,口罩下方带系于颈后,上方带系于头顶中部	20		
	(2)外科口罩的戴法:①将口罩罩住鼻、口及下颌。口罩下方带系于颈后,上方带系于头顶中部。如系带是耳套式,分别将系带系于左、右耳后;②将双手指尖放在鼻夹上,从中间位置开始,用手指向内按压,并逐步向两侧移动,根据鼻梁形状塑造鼻夹;③调整系带松紧度,检查闭合性	20		
	(3)医用防护口罩的戴法:①一手托住口罩,有鼻夹的一面背向外;②将口罩罩住鼻、口及下颌,鼻夹部位向上紧贴面部;③用另一手将下方系带拉过头顶,放在颈后双耳下;④将上方系带拉过头顶中部;⑤将双手指尖放在金属鼻夹上,从中间位置开始,用手指向内按压,并逐步向两侧移动,根据鼻梁形状塑造鼻夹;⑥检查:将双手完全盖住口罩,快速呼气,检查密合性,如有漏气应调整鼻夹位置	20		
	4.脱口罩:洗手,先解下面的系带,再解上面的系带,用手指捏住系带将口罩取下,放入医疗垃圾袋内(如是纱布口罩应每日更换、清洗消毒)	5		
	5.脱帽子:洗手后脱帽子,放入医疗垃圾袋内。	5		

项目	操作要点	分值	得分	扣分及说明
综合评分（10分）	1. 仪表、环境，符合要求，正确的洁、污观念	3		
	2. 正确评估口罩：根据用途及佩戴者脸型大小选择口罩，塑造鼻夹方法正确，口罩要求干燥、无破损、无污渍	4		
	3. 帽子、口罩消毒、处理方法正确	3		

考核资源：口罩（棉纱口罩、外科口罩、医用防护口罩）、帽子、洗手液。

（三）注意事项

1. 使用帽子的注意事项：①进入污染区和洁净环境前、进行无菌操作等应戴帽子；②帽子要大、小合适，能遮住全部头发，被污染后应该及时更换；③一次性帽子只能使用一次，使用后放入医疗垃圾袋集中处理；布质帽子保持清洁干燥，根据情况每次或每日更换与清洁。

2. 使用口罩的注意事项

（1）应根据不同的操作要求选用不同种类的口罩：①一般诊疗活动，可佩戴纱布口罩或外科口罩；②手术室工作或护理免疫功能低下的病人，进行体腔穿刺等操作时应戴外科口罩；③接触经空气传播或近距离飞沫传播的呼吸道传染病人时，应戴医用防护口罩。

（2）注意保持口罩干燥，如有潮湿或被病人血液、体液污染时及时更换；纱布口罩每天应更换、清洗与消毒，医用外科口罩只能一次性使用，使用时间不得超过 4 h。

（3）正确佩戴，不应只用一只手捏鼻夹；每次佩戴医用防护口罩进入工作区前，应进行密合性检查。

（4）戴上口罩后，不可摘下口罩悬挂于胸前，更不能用污染的手触摸口罩。

（5）脱口罩前后应洗手，使用的一次性口罩应放入医疗垃圾袋内，以便集中处理。

【问题分析与能力提升】

李晓岱，男，5 岁，主诉：发热、右腮肿胀、疼痛 3 天。3 天前病人发热、右腮区肿胀、疼痛，入院诊断为病毒性腮腺炎，执行飞沫传播隔离。①作为该病人的责任护士，在接触该病人前需采取什么防护措施？②怎样检查口罩的密合性？③口罩使用后为什么将污染面向内折？④棉质口罩怎样消毒？

实验实训七 穿、脱隔离衣

实验学时:2学时。实验类型:技能型实验。**教学目标:**①能正确复述穿、脱隔离衣操作的目的、方法及注意事项。②能正确进行穿脱隔离衣操作。③能正确复述隔离衣使用指征。**实验目的:**保护医务人员避免受到血液、体液和其他感染性物质污染,或用于保护性隔离。

【操作流程与考核标准】

(一)操作流程与操作规范

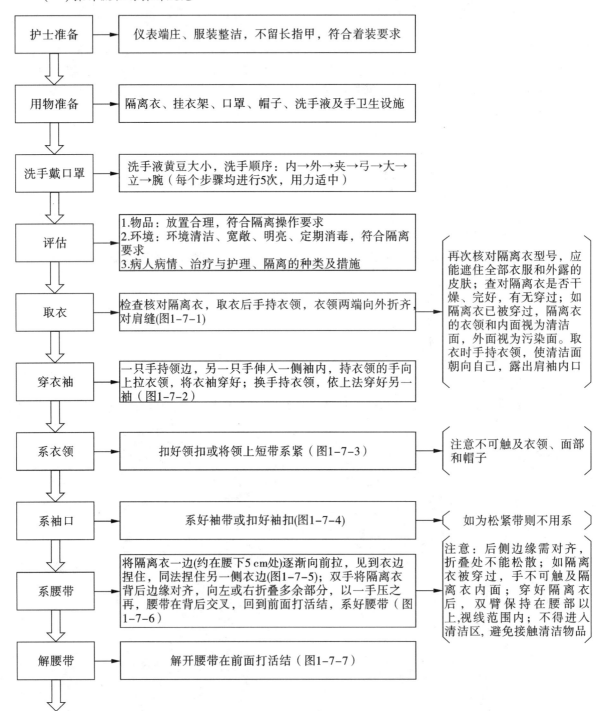

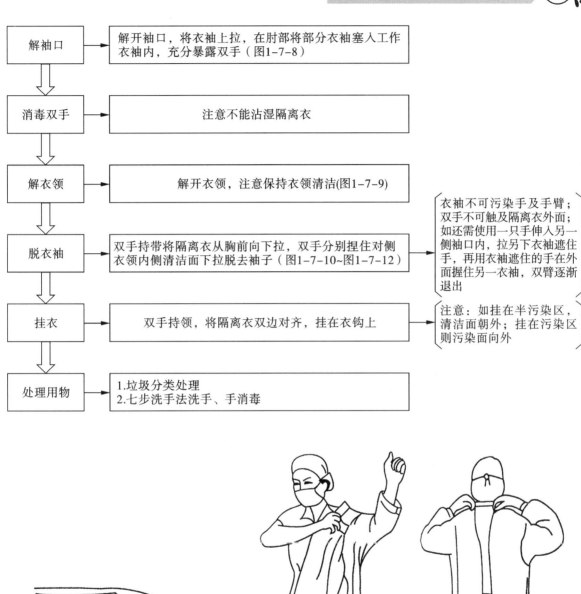

解袖口 → 解开袖口，将衣袖上拉，在肘部将部分衣袖塞入工作衣袖内，充分暴露双手（图1-7-8）

消毒双手 → 注意不能沾湿隔离衣

解衣领 → 解开衣领，注意保持衣领清洁(图1-7-9)

脱衣袖 → 双手持带将隔离衣从胸前向下拉，双手分别捏住对侧衣领内侧清洁面下拉脱去袖子（图1-7-10~图1-7-12） → 衣袖不可污染手及手臂；双手不可触及隔离衣外面；如还需使用一只手伸入另一侧袖口内，拉另下衣袖遮住手，再用衣袖遮住的手在外面握住另一衣袖，双臂逐渐退出

挂衣 → 双手持领，将隔离衣双边对齐，挂在衣钩上 → 注意：如挂在半污染区，清洁面朝外；挂在污染区则污染面向外

处理用物 → 1.垃圾分类处理　2.七步洗手法洗手、手消毒

图1-7-1 取隔离衣(清洁面朝向自己)　　　图1-7-2 穿衣袖　　　图1-7-3 系好衣领

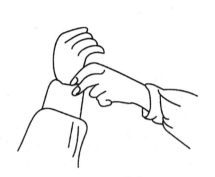

图 1-7-4　系好袖带

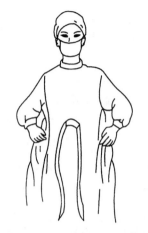

图 1-7-5　两侧衣边拉到前面

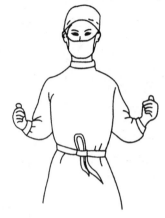

图 1-7-6　穿好隔离衣

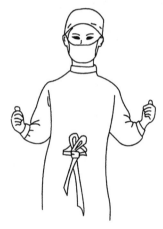

图 1-7-7　解开腰带（在
　　　　　前面打一个
　　　　　活结）

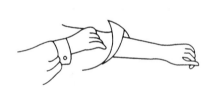

图 1-7-8　袖子部分塞入工作
　　　　　服下

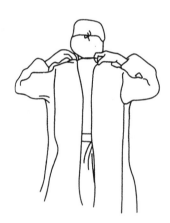

图 1-7-9　解衣领

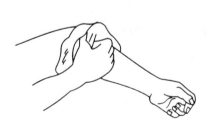

图 1-7-10　下拉衣袖

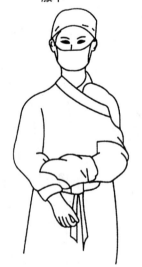

图 1-7-11　一手在袖口
　　　　　内拉另一衣
　　　　　袖的污染面

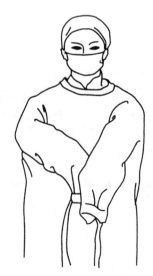

图 1-7-12　双手轮换握住袖
　　　　　子（从袖管中退
　　　　　出）

（二）考核标准

项目	操作要点	分值	得分	扣分及说明
准备质量（10分）	1.护士准备:衣帽整洁、修剪指甲、取下手表;卷袖过肘	5		
	2.用物准备:物品齐全,放置合理,符合使用要求	3		
	3.环境准备:环境清洁、宽敞、明亮、定期消毒	2		
穿脱隔离衣的操作流程质量（80分）	1.评估:病人病情、治疗与护理情况、隔离的种类及措施、穿隔离衣的环境	5		
	2.洗手,戴口罩、帽子	5		
	3.穿隔离衣 （1）取衣:查对隔离衣,取衣后手持衣领,衣领两端向外折齐,对齐肩缝	5		
	（2）穿袖:一手持领边,另一手手伸入一侧袖内,持衣领的手向上拉衣领,将衣袖穿好,换手持衣领,依上法穿好另一袖	10		
	（3）系领:两手持衣领中央顺边缘由前向后扣好领扣或将领上短带系紧	5		
	（4）系袖口:系好袖带或扣好袖扣	5		
	（5）系腰带:自一侧衣缝腰带下约5 cm处将隔离衣渐渐向前拉,见到衣边捏住,再依法将另一侧边捏住,双手将隔离衣衣边在背后对齐,向左或右折叠多余部分,以一手压之,腰带在背后交叉,回到前面打活结,系好腰带。	5		
	4.脱隔离衣 （1）解腰带:解开腰带,在前面打一活结	5		
	（2）解袖口:解开袖带或解开袖扣,将衣袖上拉,在肘关节处将部分衣袖塞入工作衣衣袖内,露出腕部	10		
	（3）消毒双手	5		
	（4）解衣领:解开领带（或领扣）	5		
	（5）脱衣袖:将两袖轻轻抖下过手,然后双手通过衣袖外面交替地扯下双衣袖	5		
	（6）挂衣或处理:双手持衣领,将隔离衣内面朝外,并对齐隔离衣后缘,将衣挂于半污染区衣钩上,以备下次再用。如不再使用,放入黄色塑料袋中,备消毒处理	10		
综合评分（10分）	1.隔离衣长短合适,能遮盖工作服	2		
	2.穿脱隔离衣时,未污染面部、颈部及衣领	2		
	3.洗手时,隔离衣未被溅湿,也未污染水池	2		
	4.隔离衣每日更换1次,污染或沾湿随时更换	2		
	5.符合消毒隔离原则	2		

考核资源:隔离衣、挂衣架、口罩、帽子、洗手液等手卫生设施。

（三）注意事项

1.隔离衣只能在规定区域内穿脱,穿前检查有无潮湿、破损,长短须能全部遮盖住工作服。

2.隔离衣每日更换,如有潮湿或污染,应立即更换;接触不同病种病人时亦需更换隔离衣。

3.穿脱隔离衣过程中避免污染面部、衣领、帽子和隔离衣清洁面,始终保持衣领清洁。

4.穿好隔离衣以后,双臂保持在腰部以上,视线范围内;不得进入清洁区,避免接触清洁物品。

5.消毒手时不能沾湿隔离衣,隔离衣也不可触及其他物品。

6.脱下的隔离衣还需要使用时,如挂在半污染区,清洁面向外;挂在污染区则污染面向外。

【问题分析与能力提升】

赵雷利,女,31岁,主诉:低热、咳嗽1个月。1个月前病人出现低热、咳嗽、逐渐消瘦。入院诊断为肺结核,入住隔离病区。作为责任护士,在护理过程中怎样自我防护和防止交叉感染?具体怎样实施操作?①为什么隔离衣挂在半污染区清洁面向外,而挂在污染区则污染面向外?②为什么穿好隔离衣以后,双臂保持在腰部以上、视线范围内?③为什么要保持隔离衣的领口洁净?

实验实训八 穿、脱防护服

实验学时:0.5 学时。**实验类型**:技能型实验。**教学目标**:①能正确复述穿、脱防护服操作的目的、方法及注意事项。②能正确进行穿、脱防护服操作。③能正确复述防护服使用指征。**实验目的**:保护医务人员和病人,避免感染和交叉感染;在接触甲类或按照甲类传染病管理的传染病人或接触经空气传播或飞沫传播的传染病人,可能受到病人血液、体液、分泌物、排泄物喷溅时应穿防护服。

【操作流程与考核标准】

(一)操作流程与操作规范

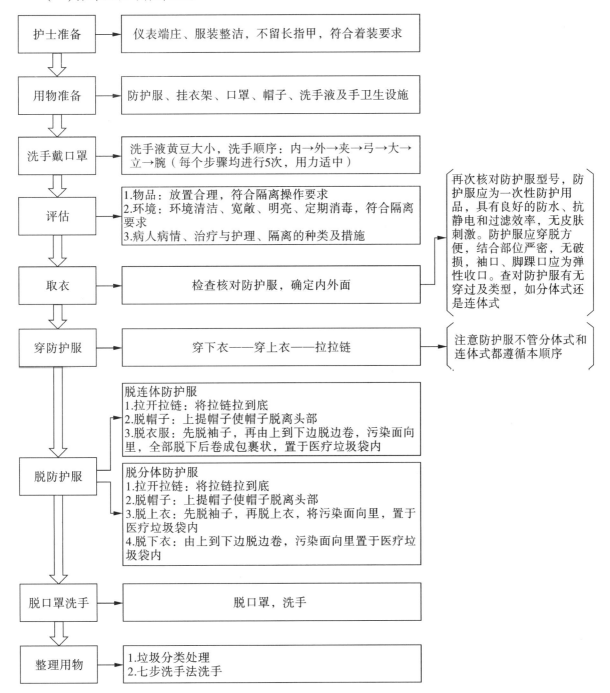

（二）考核标准

项目	操作要点	分值	得分	扣分及说明
准备质量（10分）	1.护士准备:衣帽整洁、修剪指甲、取下手表;卷袖过肘	5		
	2.用物准备:物品齐全,放置合理,符合使用要求	3		
	3.环境准备:环境清洁、宽敞、明亮、定期消毒	2		
穿、脱防护服操作流程质量（80分）	1.评估:病人病情、治疗与护理现状、隔离的种类及措施、穿防护服的环境	5		
	2.洗手	5		
	3.取衣:查对防护服,检查防护服类型、质量及型号大小,确定内外面	10		
	4.穿防护服:穿下衣→穿上衣→戴帽子→拉拉链。注意防护服不管分体式和连体式都遵循本顺序	10		
	5.脱防护服			
	（1）脱连体防护服			
	①拉开拉链　将拉链拉到底	5		
	②脱帽子　上提帽子使帽子脱离头部	5		
	③脱衣服　先脱袖子,再由上到下边脱边卷,污染面向里,全部脱下后卷成包裹状,置于医疗垃圾袋内	10		
	（2）脱分体防护服			
	①拉开拉链　将拉链拉到底	5		
	②脱帽子　上提帽子使帽子脱离头部	5		
	③脱上衣　先脱袖子,再脱上衣,将污染面向里,置于医疗垃圾袋内	5		
	④脱下衣　由上到下边脱边卷,污染面向里置于医疗垃圾袋内	5		
	6.洗手	10		
综合评分（10分）	1.选择防护服型号合适,质量安全	2		
	2.穿脱防护服时,未污染操作者其他部位	2		
	3.洗手时,未污染水池及其他	2		
	4.脱防护服方法正确,处理合理	2		
	5.符合消毒隔离原则	2		

考核资源:防护服、更衣柜、口罩、帽子、洗手液及手卫生设施。

（三）注意事项

1.防护服只能在规定区域内穿脱,穿前检查防护服质量及型号大小,注意防护服类型一般分为分体式和连体式两种。

2.防护服应为一次性防护用品,具有良好的防水、抗静电和过滤效果,无皮肤刺激性。防护服应穿脱方便,结合部位严密,无破损,袖口、脚踝口应为弹性收口。

3.穿脱防护服过程中避免污染防护服内面及操作者衣服、头发、皮肤、黏膜等。

【问题分析与能力提升】

某地区,发生不明原因的以"发热、咳嗽、呼吸功能衰竭"为主要临床表现的不明传染性疾病暴发流行,需要组织大批医护人员赴疫区开展疾病预防控制工作。请问:①进入疫区的医护人员如何进行自我防护? 注意事项是什么? ②为什么穿、脱防护服过程中避免污染内面? ③分体式防护服和连体式防护服的穿脱方法有什么不同? ④穿前检查防护服质量应该注意哪些内容?

实验实训九　避污纸的使用

实验学时:0.5学时。实验类型:技能型实验。教学目标:①能正确复述避污纸的使用目的、方法及注意事项。②能正确使用避污纸。③在操作过程中能与病人进行良好的沟通交流,提供必要的人文关怀,正确指导病人配合操作。实验目的:保护双手或物品不被污染,简单隔离操作时,省略消毒程序。

【操作流程与考核标准】

(一)操作流程与操作规范

略。

(二)注意事项

1.取避污纸时,应从页面上方抓取,不可掀开撕取。

2.注意保持避污纸的清洁,避免污染。

3.避污纸长时间放置时,注意定期消毒。

4.避污纸用后置于医疗垃圾桶内,集中处理。

【问题分析与能力提升】

张玲,女,37岁,诊断为:耐甲氧西林金黄色葡萄球菌感染,执行接触隔离,单间安置。①作为责任护士,在对病人传递一般生活用品时,为了保护双手或物品不被污染,常采用什么措施?注意事项是什么?②为什么取避污纸时,应从页面上方抓取,不可掀开撕取?③能用避污纸传递消毒后的医疗器械吗?

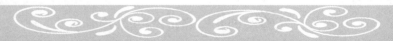

第二单元 铺床技术

实验实训一 铺备用床法

实验学时:2学时。**实验类型**:技能型实验。**教学目标**:①能正确说出铺备用床法的目的及注意事项。②能熟练铺好备用床,动作轻巧、稳重、准确。③铺床过程操作规范,程序清楚,铺床效果好。④在操作中能正确运用节力原则,省时节力。**实验目的**:保持病室整洁,准备接收新病人。

【操作流程与考核标准】

(一)操作流程与操作规范

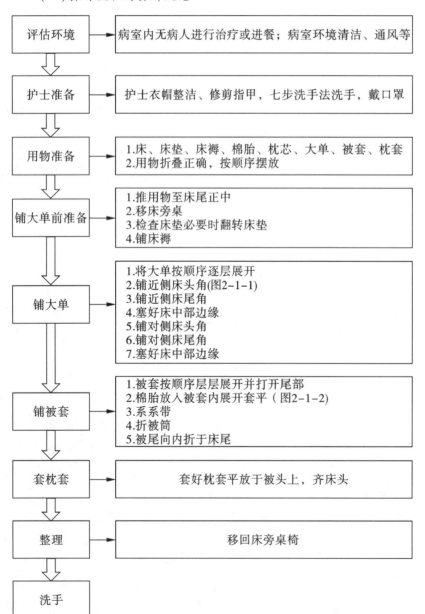

| 评估环境 | → | 病室内无病人进行治疗或进餐;病室环境清洁、通风等 |

| 护士准备 | → | 护士衣帽整洁、修剪指甲,七步洗手法洗手,戴口罩 |

| 用物准备 | → | 1.床、床垫、床褥、棉胎、枕芯、大单、被套、枕套
2.用物折叠正确,按顺序摆放 |

| 铺大单前准备 | → | 1.推用物至床尾正中
2.移床旁桌
3.检查床垫必要时翻转床垫
4.铺床褥 |

| 铺大单 | → | 1.将大单按顺序逐层展开
2.铺近侧床头角(图2-1-1)
3.铺近侧床尾角
4.塞好床中部边缘
5.铺对侧床头角
6.铺对侧床尾角
7.塞好床中部边缘 |

| 铺被套 | → | 1.被套按顺序层层展开并打开尾部
2.棉胎放入被套内展开套平(图2-1-2)
3.系系带
4.折被筒
5.被尾向内折于床尾 |

| 套枕套 | → | 套好枕套平放于被头上,齐床头 |

| 整理 | → | 移回床旁桌椅 |

| 洗手 |

铺备用床法

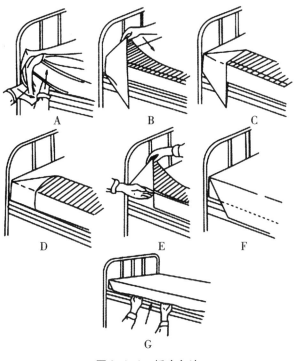

图 2-1-1　折床角法

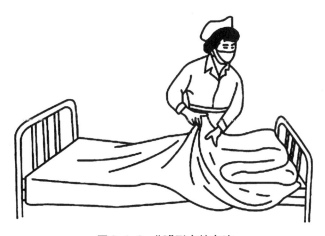

图 2-1-2　"S"形套被套法

(二)考核标准

项目	操作要点	分值	得分	扣分及说明
仪表(3分)	服装整洁,仪表端庄,不留长指甲,按要求着装	3		
评估(2分)	环境整洁,无病人进行治疗或进餐	2		
操作前准备(4分)	1.洗手、戴口罩	2		
	2.用物齐全,性能良好,折叠正确,放置合理,便于操作	2		

项目		操作要点	分值	得分	扣分及说明
操作过程(76分)	铺大单(36分)	1.用物置护理车上放于床尾正中	2		
		2.移开床旁桌、椅	2		
		3.翻转床垫与床头齐	2		
		4.铺上大单,中线对齐	6		
		5.铺单顺序、手法正确	6		
		6.近侧大单两角包紧,美观	6		
		7.近侧中间拉平塞紧	4		
		8.对侧大单两角包紧	6		
		9.对侧中间拉平塞紧	2		
	套被套(36分)	1.被套正面展平	6		
		2.中线与床中线对齐,开口朝床尾	4		
		3.棉胎放置正确,位置合理	6		
		4.棉胎展平各角对齐	6		
		5.系好带子	2		
		6.被头距床头合理	4		
		7.两侧齐床沿	4		
		8.被尾平整	4		
	套枕套(4分)	1.套好枕芯	2		
		2.平整置于床头,开口背门	2		
操作后(5分)		1.桌、椅归位整齐	2		
		2.洗手	3		
综合评价(10分)		1.操作熟练,程序清晰	3		
		2.动作轻、稳、准,按时完成	3		
		3.各单中线正,平整,紧扎,四角美观	4		

考核资源:床、床垫、床褥、毛毯或棉胎、枕芯、大单、被套、枕套。

(三)注意事项

1.病人进餐或做治疗时应暂停铺床。

2.铺床前要检查床的各部有无损坏,若有应修理后再用。

3.操作中应用节力原理。铺床前应将用物备齐,按使用的顺序放置;铺床时,身体应靠近床边,上身保持直立,两腿前后分开稍屈膝,有助于扩大支撑面,增强身体稳定性,既省力又能适应不同方向操作;同时手和臂的动作要协调配合,尽量用连续动作,避免过多的抬起、放下、停止等动作,以节省体力消耗,缩短铺床时间。

【问题分析与能力提升】

吴女士,36岁,主诉:发热、咳嗽、咳痰伴右侧胸痛2 d。门诊行胸部拍片、血常规检查等,诊断:大叶性肺炎。医生建议住院治疗,病房需铺好备用床接收新入院病人。①举例说明铺床操作过程中运用到哪些节力原理?②从哪几方面评价铺床质量?

实验实训二　铺暂空床法

实验学时:1学时。**实验类型**:技能型实验。**教学目标**:①能正确说出铺暂空床法的目的及注意事项。②能熟练铺好暂空床,动作轻巧、稳重、准确。③铺床过程操作规范、程序清楚,铺床效果好。④在操作中能正确运用节力原则,省时节力。⑤在操作过程中能与病人进行良好地沟通交流,并正确对病人进行健康教育。**实验目的**:供新住院病人或暂时离床病人使用;保持病室整洁。

【操作流程与考核标准】

（一）操作流程与操作规范

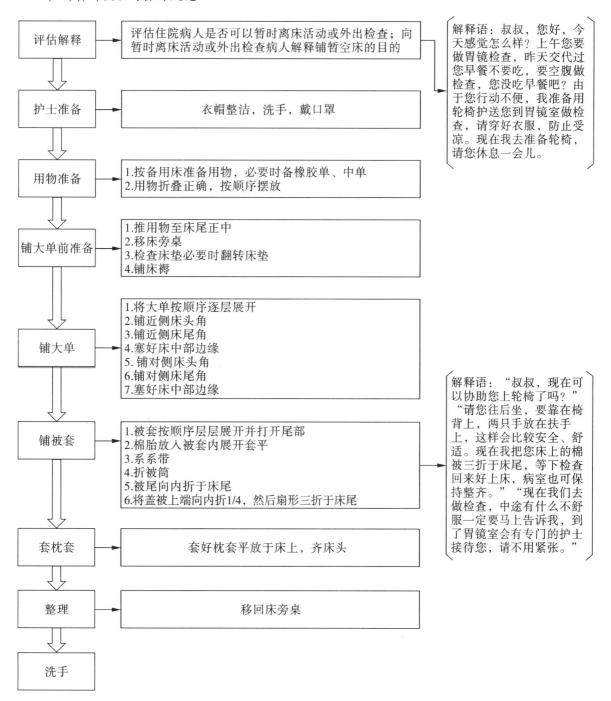

（二）考核标准

项目		操作要点	分值	得分	扣分及说明
仪表(3分)		服装整洁,仪表端庄,不留长指甲,按要求着装	3		
评估解释(2分)		评估病人是否可以暂时离床活动或外出检查,并向暂时离床活动或外出检查的病人解释铺暂空床的目的	2		
操作前准备(5分)		1.洗手,戴口罩	2		
		2.用物齐全,性能良好,折叠正确,放置合理	3		
操作过程(75分)	铺大单(35分)	1.用物置护理车上放于床尾正中	2		
		2.移开床旁桌、椅	2		
		3.翻转床垫与床头齐	3		
		4.铺上大单,中线对齐	6		
		5.铺单顺序、手法正确	4		
		6.近侧大单两角包紧、美观	6		
		7.近侧中间拉平塞紧	3		
		8.对侧大单两角包紧	6		
		9.对侧中间拉平塞紧	3		
	套被套(35分)	1.被套正面展平	4		
		2.中线与床中线对齐,开口朝床尾	4		
		3.棉胎放置正确、位置合理	4		
		4.棉胎展平各角对齐	6		
		5.系好带子	3		
		6.被头距床头合理	3		
		7.两侧齐床沿	4		
		8.被尾平整	3		
		9.盖被上端向内折1/4,扇形三折于床尾	4		
	套枕套(5分)	1.套好枕芯	3		
		2.平整置于床头,开口背门	2		
操作后(5分)		1.桌、椅归位整齐	2		
		2.洗手	3		
综合评价(10分)		1.操作熟练,程序清晰	3		
		2.动作轻、稳、准,按时完成	3		
		3.各单中线正,平整,紧扎,四角美观	4		

考核资源:床、床垫、床褥、毛毯或棉胎、枕芯、大单、被套、枕套,必要时备橡胶单、中单。

【问题分析与能力提升】

3床,李明,男,73岁。主诉:反复上腹部疼痛2年,加剧3 d。体检:T 36.6 ℃,P 72次/min,R 16次/min,BP 140/90 mmHg,神志清楚,体质虚弱。诊断:十二指肠溃疡。医嘱:胃镜检查。现病人要到胃镜室做检查,病床铺成暂空床。①举例说明哪些情况下需要铺暂空床。②如何指导病人上下床?③如何指导病人上下轮椅?

实验实训三 铺麻醉床法

实验学时:2学时。**实验类型:**技能型实验。**教学目标:**①能正确说出铺麻醉床法的目的及注意事项。②能熟练铺好麻醉床,动作轻巧、稳重、准确。③在操作中能正确运用节力原则,省时节力。④在操作中能与病人家属进行良好地沟通交流,并正确对病人进行健康教育。**实验目的:**便于接收和护理麻醉手术后的病人;使病人安全、舒适,预防并发症;避免床上用物被污染,便于更换。

【操作流程与考核标准】

(一)操作流程与操作规范

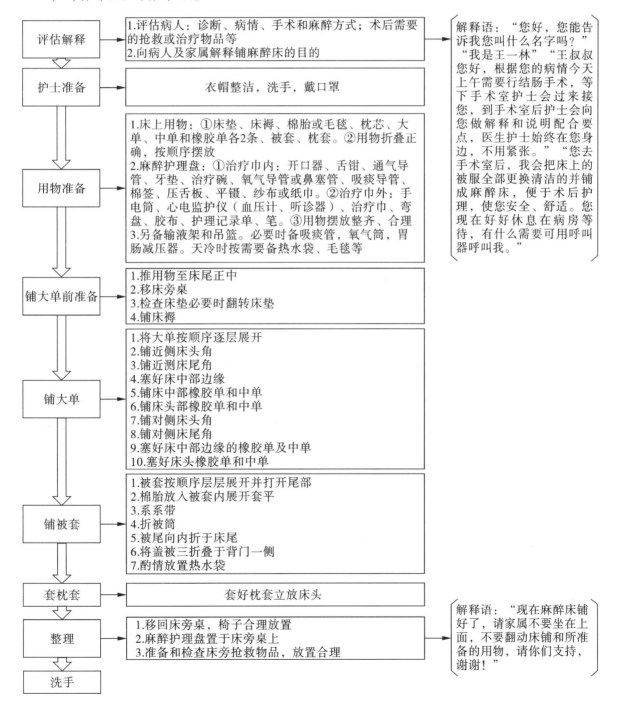

评估解释	1.评估病人:诊断、病情、手术和麻醉方式;术后需要的抢救或治疗物品等 2.向病人及家属解释铺麻醉床的目的	解释语:"您好,您能告诉我您叫什么名字吗?""我是王一林""王叔叔您好,根据您的病情今天上午需要行结肠手术,等下手术室护士会过来接您,到手术室后护士会向您做解释和说明配合要点,医生护士始终在您身边,不用紧张。""您去手术室后,我会把床上的被服全部更换清洁的并铺成麻醉床,便于术后护理,使您安全、舒适。您现在好好休息在病房等待,有什么需要可用呼叫器呼叫我。"
护士准备	衣帽整洁,洗手,戴口罩	
用物准备	1.床上用物:①床垫、床褥、棉胎或毛毯、枕芯、大单、中单和橡胶单各2条、被套、枕套。②用物折叠正确,按顺序摆放 2.麻醉护理盘:①治疗巾内:开口器、舌钳、通气导管、牙垫、治疗碗、氧气导管或鼻塞管、吸痰导管、棉签、压舌板、平镊、纱布或纸巾。②治疗巾外:手电筒、心电监护仪(血压计、听诊器)、治疗巾、弯盘、胶布、护理记录单、笔。③用物摆放整齐、合理 3.另备输液架和吊篮。必要时备吸痰管,氧气筒,胃肠减压器。天冷时按需要备热水袋、毛毯等	
铺大单前准备	1.推用物至床尾正中 2.移床旁桌 3.检查床垫必要时翻转床垫 4.铺床褥	
铺大单	1.将大单按顺序逐层展开 2.铺近侧床头角 3.铺近测床尾角 4.塞好床中部边缘 5.铺床中部橡胶单和中单 6.铺床头部橡胶单和中单 7.铺对侧床头角 8.铺对侧床尾角 9.塞好床中部边缘的橡胶单及中单 10.塞好床头橡胶单和中单	
铺被套	1.被套按顺序层层展开并打开尾部 2.棉胎放入被套内展开套平 3.系系带 4.折被筒 5.被尾向内折于床尾 6.将盖被三折叠于背门一侧 7.酌情放置热水袋	
套枕套	套好枕套立放床头	
整理	1.移回床旁桌,椅子合理放置 2.麻醉护理盘置于床旁桌上 3.准备和检查床旁抢救物品,放置合理	解释语:"现在麻醉床铺好了,请家属不要坐在上面,不要翻动床铺和所准备的用物,请你们支持,谢谢!"
洗手		

（二）考核标准

项目	操作要点	分值	得分	扣分及说明
仪表（3分）	服装整洁,仪表端庄,不留长指甲,按要求着装	3		
评估解释（9分）	1. 核对医嘱单与执行单	2		
	2. 评估病人的诊断、病情、手术和麻醉方式、术后需要的抢救或治疗物品等(口述)	4		
	3. 向病人及家属解释铺麻醉床的目的	3		
操作前准备（5分）	1. 洗手,戴口罩	2		
	2. 用物齐全,性能良好,折叠正确,放置合理	3		
操作过程（65分） 铺大单（30分）	1. 用物置护理车上放于床尾正中	2		
	2. 移开床旁桌、椅	2		
	3. 翻转床垫与床头齐	2		
	4. 铺上大单,中线对齐	4		
	5. 铺单顺序、手法正确	2		
	6. 近侧大单两角包紧、美观	4		
	7. 近侧中间拉平塞紧	2		
	8. 橡胶单、中单位置正确、铺法正确	4		
	9. 对侧大单两角包紧、美观	4		
	10. 对侧中间拉平塞紧	2		
	11. 橡胶单、中单平整紧扎	2		
套被套（30分）	1. 被套正面展平	4		
	2. 中线与床中线对齐,开口朝床尾	4		
	3. 棉胎放置正确、位置合理	4		
	4. 棉胎展平各角对齐	4		
	5. 系好带子	2		
	6. 折被筒符合要求	4		
	7. 棉被呈扇形三折于背门一侧	6		
	8. 热水袋放置正确	2		
套枕套（5分）	1. 套好枕芯	3		
	2. 立于床头,开口背门	2		
操作后（8分）	1. 桌、椅归位整齐	2		
	2. 麻醉护理盘及急救物品放置妥当	4		
	3. 洗手	2		

项目	操作要点	分值	得分	扣分及说明
综合评价（10分）	1. 操作熟练,程序清晰	3		
	2. 动作轻、稳、准,按时完成	3		
	3. 各单中线正,平整,紧扎,四角美观	4		

考核资源:①床上用物:床垫、床褥、棉胎或毛毯、枕芯、大单、中单和橡胶单各2条、被套、枕套。②麻醉护理盘:治疗巾内置开口器、舌钳、通气导管、牙垫、治疗碗、氧气导管或鼻塞管、吸痰导管、棉签、压舌板、平镊、纱布或纸巾;治疗巾外置手电筒、心电监护仪(血压计、听诊器)、治疗巾、弯盘、胶布、护理记录单、笔。③另备输液架、瓶套、吸痰管、氧气筒,必要时备胃肠减压器。天冷时按需要备热水袋、毛毯等。

(三)注意事项

1. 铺床前要检查床的各部有无损坏,若有应修理后再用。

2. 操作中应遵循节力原则。

3. 护理术后病人的用物齐全,病人能及时得到抢救和护理。

(四)健康教育

向陪伴家属说明病人去枕平卧的方法、时间及注意事项。

【问题分析与能力提升】

1床,王一林,男,51岁。主诉:大便次数增加、带血3个月。病人3个月前无明显诱因排便次数增多,3~5次/d,不成形,间断带暗红色血迹。近来明显乏力,体重下降约2.5 kg。体检:T 36.8 ℃,P 70次/min,R 19次/min,BP 120/70 mmHg,神志清醒,皮肤巩膜无黄染,心肺无明显异常,腹软,无压痛,右下腹可触及约3 cm×5 cm质韧包块,可推动,边界不清。诊断:结肠癌。今天上午在全麻下行结肠癌根治术,病房准备麻醉床迎接术后病人。①铺麻醉床要做哪些准备? 评估哪些内容? ②如何根据病人手术部位铺橡胶单和中单? ③为何全麻手术病人要去枕平卧头偏向一侧?

实验实训四 卧床病人更换床单法

实验学时:2学时。实验类型:技能型实验。**教学目标:**①能正确说出卧床病人更换床单法的目的及注意事项。②能熟练掌握卧床病人更换床单法,动作轻巧、稳重、准确。③操作规范、程序清楚,铺床效果好。④在操作中能正确运用节力原则,省时省力。⑤在操作中能与病人进行良好的沟通交流,并正确对病人进行健康教育。**实验目的:**保持病人的清洁,使病人感觉舒适;预防压疮等并发症的发生。

【操作流程与考核标准】

(一)操作流程与操作规范

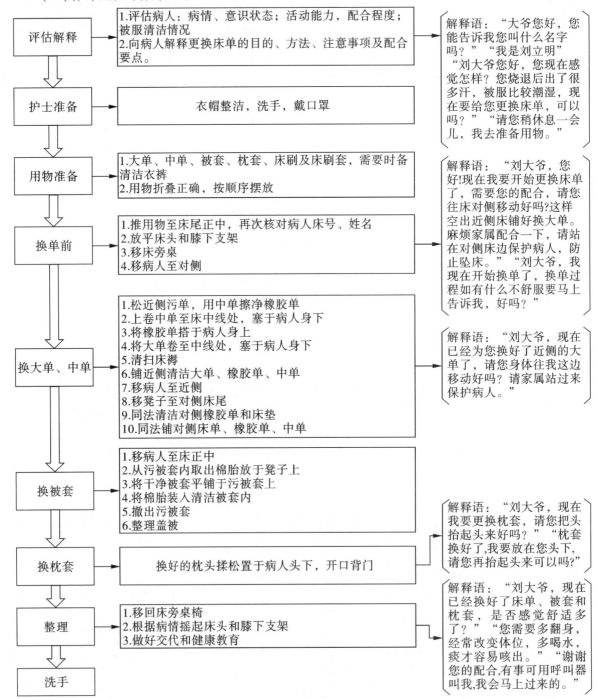

（二）考核标准

项目		操作要点	分值	得分	扣分及说明
仪表 （3分）		服装整洁,仪表端庄,不留长指甲,按要求着装	3		
评估解释 （9分）		1.核对病人腕带或床头卡、询问病人姓名	2		
		2.评估病人病情,意识状态,活动能力,配合程度,被服清洁情况,有无进行治疗或进餐等(口述)	4		
		3.向病人解释更换床单的目的、方法、注意事项及配合要点	3		
操作前准备 （5分）		1.洗手,戴口罩	2		
		2.用物齐全,折叠正确,放置合理	3		
操作 过程 （66分）	更换 大单 中单 （44分）	1.推护理车至床尾,放置正确	2		
		2.核对床号、姓名	2		
		3.放平支架及床栏	2		
		4.移开床旁桌	2		
		5.协助病人翻身侧卧于对侧	3		
		6.松近侧污单	3		
		7.卷污单至病人身下	3		
		8.清扫近侧橡胶单和床褥	3		
		9.铺近侧清洁大单、橡胶单和清洁中单	6		
		10.协助病人卧于近侧	3		
		11.移床旁椅至对侧床尾	1		
		12.松对侧污单并撤出	3		
		13.清扫对侧橡胶单和床褥	3		
		14.取下床刷套放于污物袋,床刷放回护理篮	2		
		15.铺对侧清洁大单、橡胶单和清洁中单	6		
	更换 被套 枕套 （22分）	1.协助病人卧于床中央	2		
		2.松开被筒,从污被套内撤出棉胎置于床旁椅上	4		
		3.将清洁被套铺于污被套上	4		
		4.将棉胎套入清洁被套内	6		
		5.撤出污被套	2		
		6.整理好盖被	2		
		7.更换枕套	2		
操作后 （7分）		1.移回床旁桌、椅	2		
		2.根据病情摇起支架,拉起床栏	3		
		3.洗手、记录	2		

项目	操作要点	分值	得分	扣分及说明
综合评价 (10分)	1.操作熟练,程序清晰,动作轻、稳、准	3		
	2.注意病人安全、保暖	3		
	3.各单中线正,平整,紧扎,四角美观	4		

考核资源:护理车、大单、中单、被套、枕套、扫床湿毛巾(或加套床刷),必要时备清洁衣裤。

(三)注意事项

1.符合铺床的原则,铺床单、被套、套枕套正确、平整、美观。

2.病人感觉舒适、安全。

3.与病人进行有效沟通。

(四)健康教育

1.告知病人在更换床单过程中,如感觉不适应立刻向护士说明,防止意外发生。

2.告知病人被服一旦被伤口渗出液、尿液、粪便等污染,应及时通知护士,请求更换。

【问题分析与能力提升】

3床,刘立明,男,71岁。主诉:寒战、高热,左侧胸痛伴铁锈色痰2 d。体检:T 39.5 ℃,P 98 次/min,R 25 次/min,BP 130/80 mmHg,神志清楚。胸部 X 射线片检查示左下肺叶有大片模糊阴影。诊断:肺炎。病人由于发热体质虚弱,夜间出汗较多,晨间护理时需要更换床单。①在更换床单时如何保证病人舒适? ②在更换床单时如何保证病人安全? ③若病人不能翻身侧卧,应如何更换大单?

第三单元 入/出院与病人安全护理技术

实验实训一 变换卧位法

实验学时:1学时。**实验类型**:技能型实验。**教学目标**:①能正确复述各种卧位的适用范围和作用。②能正确进行常用卧位的变换。③能正确复述为特殊病人更换卧位时的注意事项。④能运用人体力学原理来维持病人的稳定卧位。⑤在变换卧位过程中能与病人进行良好的沟通交流,并正确指导病人。⑥能正确运用节力原则对病人进行卧位更换。**实验目的**:变换姿势,增进病人的舒适;预防压疮、坠积性肺炎等并发症发生;适应治疗、护理的需要。

【操作流程与考核标准】

(一)操作流程与操作规范

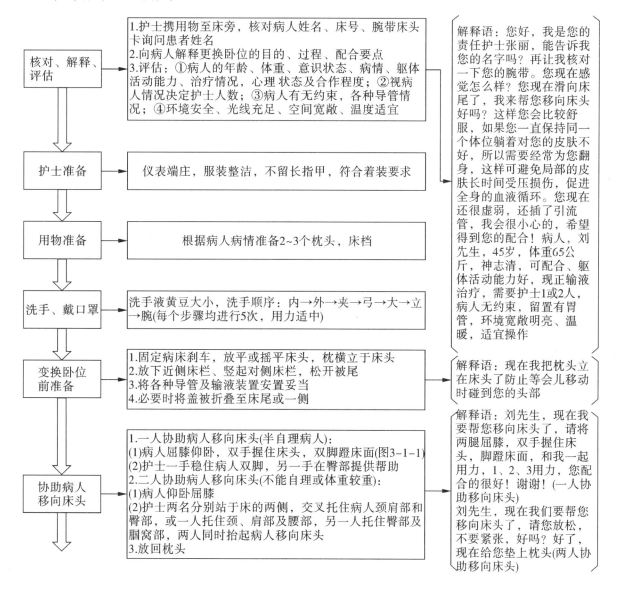

协助病人仰卧，两手放于腹部，两腿屈曲。
1.一人协助病人翻身侧卧法：
(1)先将病人双下肢移向靠近护士侧的床沿，再将病人肩、腰、臀部向护士侧移动
(2)拉起对侧床档
(3)一手托肩，一手托膝部，轻轻将病人推向对侧，使其背向护士(图3-1-2)
2.两人协助病人翻身侧卧法：
(1)两名护士站在床的同一侧，一人托住病人颈肩部和腰部，另一人托住臀部和腘窝部，同时将病人抬起移向近侧
(2)拉起对侧床档
(3)两人分别托扶病人的肩、腰部和臀、膝部，轻推，使病人转向对侧(图3-1-3)

> 解释语：刘先生，接下来要给您翻身了，您放心，请将两手放在腹部，两腿屈膝，您配合的很好！

协助病人翻身侧卧

轴线翻身法：
病人取仰卧位
1.二人协助病人轴线翻身法：
(1)移动病人：两名护士站在病床同侧，小心地将大单置于病人身下，分别抓紧靠近病人肩、腰、背、髋部、大腿等处的大单；将病人拉至近侧，拉起床档
(2)安置体位：护士绕至对侧，将病人近侧手臂置在头侧，远侧手臂置于胸前，两膝间放一软枕
(3)协助侧卧：护士双脚前后分开，两人双手分别抓紧病人肩、腰、背、髋部、大腿等处的远侧大单，由其中一名护士发口令，两人动作一致地将病人整个身体以圆滚轴式翻转至侧卧
2.三人协助病人轴线翻身法：
(1)移动病人：由三名护士完成，第一名护士固定病人头部，纵轴向上略加牵引，使头、颈部随躯干一起慢慢移动，第二名护士双手分别置于病人肩、背部，第三名护士双手分别置于病人腰部、臀部、使病人头颈、腰、髋保持在同一水平线上，移至近侧
(2)转向侧卧：翻转至侧卧位，翻转角度不超过60°

> 解释语：刘先生，接下来要给您翻身了，您放心，您就这样平卧就好，请别紧张，我们会很小心的，请您放心！

观察皮肤 → 观察局部皮肤有无发红、水疱、破损等，必要时给予按摩

> 解释语：受压部位皮肤完好，无发红、破损

舒适安全 → 按侧卧位的要求，在病人背部、胸前及两膝间放置软枕，使病人安全舒适

> 解释语：给您垫上软枕，这样您会舒服点

检查安置 → 检查并安置病人肢体各关节处于功能位，各种引流管道保持通畅

> 解释语：刘先生，我们已经为您改变了一下体位；您现在感觉如何，这个体位是否舒适？一定要注意不要用力牵拉导管，如有需要请随时按床头呼叫铃，我会及时过来为您处理的，您还有其他需要吗？好好休息

整理记录 → 1.整理床单位，必要时竖起床档
2.询问病人的感受，交代注意事项
3.记录翻身时间、卧位及皮肤情况，做好交接班

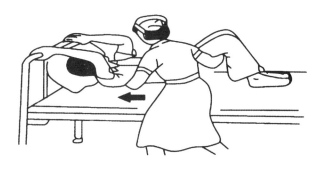

图3-1-1 一人协助病人移向床头法

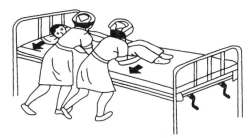

图3-1-2 两人协助病人移向床头法

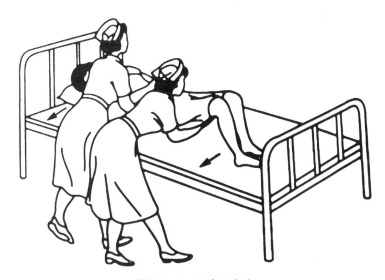

图3-1-3 两人翻身法

(二)考核标准

项目	操作要点	分值	得分	扣分及说明
仪表 (5分)	仪表端庄,服装整洁,不留长指甲,符合着装要求	5		
评估解释 (10分)	1.护士至床旁,核对床号、床头卡、腕带,询问病人姓名	2		
	2.评估病人的病情、体重、躯体活动能力	2		
	3.评估病人意识状态、心理反应、理解及合作程度	2		
	4.病人有无约束,各种导管情况	2		
	5.环境安全、光线充足、空间宽敞、温湿度适宜	2		
操作前准备 (8分)	1.核对病人并解释	2		
	2.固定病床刹车	2		
	3.放平床档,松开被尾	2		
	4.将各种导管及输液装置安置妥当	2		

项目			操作要点	分值	得分	扣分及说明
操作过程（50分）	协助病人移向床头（20分）		放平床头支架或靠背架,将一软枕横立于床头	2		
			指导病人屈膝仰卧	2		
		一人协助法	嘱病人双手握住床头或放胸前,也可搭在护士肩部或抓住床沿	2		
			一手托病人肩部,另一手托住臀部	2		
			嘱病人双臂用力,脚蹬床面,托病人重心顺势向床头移	3		
		两人协助法	两位护士分别站在床两侧	1		
			交叉托住病人颈肩部和臀部,或一人托住肩及腰部,另一人托住臀部及腘窝部	2		
			两人同时抬起病人移向床头	2		
			放回枕头	2		
			帮助病人取舒适体位	2		
	翻身侧卧（14分）		病人仰卧,两手放于腹部	2		
		一人翻身法	将病人肩部、臀部移向护士侧的床缘,双下肢移近并屈膝	3		
			一手托肩,一手扶膝,轻轻将病人转向对侧,使病人背向护士	3		
		两人翻身法	两护士站在同一侧,一人托住病人颈肩部和腰部,另一人托住病人臀部和腘窝部,同时将病人抬起并移向近侧	3		
			分别托扶病人的肩、腰、臀、膝部位,轻轻将病人翻向对侧	3		
	轴线翻身（16分）		病人仰卧	2		
			两人协助病人轴线翻身: 1.移动病人:2 名护士站在病床同侧,小心地将大单置于病人身下,分别抓紧靠近病人肩、腰背、髋部、大腿等处的大单,将病人拉至近侧,拉起床档 2.安置体位:护士绕至对侧,将病人近侧手臂置在头侧,远侧手臂置于胸前,两膝间放一软枕 3.协助侧卧:护士双脚前后分开,两人双手分别抓紧病人肩、腰、背、髋部、大腿等处的远侧大单,由其中一名护士发口令,两人动作一致地将病人整个身体以圆滚轴式翻转至侧卧	8		
			三人协助病人轴线翻身: 1.移动病人:由 3 名护士完成,第 1 名护士固定病人头部,纵轴向上略加牵引,使头、颈部随躯干一起慢慢移动,第 2 名护士双手分别置于病人肩、背部,第 3 名护士双手分别置于病人腰部、臀部,使病人头、颈、腰、髋保持在同一水平线上,移至近侧 2.转向侧卧:翻至侧卧位,翻转角度不超过 60°	6		

项目	操作要点	分值	得分	扣分及说明
观察整理 (12分)	观察、按摩局部皮肤	2		
	垫枕位置正确	2		
	整理床单位,拉起床档	2		
	固定导管	2		
	记录翻身时间、皮肤情况	2		
	询问病人感受,做好交代	2		
注意事项 (5分)	翻身时注意为病人保暖并防止坠床	3		
	为病人变换卧位过程中,注意观察病人病情	2		
综合评价 (10分)	病人无不适感,安全、舒适	2		
	对病人进行正确指导和良好沟通	2		
	操作熟练,程序清晰	2		
	动作轻稳、准确、节力	2		
	保护病人意识强,注重人文关怀	2		

考核资源:2～3个软枕。

(三)注意事项

1.护士应注意节力原则。

2.移动病人时动作应轻稳,协调一致,不可拖拉,以免擦伤皮肤。轴线翻身法翻转时,要维持躯干的正常生理弯曲。翻身后,需用软枕垫好肢体,以维持舒适而安全的体位。

3.根据病人病情及皮肤受压情况,确定翻身间隔时间。如发现皮肤发红或破损应及时处理,酌情增加翻身次数,同时记录于翻身卡上,并做好交接班。

4.若病人身上有各种导管或输液装置时,应先将导管安置妥当,翻身后仔细检查导管是否有脱落、移位、扭曲、受压,以保持导管通畅。

5.为手术病人翻身前应先检查伤口敷料是否潮湿或脱落,翻身后注意伤口不可受压;颈椎或颅骨牵引者,翻身时不可放松牵引,并使头、颈、躯干保持在同一水平位翻动,翻身后注意牵引方向、位置及牵引力是否正确;颅骨手术者,头部转动不可过剧,并应卧于健侧或平卧;石膏固定者,应注意翻身后患处位置及局部肢体的血运情况,防止受压。

(四)健康教育

1.告知病人在变换卧位过程中,如感觉不适应立刻向护士说明,防止意外发生。

2.告知病人应注意保护伤口,不可受压。

【问题分析与能力提升】

病人,刘先生,45岁。主诉:反复上腹部隐痛,伴乏力、食欲缺乏1个月。入院后行胃镜检查+病理活检。诊断:胃黏液腺癌。行"根治性胃大部切除术",现为术后第一天,予2h翻身一次。请问:①为促进侧卧病人舒适,软枕常垫于哪些位置?②在翻身过程中,应如何保证病人的安全、舒适?

实验实训二　轮椅运送法

实验学时:1学时。**实验类型:**技能型实验。**教学目标:**①能正确使用轮椅或平车搬运不能行走、不能起床的病人出入院、检查、治疗或进行室外活动。②在用轮椅运送病人的过程中能够正确指导病人进行配合并注意对病人的人文关怀。**实验目的:**护送不能行走但能坐起的病人入院、出院、检查、治疗或室外活动;帮助病人下床活动,促进血液循环和体力恢复。

【操作流程与考核标准】

(一)操作流程与操作规范

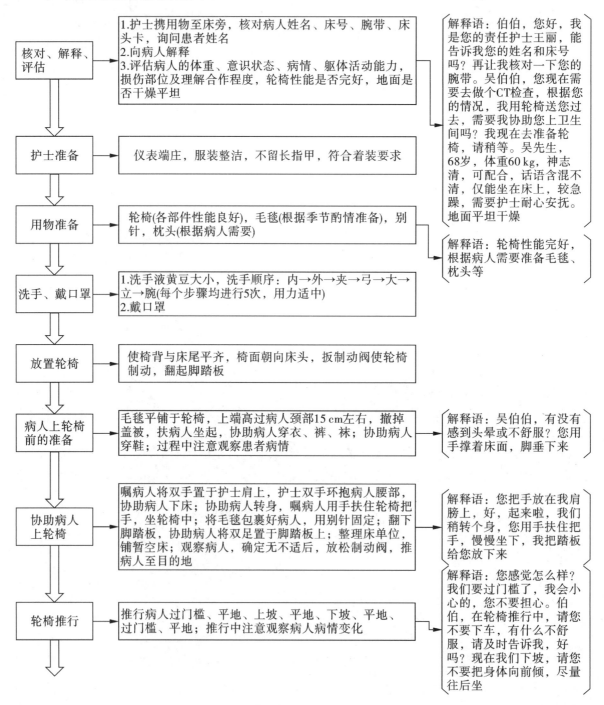

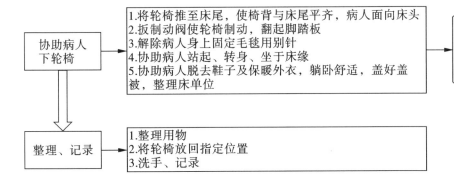

(二)考核标准

项目		操作要点	分值	得分	扣分及说明
仪表 (5分)		仪表端庄,服装整洁,不留长指甲,符合着装要求	5		
评估解释 (10分)		1.护士至床旁,核对床号、床头卡、腕带,询问病人姓名	3		
		2.评估病人的病情、体重、躯体活动能力	2		
		3.评估病人意识状态、心理反应、理解及合作程度	3		
		4.评估轮椅性能是否完好,地面是否干燥平坦	2		
操作过程 (70分)	上轮椅 (16分)	按需将用物携至病人床旁,再次核对,解释轮椅运送的目的及配合方法	4		
		使椅背与床尾平齐	3		
		将脚踏板翻起	3		
		拉起车闸以固定车轮,如无车闸,护士应站在轮椅后面固定轮椅	3		
		将毛毯平铺在轮椅上,使毛毯上端高出病人颈部 15 cm	3		
	推行 (32分)	扶病人上轮椅,病人坐稳后,翻下脚踏板,嘱病人把脚踏在脚踏板上	8		
		将毛毯围于病人颈部,并做成翻领和袖筒,用别针固定	8		
		围好病人的上身、双下肢和两脚	3		
		将病床铺成暂空床	3		
		推轮椅时,嘱病人手扶轮椅扶手,尽量靠后坐,身体勿向前倾或自行下车;下坡时要减慢速度并注意观察病情	10		
	下轮椅 (22分)	将轮椅推至床旁,固定好轮椅	5		
		翻起脚踏板,扶病人下轮椅	5		
		协助病人取舒适卧位,盖好盖被	5		
		整理床单位,归还轮椅,必要时做记录	5		
		洗手,记录	2		
注意事项 (5分)		使用前应仔细检查轮椅的性能,病人上、下轮椅时固定好车闸	3		
		运送过程中注意环境状况,观察病人病情,速度适宜	2		

项目	操作要点	分值	得分	扣分及说明
综合评价（10分）	病人无不适感,安全、舒适	2		
	认真查对无差错	2		
	操作动作轻稳、准确、规范、熟练	2		
	正确处理使用后的用物	2		
	亲切、自然、有效,注重健康教育	2		

考核资源:轮椅(各部位性能良好)、毛毯(根据季节酌情准备)、别针、软枕(根据病人需要)、坡地、门槛。

（三）注意事项

1. 车速适宜,保证病人安全、舒适;推行中注意观察病人病情变化。

2. 过门槛时翘起前轮,避免过大震动;下坡时,嘱病人抓紧扶手,必要时护士可调整轮椅方向,倒着缓慢走下坡道。

3. 如运送有导管的病人,应保持输液管的通畅及固定引流管,避免导管脱落、受压或液体逆流。

4. 根据室外温度适当地增加衣服、盖被(或毛毯),以免病人受凉。

（四）健康教育

1. 嘱病人在推行过程中手扶轮椅扶手,尽量靠后坐,身体勿向前倾或自行下车。

2. 在推行过程中病人如感觉不适,应立即给予处理。

【问题分析与能力提升】

病人,吴先生,68 岁。主诉:突发言语含糊、口角歪斜 8 h。检查:口角歪斜,无头晕、头痛、恶心、呕吐,无大小便失禁,T 36.2 ℃,P 82 次/min,R 19 次/min,BP 131/74 mmHg,神志清楚,能扶床坐起。医嘱:脑 CT 检查。请问:①如果病人留置有导尿管,在用轮椅运送病人时应注意什么?②倘若正在输液的病人需要外出做检查,需要注意哪些问题?

实验实训三　平车运送病人法

实验学时:1学时。**实验类型**:技能型实验。**教学目标**:①能正确使用平车搬运不能行走、不能起床的病人入院、出院、检查、治疗。②能正确执行挪动法、一人、二人、三人、四人法搬运病人。③在搬运过程中能正确运用人体力学原理。④在搬运病人过程中护士之间能进行良好配合和协调。⑤在用平车运送病人的过程中注意对病人的人文关怀,能够正确指导病人进行配合。**实验目的**:运送不能下床的病人入院、出院;运送不能下床的病人做各种特殊检查、治疗、手术或转运。

【操作流程与考核标准】

(一)操作流程与操作规范

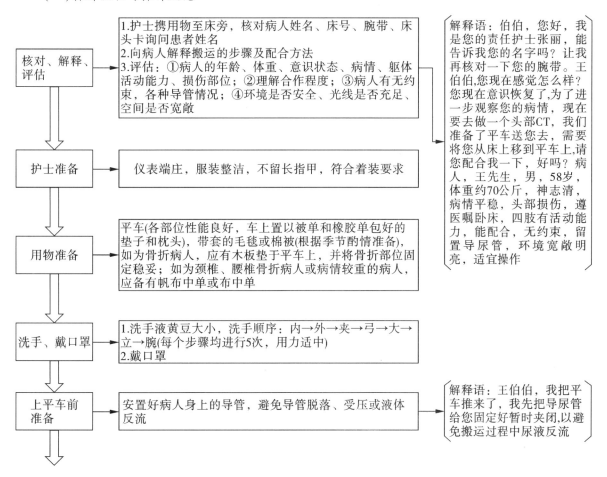

核对、解释、评估	1.护士携用物至床旁,核对病人姓名、床号、腕带、床头卡询问患者姓名 2.向病人解释搬运的步骤及配合方法 3.评估:①病人的年龄、体重、意识状态、病情、躯体活动能力、损伤部位;②理解合作程度;③病人有无约束,各种导管情况;④环境是否安全、光线是否充足、空间是否宽敞	解释语:伯伯,您好,我是您的责任护士张丽,能告诉我您的名字吗?让我再核对一下您的腕带。王伯伯,您现在感觉怎么样?您现在意识恢复了,为了进一步观察您的病情,现在要去做一个头部CT,我们准备了平车送您去,需要将您从床上移到平车上,请您配合我一下,好吗?病人,王先生,男,58岁,体重约70公斤,神志清,病情平稳,头部损伤,遵医嘱卧床,四肢有活动能力,能配合,无约束,留置导尿管,环境宽敞明亮,适宜操作
护士准备	仪表端庄,服装整洁,不留长指甲,符合着装要求	
用物准备	平车(各部位性能良好,车上置以被单和橡胶单包好的垫子和枕头),带套的毛毯或棉被(根据季节酌情准备),如为骨折病人,应有木板垫于平车上,并将骨折部位固定稳妥;如为颈椎、腰椎骨折病人或病情较重的病人,应备有帆布中单或布中单	
洗手、戴口罩	1.洗手液黄豆大小,洗手顺序:内→外→夹→弓→大→立→腕(每个步骤均进行5次,用力适中) 2.戴口罩	
上平车前准备	安置好病人身上的导管,避免导管脱落、受压或液体反流	解释语:王伯伯,我把平车推来了,我先把导尿管给您固定好暂时夹闭,以避免搬运过程中尿液反流

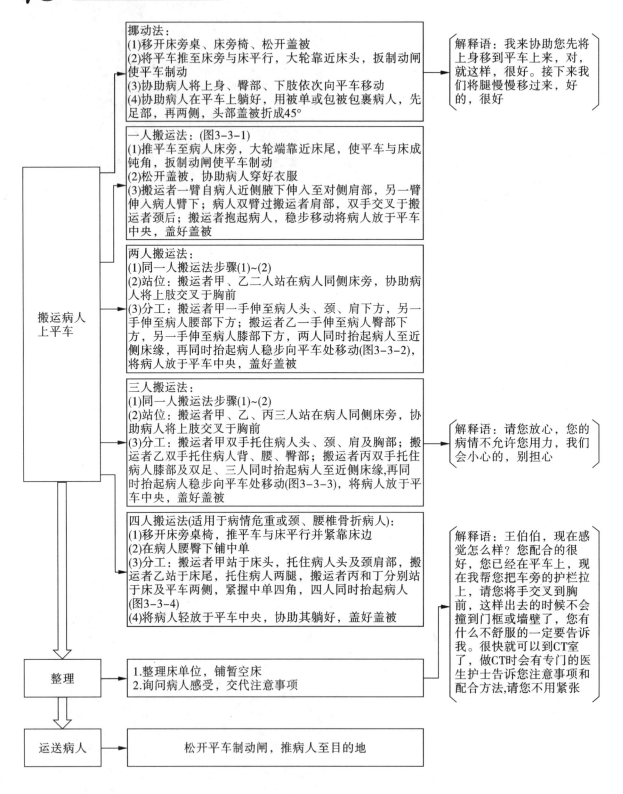

搬运病人上平车

挪动法：
(1)移开床旁桌、床旁椅、松开盖被
(2)将平车推至床旁与床平行，大轮靠近床头，扳制动闸使平车制动
(3)协助病人将上身、臀部、下肢依次向平车移动
(4)协助病人在平车上躺好，用被单或包被包裹病人，先足部，再两侧，头部盖被折成45°

解释语：我来协助您先将上身移到平车上来，对，就这样，很好。接下来我们将腿慢慢移过来，好的，很好

一人搬运法：(图3-3-1)
(1)推平车至病人床旁，大轮端靠近床尾，使平车与床成钝角，扳制动闸使平车制动
(2)松开盖被，协助病人穿好衣服
(3)搬运者一臂自病人近侧腋下伸入至对侧肩部，另一臂伸入病人臀下；病人双臂过搬运者肩部，双手交叉于搬运者颈后；搬运者抱起病人，稳步移动将病人放于平车中央，盖好盖被

两人搬运法：
(1)同一人搬运法步骤(1)~(2)
(2)站位：搬运者甲、乙二人站在病人同侧床旁，协助病人将上肢交叉于胸前
(3)分工：搬运者甲一手伸至病人头、颈、肩下方，另一手伸至病人腰部下方；搬运者乙一手伸至病人臀部下方，另一手伸至病人膝部下方，两人同时抬起病人至近侧床缘，再同时抬起病人稳步向平车处移动(图3-3-2)，将病人放于平车中央，盖好盖被

三人搬运法：
(1)同一人搬运法步骤(1)~(2)
(2)站位：搬运者甲、乙、丙三人站在病人同侧床旁，协助病人将上肢交叉于胸前
(3)分工：搬运者甲双手托住病人头、颈、肩及胸部；搬运者乙双手托住病人背、腰、臀部；搬运者丙双手托住病人膝部及双足、三人同时抬起病人至近侧床缘，再同时抬起病人稳步向平车处移动(图3-3-3)，将病人放于平车中央，盖好盖被

解释语：请您放心，您的病情不允许您用力，我们会小心的，别担心

四人搬运法(适用于病情危重或颈、腰椎骨折病人)：
(1)移开床旁桌椅，推平车与床平行并紧靠床边
(2)在病人腰臀下铺中单
(3)分工：搬运者甲站于床头，托住病人头及颈肩部，搬运者乙站于床尾，托住病人两腿，搬运者丙和丁分别站于床及平车两侧，紧握中单四角，四人同时抬起病人(图3-3-4)
(4)将病人轻放于平车中央，协助其躺好，盖好盖被

解释语：王伯伯，现在感觉怎么样？您配合的很好，您已经在平车上，现在我帮您把车旁的护栏拉上，请您将手交叉到胸前，这样出去的时候不会撞到门框或墙壁了，您有什么不舒服的一定要告诉我。很快就可以到CT室了，做CT时会有专门的医生护士告诉您注意事项和配合方法,请您不用紧张

整理

1.整理床单位，铺暂空床
2.询问病人感受，交代注意事项

运送病人

松开平车制动闸，推病人至目的地

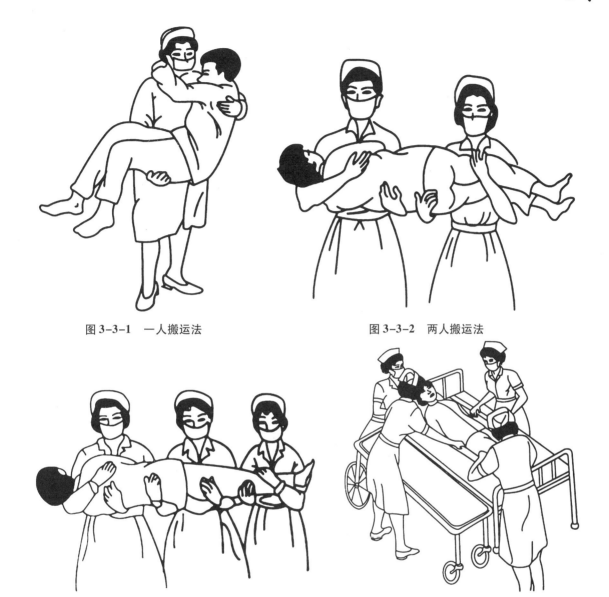

图 3-3-1　一人搬运法

图 3-3-2　两人搬运法

图 3-3-3　三人搬运法

图 3-3-4　四人搬运法

（二）考核标准

项目	操作要点	分值	得分	扣分及说明
仪表（5分）	仪表端庄,服装整洁,不留长指甲,符合着装要求	5		
评估解释（10分）	1. 护士至床旁,核对床号、床头卡、腕带,询问病人姓名	2		
	2. 评估病人的病情、体重、躯体活动能力	2		
	3. 评估病人意识状态、心理反应、理解及合作程度	2		
	4. 向病人解释搬运的步骤及配合方法	2		
	5. 评估环境以及平车性能是否完好,地面是否干燥平坦	2		

项目	操作要点	分值	得分	扣分及说明
操作过程（60分）	1. 按需将用物携至病人床旁,再次核对病人姓名、床号、床头卡、腕带	4		
	2. 向病人解释搬运的步骤及配合方法	3		
	3. 安置好病人身上的导管或输液装置	3		
	4. 挪动法: (1)移开床旁桌、床旁椅,松开盖被 (2)将平车推至床旁与床平行,大轮靠近床头,扳制动闸使平车制动 (3)协助病人将上身、臀部、下肢依次向平车移动 (4)协助病人在平车上躺好,用被单或包被包裹病人,先足部,再两侧,头部盖被折成45°角	10		
	5. 一人搬运法: (1)推平车至病人床旁,大轮端靠近床尾,使平车与床成钝角,扳制动闸使平车制动 (2)松开盖被,协助病人穿好衣服 (3)搬运者一臂自病人近侧腋下伸入至对侧肩部,另一臂伸入病人臀下;病人双臂过搬运者肩部,双手交叉于搬运者颈后;搬运者抱起病人,稳步移动将病人放于平车中央,盖好盖被	10		
	6. 二人搬运法: (1)同一人搬运法步骤(1)~(2) (2)站位:搬运者甲、乙二人站在病人同侧床旁,协助病人将上肢交叉于胸前 (3)分工:搬运者甲一手伸至病人头、颈、肩下方,另一手伸至病人腰部下方;搬运者乙一手伸至病人臀部下方,另一手伸至病人膝部下方,两人同时抬起病人至近侧床缘,再同时抬起病人稳步向平车处移动,将病人放于平车中央,盖好盖被	10		
	7. 三人搬运法: (1)同一人搬运法步骤(1)~(2) (2)站位:搬运者甲、乙、丙三人站在病人同侧床旁,协助病人将上肢交叉于胸前 (3)分工:搬运者甲双手托住病人头、颈、肩及胸部;搬运者乙双手托住病人背、腰、臀部;搬运者丙双手托住病人膝部及双足,三人同时抬起病人至近侧床缘,再同时抬起病人稳步向平车处移动,将病人放于平车中央,盖好盖被	10		
	8. 四人搬运法(适用于病情危重或颈、腰椎骨折病人): (1)移开床旁桌椅,推平车与床平行并紧靠床边 (2)在病人腰臀下铺中单 (3)分工:搬运者甲站于床头,托住病人头及颈肩部,搬运者乙站于床尾,托住病人两腿,搬运者丙和丁分别站于床及平车两侧,紧握中单四角,四人同时抬起病人 (4)将病人轻放于平车中央,协助其躺好,盖好盖被	10		
整理（3分）	整理床单位、铺暂空床	3		
运送病人（2分）	松开平车制动闸,推行病人至目的地	2		

项目	操作要点	分值	得分	扣分及说明
注意事项（10分）	推送病人时,护士应位于病人头部,随时注意病人病情变化	2		
	推行中,平车小轮端在前	2		
	上下坡时,病人头部应位于高处,并嘱病人抓紧扶手	2		
	进出门避免碰撞房门	2		
	保持输液管道、引流管通畅	2		
综合评价（10分）	病人无不适感,安全、舒适	2		
	认真查对无差错	2		
	操作熟练,程序清晰;动作轻稳、准确、节力	2		
	保护病人意识强	2		
	亲切、自然、有效,注重健康教育	2		

考核资源:平车(各部位性能良好,车上置以被单和橡胶单包好的垫子和枕头),带套的毛毯或棉被(根据季节酌情准备),如为骨折病人,应有木板垫于平车上,并将骨折部位固定稳妥;如为颈椎、腰椎骨折病人或病情较重的病人,应备有帆布中单或布中单。

（三）注意事项

1. 搬运时注意动作轻稳、准确,确保病人安全舒适。

2. 搬运过程中,注意观察病人的病情变化,避免引起并发症。

3. 保证病人的持续性治疗不受影响。

（四）健康教育

1. 告知病人在平车运送过程中,如感觉不适应立刻向护士说明,防止意外发生。

2. 告知病人在平车运送过程中和移向平车、移下平车过程中只需配合护士,不能自行坐起。

【问题分析与能力提升】

病人,王先生,58岁。主诉:车祸致人事不省7 h。入院急诊颅脑CT检查示:"右侧额颞叶脑挫裂伤伴血肿形成,右颞硬膜外血肿",诊断:颅脑损伤。入院后急诊手术,手术过程顺利,术后第2天,病人神志恢复清醒,医嘱:平车运送病人复查头部CT。请问:①挪动法、一人、二人、三人、四人搬运法的对象有何不同? 搬运时平车如何放置? ②平车运送病人时,如何保证病人安全、舒适?

实验实训四　病人约束法

实验学时:1学时。**实验类型:**技能型实验。**教学目标:**①能正确说出使用约束带的目的和注意事项。②能正确使用约束带,操作熟练、程序清楚。③在操作中能与病人家属进行良好的沟通交流,并进行健康教育。**实验目的:**防止小儿、高热、谵妄、昏迷、躁动及危重病人因虚弱、意识不清或其他原因而发生坠床、撞伤、抓伤等意外,确保病人安全;确保治疗、护理的顺利进行。

【操作流程与考核标准】

（一）操作流程与操作规范

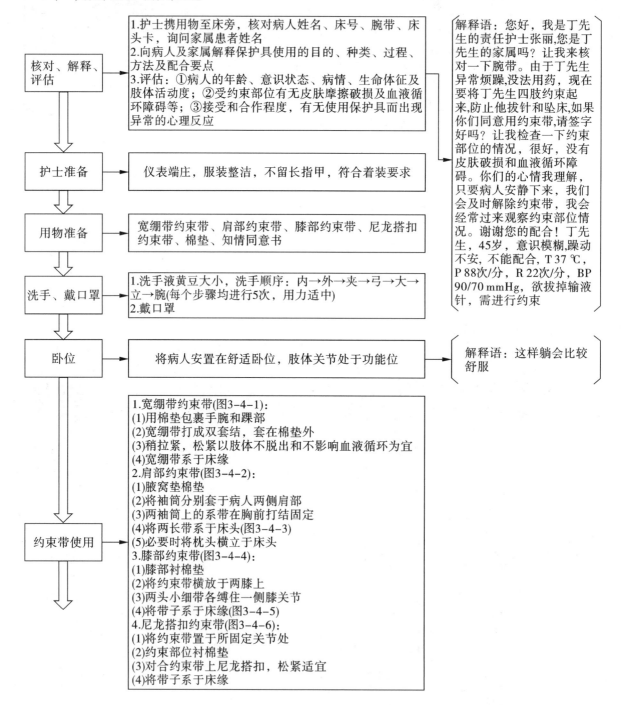

核对、解释、评估

1. 护士携用物至床旁，核对病人姓名、床号、腕带、床头卡，询问家属患者姓名
2. 向病人及家属解释保护具使用的目的、种类、过程、方法及配合要点
3. 评估：①病人的年龄、意识状态、病情、生命体征及肢体活动度；②受约束部位有无皮肤摩擦破损及血液循环障碍等；③接受和合作程度，有无使用保护具而出现异常的心理反应

解释语：您好，我是丁先生的责任护士张丽，您是丁先生的家属吗？让我来核对一下腕带。由于丁先生异常烦躁，没法用药，现在要将丁先生四肢约束起来，防止他拔针和坠床，如果你们同意用约束带，请签字好吗？让我检查一下约束部位的情况，很好，没有皮肤破损和血液循环障碍。你们的心情我理解，只要病人安静下来，我们会及时解除约束带，我会经常过来观察约束部位情况。谢谢您的配合！丁先生，45岁，意识模糊，躁动不安，不能配合，T 37 ℃，P 88次/分，R 22次/分，BP 90/70 mmHg，欲拔掉输液针，需进行约束

护士准备

仪表端庄，服装整洁，不留长指甲，符合着装要求

用物准备

宽绷带约束带、肩部约束带、膝部约束带、尼龙搭扣约束带、棉垫、知情同意书

洗手、戴口罩

1. 洗手液黄豆大小，洗手顺序：内→外→夹→弓→大→立→腕(每个步骤均进行5次，用力适中)
2. 戴口罩

卧位

将病人安置在舒适卧位，肢体关节处于功能位

解释语：这样躺会比较舒服

约束带使用

1. 宽绷带约束带(图3-4-1)：
(1)用棉垫包裹手腕和踝部
(2)宽绷带打成双套结，套在棉垫外
(3)稍拉紧，松紧以肢体不脱出和不影响血液循环为宜
(4)宽绷带系于床缘
2. 肩部约束带(图3-4-2)：
(1)腋窝垫棉垫
(2)将袖筒分别套于病人两侧肩部
(3)两袖筒上的系带在胸前打结固定
(4)将两长带系于床头(图3-4-3)
(5)必要时将枕头横立于床头
3. 膝部约束带(图3-4-4)：
(1)膝部衬棉垫
(2)将约束带横放于两膝上
(3)两头小细带各缚住一侧膝关节
(4)将带子系于床缘(图3-4-5)
4. 尼龙搭扣约束带(图3-4-6)：
(1)将约束带置于所固定关节处
(2)约束部位衬棉垫
(3)对合约束带上尼龙搭扣，松紧适宜
(4)将带子系于床缘

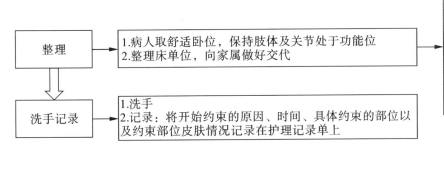

| 整理 | → | 1.病人取舒适卧位，保持肢体及关节处于功能位
2.整理床单位，向家属做好交代 |

| 洗手记录 | → | 1.洗手
2.记录：将开始约束的原因、时间、具体约束的部位以及约束部位皮肤情况记录在护理记录单上 |

解释语：您好，我已经为丁先生固定好了约束带，我会定时过来观察病情和肢体血液循环情况，并会定时松解约束带。你们可以经常按摩病人的手和脚，有利于血液循环。有什么需要可用呼叫器呼叫，我会立即过来的，谢谢你们的配合

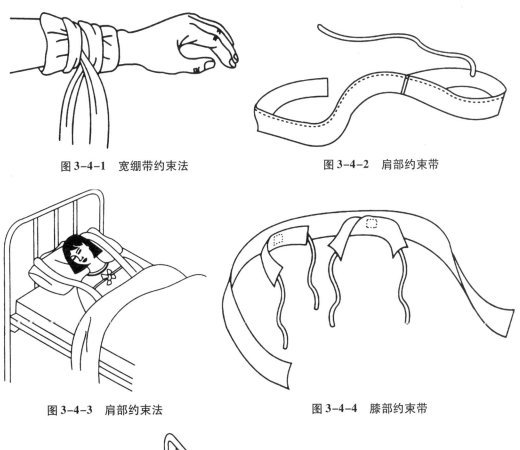

图 3-4-1　宽绷带约束法　　　　图 3-4-2　肩部约束带

图 3-4-3　肩部约束法　　　　图 3-4-4　膝部约束带

图 3-4-5　膝部约束法　　　　图 3-4-6　尼龙搭扣约束带

（二）考核标准

项目		操作要点	分值	得分	扣分及说明
仪表(5分)		仪表端庄,服装整洁,不留长指甲,符合着装要求,洗手、戴口罩	5		
评估解释 (17分)		1. 护士至床旁,核对床号、床头卡、腕带,询问病人姓名	3		
		2. 评估病人的年龄、意识状态、病情、生命体征及肢体活动度	3		
		3. 评估病人受约束部位有无皮肤摩擦破损及血液循环障碍等	4		
		4. 向病人及家属解释保护具使用的目的、种类、过程、方法及配合要点,并签知情同意书	5		
		5. 环境安全、光线充足、空间宽敞、温湿度适宜	2		
操作前 (6分)		1. 携用物至床旁	2		
		2. 核对病人床号、床头卡、腕带,询问病人姓名	2		
		3. 安置病人卧位	2		
操作过程 (38分)	宽绷带约束带 (8分)	1. 用棉垫包裹手腕或踝部	2		
		2. 打成双套结套在棉垫外	2		
		3. 约束带松紧适宜	2		
		4. 约束带系于床缘	2		
	肩部约束带 (10分)	1. 腋窝垫棉垫	2		
		2. 将袖筒分别套于病人两侧肩部	2		
		3. 两袖筒上的系带在胸前打结固定	2		
		4. 约束带两长带系于床头	2		
		5. 必要时将枕头横立于床头	2		
	膝部约束带 (10分)	1. 膝部衬棉垫	2		
		2. 将约束带横放于两膝上	2		
		3. 两头小细带各缚住一侧膝关节	2		
		4. 约束带松紧适宜	2		
		5. 约束带两长带系于两侧床缘	2		
	尼龙搭扣约束带 (10分)	1. 约束带置于所固定关节处	2		
		2. 约束部位衬棉垫	2		
		3. 对合约束带上尼龙搭扣	2		
		4. 约束带松紧适宜	2		
		5. 带子系于床缘	2		
整理记录 (20分)		1. 病人取舒适卧位,肢体处于功能位	5		
		2. 整理床单位、做好交代	5		
		3. 洗手、记录	5		
		4. 每两小时观察约束部位	5		

项目	操作要点	分值	得分	扣分及说明
注意事项 (8分)	1.约束带松紧适宜	2		
	2.约束带下垫衬垫	2		
	3.使用约束带前做好解释说明签知情同意书	2		
	4.对病人及家属进行正确指导和良好沟通	2		
综合评价 (6分)	1.操作熟练,程序清晰	2		
	2.注意保护病人安全	2		
	3.保护病人意识强,注重人文关怀	2		

考核资源:宽绷带约束带、肩部约束带、膝部约束带、尼龙搭扣约束带、棉垫若干、知情同意书。

(三)注意事项

1.使用保护具时,应保持肢体及各关节处于功能位,并协助病人经常更换体位,保证病人的安全舒适。

2.使用约束带时,首先应取得病人及家属的知情同意。使用时,约束带下须垫衬垫,固定松紧适宜,并定时松解,每2 h放松约束带一次。注意观察受约束部位的末梢循环情况,每15 min观察一次,发现异常及时处理。必要时进行局部按摩,促进血液循环。

3.确保病人能随时与医务人员取得联系,如呼叫器的位置适宜或有陪护人员监测等,保障病人安全。

4.记录使用保护具的原因、时间、观察结果、相应的护理措施及解除约束的时间。

5.严格掌握保护具的应用指征,保护病人的自尊,如非必须使用,则尽可能不用。随时评价保护具的使用情况。

(四)健康教育

1.告知病人家属使用保护具的目的、种类、过程、方法及配合要点。

2.告知病人家属不能自行去掉保护具,在使用过程中有问题应及时告知。

【问题分析与能力提升】

病人,丁先生,45岁。主诉:乏力、食欲减退2个月,腹胀2周,既往有肝硬化病史。检查:T 37 ℃,P 88次/min,R 22次/min,BP 90/70 mmHg,腹水、双下肢水肿。病人以"肝硬化腹水"收入院治疗。病人入院第6天,出现意识混乱,行为异常,定向力障碍,烦躁不安,欲要把输液针头拔掉。为保护病人的安全,应用约束带约束病人。请问:①对于使用约束带病人,应如何保证安全和舒适?②各种约束带使用的部位和目的是什么?③如病房里没有约束带可用什么替代,如何操作?

第四单元　清洁与舒适护理技术

实验实训一　特殊口腔护理

实验学时:2 学时。**实验类型:**技能型实验。**教学目标:**①能依据病人的口腔情况,正确选择合适的口腔护理溶液。②能正确说出口腔护理的目的和注意事项。③能正确进行口腔卫生状况的评估。④能正确执行口腔护理操作。⑤在口腔护理过程中能和病人进行良好的沟通交流,并正确指导病人。⑥能正确进行口腔卫生保健知识的健康指导。**实验目的:**保持口腔清洁、湿润、预防口腔感染等并发症;去除口腔异味,促进食欲,确保病人舒适;评估口腔变化(如黏膜、舌苔及牙龈等),提供病人病情动态变化的信息。

【操作流程与考核标准】

(一)操作流程与操作规范

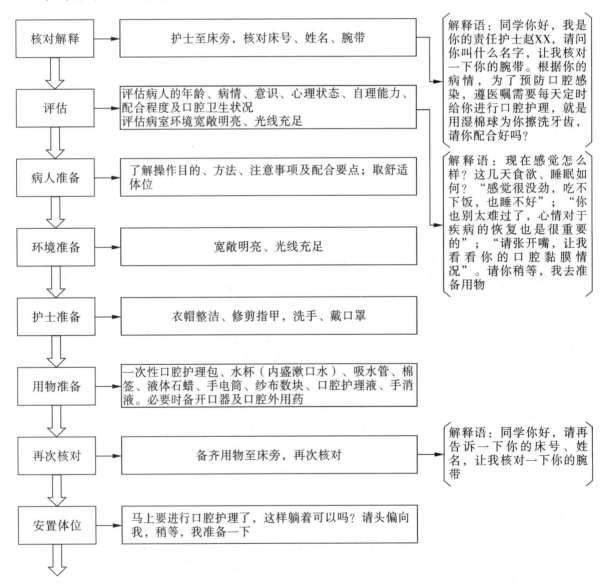

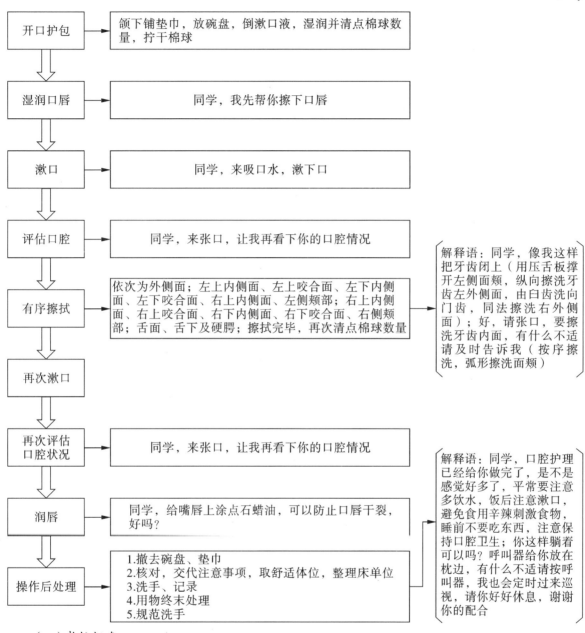

(二)考核标准

项目	操作要点	分值	得分	扣分及说明
仪表(5分)	仪表端庄、服装整洁,不留长指甲,符合着装要求	5		
评估(10分)	1.护士携用物至床旁,核对床号、床头卡、腕带,询问病人姓名	2		
	2.评估病人意识、年龄、病情,告知操作目的	2		
	3.评估病人心理状态、自理能力、合作程度	2		
	4.评估病人口腔卫生状况,是否有活动性义齿	2		
	5.评估病室环境安静、整洁、光线充足	2		

项目	操作要点	分值	得分	扣分及说明
操作前准备（10分）	1.洗手	2		
	2.备齐用物,放置合理	4		
	3.携带用物至床旁,核对床号、床头卡询问病人姓名并向病人解释	4		
操作过程（50分）	1.安置体位:协助病人采取舒适卧位,头偏向一侧	4		
	2.打开一次性口护包,铺垫巾于病人颌下,弯盘放置口角	3		
	3.倒漱口液,湿润并清点棉球数量	4		
	4.弯止血钳夹取棉球,除去多余水分,湿润口唇	2		
	5.协助清醒病人用漱口水漱口,指导病人正确漱口方式,避免呛咳	4		
	6.嘱病人张口,用手电筒、压舌板观察口腔情况;(口述:昏迷病人或牙关紧闭者可用开口器协助开口;有活动性义齿应取下,冷水刷洗,浸于冷水中备用)	4		
	7.嘱病人轻咬上下齿,用压舌板撑开左侧面颊,纵向擦洗牙齿左外侧面,由臼齿洗向门齿,同法擦洗右外侧面	6		
	8.嘱病人张口,依次擦洗左上内侧面、左上咬合面、左下内侧面、左下咬合面、左侧颊部;右上内侧面、右上咬合面、右下内侧面、右下咬合面、右侧颊部(每个棉球只擦一面,棉球以不滴水为宜,擦洗过程中注意询问病人感受)	10		
	9.擦洗舌面、舌下及硬腭	3		
	10.擦拭完毕,再次清点棉球数量	2		
	11.协助病人再次漱口,纱布擦净口唇	2		
	12.再次评估口腔情况	4		
	13.口唇涂液体石蜡或润唇膏,酌情涂药	2		
操作后（15分）	1.撤去弯盘及垫巾	2		
	2.再次核对,交代注意事项,做好健康指导	4		
	3.整理床单位,协助病人取舒适卧位	3		
	4.洗手、记录(报告操作完毕)	3		
	5.处理用物,分类放置	3		
综合评价（10分）	1.操作轻柔、熟练,查对规范	3		
	2.操作中与病人沟通良好	4		
	3.无菌观念强	3		

考核资源:①治疗车上层:一次性口腔护理包、水杯(内盛漱口水)、吸水管、棉签、液体石蜡、手电筒、纱布数块、口腔护理液、手消液。必要时备开口器及口腔外用药。②治疗车下层:生活垃圾桶、医用垃圾桶。

（三）注意事项

1.昏迷病人禁止漱口,以免引起误吸。

2.擦洗动作轻柔,勿损伤黏膜及牙龈;擦洗牙齿内、外面时,应纵向擦洗,由内而外;弧形擦洗颊黏膜;擦洗硬颚及舌面时勿伸入过深,以免引起恶心;每次擦洗只能用一个棉球,且棉球不宜过湿。

3.昏迷病人开口器应从臼齿放入,牙关紧闭不可使用暴力使其张口,以免造成损伤。

4.护士操作前后应注意清点棉球数量。

（四）健康教育

1. 向病人解释保持口腔卫生的重要性。

2. 介绍口腔护理相关知识,并根据病人存在的问题进行针对性指导。

【问题分析与能力提升】

案例一:刘翔,男,78岁。因脑出血住院2 d,现处于深昏迷状态,呈仰卧位,遵医嘱,请为病人进行口腔护理。

案例二:王丽,女,20岁,大学在读,因"持续性低热伴鼻腔、牙龈反复出血5 d"来院就诊。血常规及骨髓象提示:急性单核细胞白血病。医嘱给予一级护理,保护性隔离,并给予生理盐水溶液口腔护理3次/d。①常用的漱口液有哪些? 其作用是什么? ②擦洗口腔时为什么要按照一定顺序擦洗? ③哪些病人需要进行口腔护理? ④为昏迷病人进行口腔护理的目的是什么? 操作时的注意事项有哪些?

实验实训二　床上梳头

实验学时:1学时。实验类型:技能型实验。教学目标:①能正确说出床上梳头的目的及注意事项。②能正确进行床上梳头,操作规范、程序清楚。③在床上梳头过程中,能与病人进行良好的沟通交流,并正确对病人进行健康教育。实验目的:去除头皮屑和污秽,保持头发清洁,减少感染机会;按摩头皮,促进头部血液循环,促进头发生长和代谢;维护病人自尊,增加病人自信,建立良好护患关系。

【操作流程与考核标准】

（一）操作流程与操作规范

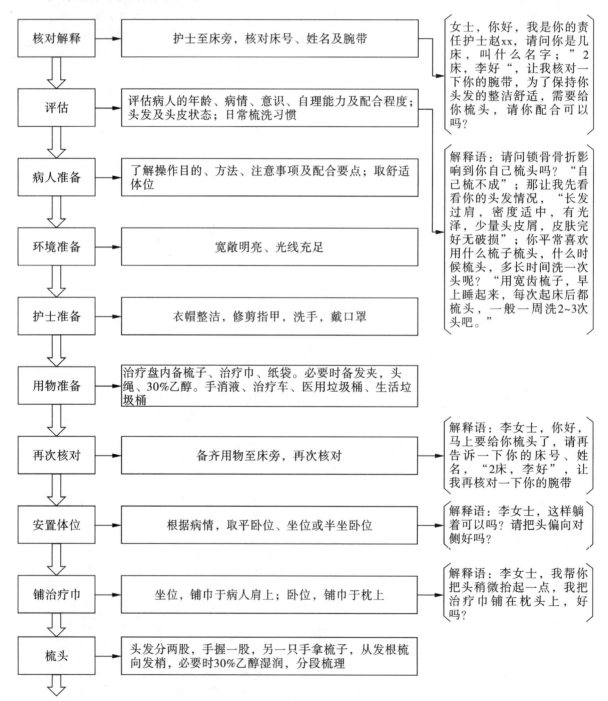

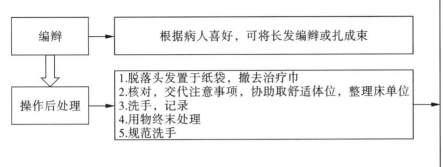

解释语：李女士，头发已经梳好编好了，看看可以吗？"可以""好，我协助你，稍稍抬起头，把治疗巾取下来，这样平躺可以吗？经常梳头，对头部血液循环及头发的生长都是很有帮助的，请再告诉一下你的床号、姓名，"2床，李好"，让我再核对一下你的腕带，好的，请问你还有其他需要吗？"没有"；请你好好休息，呼叫器给你放枕边，有什么需要请及时按呼叫器，我也会定时巡视，谢谢你的配合

（二）考核标准

项目	操作要点	分值	得分	扣分及说明
仪表（10分）	仪表端庄、服装整洁，不留长指甲，符合着装要求	10		
评估（12分）	1.护士至床旁，核对床号、床头卡、腕带，询问病人姓名	4		
	2.评估病人意识、年龄、病情，告知操作目的	2		
	3.评估病人的自理能力及配合程度	2		
	4.头发及头皮状态；日常梳洗习惯	2		
	5.评估病室环境安静、整洁、光线充足	2		
操作前准备（12分）	1.洗手	4		
	2.备齐用物，放置合理	4		
	3.携带用物至床旁，核对床号、床头卡询问病人姓名并向病人解释	4		
操作过程（36分）	1.体位：协助病人取坐位或半卧位	4		
	2.铺治疗巾：将治疗巾铺于病人肩上，如病人只能平卧，将治疗巾铺于枕上，将病人头转向一侧	8		
	3.梳头：将头发从中间分成两股，护士一只手握住一股头发，另一只手持梳子，由发梢向发根处理	12		
	4.编辫子：根据病人的情况，可将长发编成辫或扎成束	12		
操作后处理（20分）	1.将脱落的头发置于纸袋中，撤去治疗巾	4		
	2.再次核对，交代注意事项，做好健康指导	4		
	3.协助病人取舒适卧位，整理床单位	4		
	4.整理用物	4		
	5.洗手，记录执行时间及护理效果	4		

项目	操作要点	分值	得分	扣分及说明
综合评价（10分）	1. 动作熟练，查对规范	5		
	2. 注意病人的个人喜好，尊重病人的习惯，有效沟通	5		

考核资源：①治疗盘内备梳子、治疗巾、纸袋、手消液；必要时备镜子、发夹、头绳、30%乙醇；②治疗车下层，生活垃圾桶、医用垃圾桶。

（三）注意事项

1. 护士为病人进行头发护理时，应注意病人个人喜好，尊重病人习惯。

2. 对于将头发编成辫的病人，每天至少将发辫松开一次，梳理后再编好。

3. 头发梳理过程中，可以用指腹按摩头皮，促进头部血液循环。

（四）健康教育

1. 指导病人了解经常梳理头发的重要性及掌握正确梳理头发的方法，促进头部血液循环和头发生长代谢，保持头发整齐和清洁。

2. 维持良好的个人外观，改善心理状态，保持乐观心情。

【问题分析与能力提升】

2床，李某，女，28岁，锁骨骨折，生活不能自理，病情稳定，长发散落肩下，现需要实施床上梳头。①床上梳头如遇长发或头发打结时如何处理？②正确梳头的方法是什么？

实验实训三　床上洗头

实验学时:2 学时。实验类型:技能型实验。教学目标:①能正确说出床上洗头的目的及注意事项。②能正确进行床上洗头,操作规范,程序清楚。③在床上洗头过程中能与病人进行良好的沟通交流,并正确对病人进行健康教育。实验目的:去除头皮屑和污物,清洁头发,减少感染机会;按摩头皮,促进头部血液循环及头发生长代谢;促进病人舒适,增进身心健康,建立良好护患关系。

【操作流程与考核标准】

(一)操作流程与操作规范

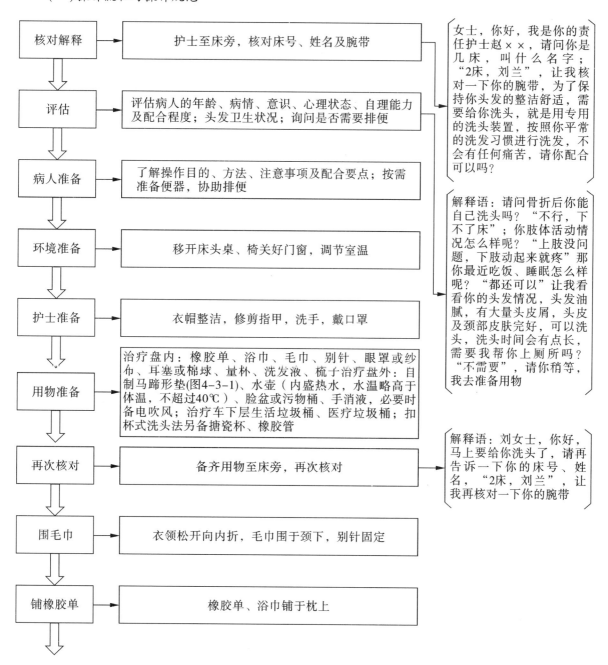

安置体位 → 1.马蹄形垫床上洗头法（图4-3-2）：仰卧位，枕垫于病人肩下上半身斜向床边，颈部置于马蹄形垫突起处，头部置于水槽，马蹄形垫下端置于脸盆
2.扣杯式床上洗头法（图4-3-4）：仰卧位，枕垫于病人肩下
3.洗头车床上洗头法（图4-3-5）：仰卧位，上半生斜向床边，头部枕于洗头车头托上，接水盆置于头下

→ 解释语：这样平躺可以吗，让我协助你把上身尽量靠床边来，把枕垫垫在肩下，好，抬一下头，我把马蹄形垫放上，你颈部枕在突起处，这样可以吗？

保护眼睛 → 棉球塞双耳，纱布盖双眼

洗发 → 1.松开头发，温水浸湿
2.洗发液涂抹头发，按摩头皮
3.温水冲洗干净

擦干头发 → 颈部毛巾解下，擦干头发，撤去眼罩、耳塞；毛巾包头，擦干面部

操作后处理 → 1.撤去洗发用物
2.解下包头毛巾，浴巾擦干头发，梳理整齐
3.将枕移向床头，协助取舒适体位，核对，交代注意事项，整理床单位
4.整理用物
5.洗手，记录

→ 解释语：刘女士，头发已经洗好了，我帮您把头发用浴巾擦干，梳理好。稍稍抬起头，把枕头放好，这样平躺可以吗？头发每周洗2~3次，对头部血液循环及头发的生长都是很有帮助的，请再告诉一下你的床号、姓名，"2床，刘兰"，让我再核对一下你的腕带，好的，请问你还有其他需要吗？"没有"；请您好好休息，呼叫器给你放枕边，有什么需要请及时按呼叫器，我也会定时巡视，谢谢您的配合

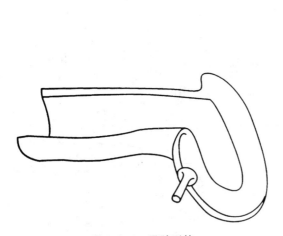

图4-3-1　马蹄形垫

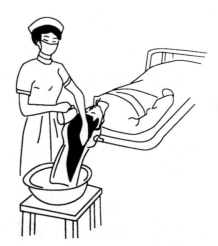

图4-3-2　马蹄形垫床上洗头

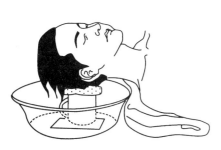

图 4-3-3　扣杯式床上洗头法

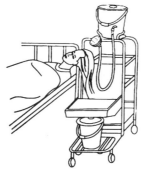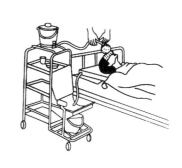

图 4-3-4　洗头车床上洗头法

(二)考核标准

项目	操作要点	分值	得分	扣分及说明
仪表 (5分)	仪表端庄、服装整洁,不留长指甲,符合着装要求	5		
评估 (17分)	1.护士至床旁,核对床号、床头卡、腕带,询问病人姓名	4		
	2.评估病人意识、年龄、病情,告知操作目的	4		
	3.评估病人的心理状态、自理能力及配合程度	3		
	4.评估病人头发卫生状况;询问是否需要排便	4		
	5.评估病室环境是否安静、整洁、光线充足	2		
操作前 准备 (12分)	1.洗手	4		
	2.备齐用物,放置合理	4		
	3.携带用物至床旁,核对床号、床头卡询问病人姓名并向病人解释	4		
操作 过程 (36分)	1.围毛巾:衣领松开向内折,毛巾围于颈下,别针固定	2		
	2.铺橡胶单:橡胶单、浴巾铺于枕上	2		
	3.体位: (1)马蹄形垫床上洗头法:仰卧位,枕垫于病人肩下,上半身斜向床边,颈部置于马蹄形垫突起处,头部置于水槽,马蹄形垫下端置于脸盆 (2)扣杯式床上洗头法:仰卧位,枕垫于病人肩下 (3)洗头车床上洗头法:仰卧位,上半身斜向床边,头部枕于洗头车头托上,接水盆置于头下	6		
	4.保护眼耳:棉球塞双耳,纱布盖双眼	2		
	5.洗发:松开头发,温水浸湿;洗发液涂抹头发,按摩头皮;温水冲洗干净	12		
	6.擦干头发:颈部毛巾解下,擦干头发,撤去眼罩、耳塞;毛巾包头,擦干面部	12		

项目	操作要点	分值	得分	扣分及说明
操作后处理（20分）	1. 撤去洗发用物	4		
	2. 解下包头毛巾,浴巾擦干头发,梳理整齐	4		
	3. 将枕移向床头,协助取舒适体位,核对,交代注意事项,整理床单位	4		
	4. 整理用物	4		
	5. 洗手,记录执行时间及护理效果	4		
综合评价（10分）	1. 动作熟练,查对规范	5		
	2. 注意病人的个人喜好,尊重病人的习惯,有效沟通	5		

考核资源:①治疗盘内备橡胶单、浴巾、毛巾、别针、眼罩或纱布、耳塞或棉球、量杯、洗发液、梳子;治疗盘外:自制马蹄形垫、水壶(内盛热水,水温略高于体温,不超过40 ℃)、脸盆或污物桶、手消液,必要时备电吹风;扣杯式洗头法另备搪瓷杯、橡胶管。②治疗车下层,生活垃圾桶、医疗垃圾桶。

（三）注意事项

1. 洗头过程中,随时观察病人病情变化,若面色、脉搏及呼吸有异常,应立即停止操作。

2. 病情危重和极度衰弱病人不宜洗发。

3. 洗发时注意调节室温和水温,避免打湿衣物和床铺,及时擦干头发,防止病人着凉。

4. 洗发时注意保持病人舒适体位,保护伤口及各种管道,防止水流入耳和眼。

（四）健康教育

1. 告知病人经常洗头可保持头发卫生,促进头部血液循环和头发生长,并能保持良好的外观形象,维护自信。

2. 指导家属掌握卧床病人床上洗发的知识和技能。

【问题分析与能力提升】

2 床,刘兰,女,50 岁,外伤导致骨盆骨折,生活不能自理,病人病情稳定,十余天未洗头,现需要给病人实施床上洗头。请思考:①扣杯式床上洗头法如何制作? ②床上洗头的方法有哪三种?

实验实训四　床上擦浴

实验学时:2学时。实验类型:技能型实验。**教学目标**:①能正确说出床上擦浴的目的和注意事项。②能正确进行床上擦浴法,操作规范,程序清楚。③在床上擦浴法过程中能与病人进行良好的沟通交流,并正确实施健康教育。**实验目的**:去除皮肤污垢,保持皮肤清洁,促进身心舒适,增进健康;促进皮肤血液循环,增强皮肤排泄功能,预防感染和压疮等并发症发生;促进病人身心放松,增加病人活动机会;促进护患交流,增进护患关系;观察病人一般情况,活动肢体,防止肌肉挛缩和关节僵硬等并发症发生。

【操作流程与考核标准】

(一)操作流程与操作规范

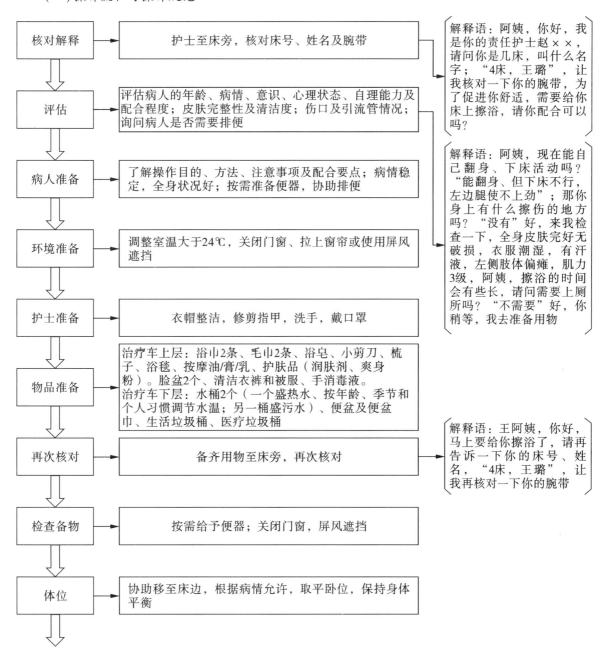

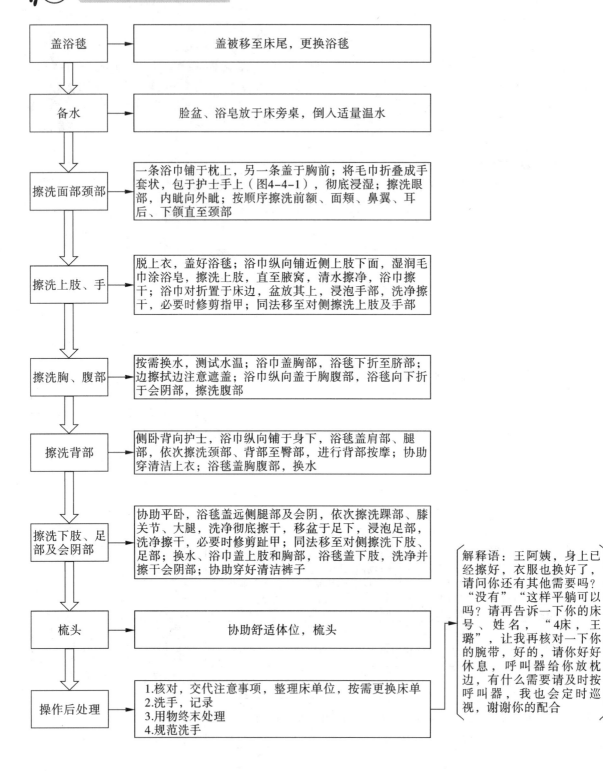

| 盖浴毯 | → | 盖被移至床尾，更换浴毯 |

| 备水 | → | 脸盆、浴皂放于床旁桌，倒入适量温水 |

| 擦洗面部颈部 | → | 一条浴巾铺于枕上，另一条盖于胸前；将毛巾折叠成手套状，包于护士手上（图4-4-1），彻底浸湿；擦洗眼部，内眦向外眦；按顺序擦洗前额、面颊、鼻翼、耳后、下颌直至颈部 |

| 擦洗上肢、手 | → | 脱上衣，盖好浴毯；浴巾纵向铺近侧上肢下面，湿润毛巾涂浴皂，擦洗上肢，直至腋窝，清水擦净，浴巾擦干；浴巾对折置于床边，盆放其上，浸泡手部，洗净擦干，必要时修剪指甲；同法移至对侧擦洗上肢及手部 |

| 擦洗胸、腹部 | → | 按需换水，测试水温；浴巾盖胸部，浴毯下折至脐部；边擦拭边注意遮盖；浴巾纵向盖于胸腹部，浴毯向下折于会阴部，擦洗腹部 |

| 擦洗背部 | → | 侧卧背向护士，浴巾纵向铺于身下，浴毯盖肩部、腿部，依次擦洗颈部、背部至臀部，进行背部按摩；协助穿清洁上衣；浴毯盖胸腹部，换水 |

| 擦洗下肢、足部及会阴部 | → | 协助平卧，浴毯盖远侧腿部及会阴，依次擦洗踝部、膝关节、大腿，洗净彻底擦干，移盆于足下，浸泡足部，洗净擦干，必要时修剪趾甲；同法移至对侧擦洗下肢、足部；换水、浴巾盖上肢和胸部，浴毯盖下肢，洗净并擦干会阴部；协助穿好清洁裤子 |

| 梳头 | → | 协助舒适体位，梳头 |

| 操作后处理 | → | 1.核对，交代注意事项，整理床单位，按需更换床单
2.洗手，记录
3.用物终末处理
4.规范洗手 |

解释语：王阿姨，身上已经擦好，衣服也换好了，请问你还有其他需要吗？"没有""这样平躺可以吗？请再告诉一下你的床号、姓名，"4床，王璐"，让我再核对一下你的腕带，好的，请你好好休息，呼叫器给你放枕边，有什么需要请及时按呼叫器，我也会定时巡视，谢谢你的配合

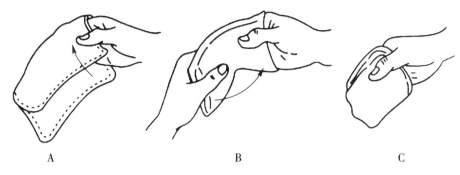

A　　　　　　　B　　　　　　　C

图 4-4-1　包毛巾法

（二）考核标准

项目	操作要点	分值	得分	扣分及说明
仪表（5分）	仪表端庄、服装整洁，不留长指甲，符合着装要求	5		
评估（15分）	1.护士至床旁，核对床号、床头卡、腕带，询问病人姓名	2		
	2.评估病人意识、年龄、病情，告知操作目的	4		
	3.评估病人的心理状态、自理能力及配合程度	3		
	4.评估病人皮肤完整性及清洁度；伤口及引流管情况；询问是否需要排便	4		
	5.评估病室环境是否安静、整洁、光线充足	2		
操作前准备（12分）	1.洗手	4		
	2.备齐用物，放置合理	4		
	3.携带用物至床旁，核对床号、床头卡询问病人姓名并向病人解释	4		
操作过程（48分）	1.准备：按需给予便器；关闭门窗，屏风遮挡	2		
	2.安置体位：协助移至床边，根据病情允许，取平卧位，保持身体平衡	2		
	3.盖浴毯：盖被移至床尾，更换浴毯	2		
	4.备水：脸盆、浴皂放于床旁桌，倒入适量温水	2		
	5.擦洗面部、颈部：一条浴巾铺于枕上，另一条盖于胸前；毛巾浸湿，擦洗眼部，内眦向外眦；按顺序擦洗前额、面颊、鼻翼、耳后、下颌直至颈部	8		
	6.擦洗上肢、手：脱上衣，盖好浴毯；浴巾纵向铺近侧上肢下面，湿润毛巾涂浴皂，擦洗上肢，直至腋窝，清水擦净，浴巾擦干；浴巾对折置于床边，盆放其上，浸泡手部，洗净擦干，必要时修剪指甲；同法移至对侧擦洗上肢及手部	10		
	7.擦洗胸、腹部：按需换水，测试水温；浴巾盖胸部，浴毯下折至脐部；边擦拭边注意遮盖；浴巾纵向盖于胸腹部，浴毯向下折于会阴部，擦洗腹部	10		
	8.擦洗下肢、足部及会阴部：协助平卧，浴毯盖远侧腿部及会阴，依次擦洗踝部、膝关节、大腿，洗净彻底擦干，移盆于足下，浸泡足部，洗净擦干，必要时修剪趾甲；同法移至对侧擦洗下肢、足部；换水、浴巾盖上肢和胸部，浴毯盖下肢，洗净并擦干会阴部；协助穿好清洁裤子	8		
	9.梳头：协助病人取舒适体位，梳头	4		

项目	操作要点	分值	得分	扣分及说明
操作后处理（10分）	1. 交代注意事项,整理床单位	4		
	2. 洗手,记录执行时间及护理效果	2		
	3. 按医疗废物处理原则分类处理用物	2		
	4. 规范洗手、脱口罩	2		
综合评价（10分）	1. 动作熟练,查对规范	5		
	2. 注意病人的个人喜好,尊重病人的习惯,有效沟通	5		

考核资源:①治疗车上层,浴巾2条、毛巾2条、浴皂、小剪刀、梳子、浴毯、按摩油/膏/乳、护肤品(润肤剂、爽身粉)。脸盆2个、清洁衣裤和被服、手消毒液。②治疗车下层,水桶2个(一个盛热水,按年龄、季节和个人习惯调节水温;另一桶盛污水)、便盆及便盆巾、生活垃圾桶、医疗垃圾桶。

（三）注意事项

1. 操作时动作敏捷、轻柔,减少翻动次数。通常于15～30 min内完成擦浴。

2. 擦浴过程中应注意观察病人病情变化及皮肤情况,若出现寒战、面色苍白、脉速等征象,应立即停止擦浴,并给予适当处理。

3. 擦浴过程中,注意遵循省时节力的原则。

4. 脱衣服时,先脱近侧,后脱远侧。如有肢体外伤或活动障碍,应先脱健侧,后脱患侧。穿衣服时,先穿对侧,后穿近侧。如有肢体外伤或活动障碍,应先穿患侧,后穿健侧。

（四）健康教育

1. 向病人及家属讲解皮肤护理的意义、方法及进行床上擦浴时的注意事项。

2. 教育并指导病人经常观察皮肤,预防感染和压疮等并发症发生。

【问题分析与能力提升】

4床,王璐,女,52岁,3周前因脑出血导致左侧肢体瘫痪,小便失禁,现病情稳定,正在进行早期康复治疗,护士查房时发现王女士衣服潮湿且汗味较大,需要进行床上擦浴。①床上擦浴适用于什么病人? ②穿脱衣服的原则是什么? ③床上擦浴对水、毛巾、脸盆有何要求?

实验实训五 压疮的预防和护理

实验学时:2 学时。**实验类型:**技能型实验。**教学目标:**①能正确复述压疮预防的目的及注意事项。②熟悉并能正确判断压疮的临床分期、确定治疗方法。③在操作中能正确应用擦洗皮肤、翻身、按摩、更换衣服的手法。④在操作过程中与病人进行良好的沟通交流,并正确指导病人。⑤操作中能正确运用人体力学的原理,方法正确符合节力原则。**实验目的:**促进皮肤血液循环,预防压疮;观察病人一般情况,皮肤有无破损;满足病人身心需要,增进护患关系。

【操作流程与考核标准】

(一)操作流程与操作规范

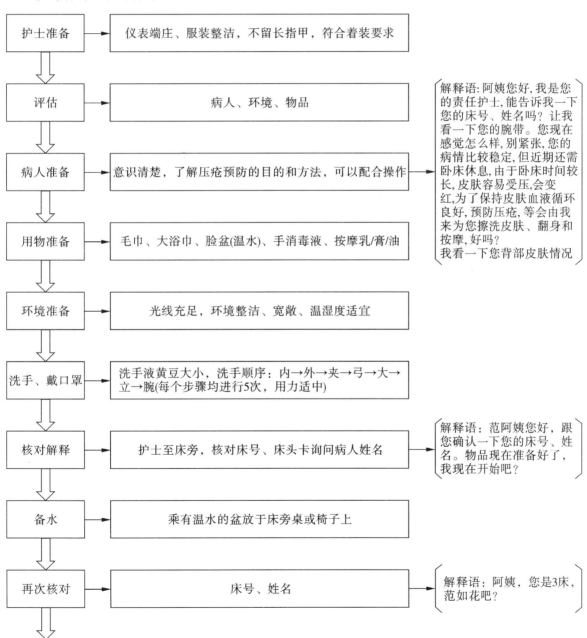

护士准备	仪表端庄、服装整洁,不留长指甲,符合着装要求
评估	病人、环境、物品
病人准备	意识清楚,了解压疮预防的目的和方法,可以配合操作
用物准备	毛巾、大浴巾、脸盆(温水)、手消毒液、按摩乳/膏/油
环境准备	光线充足,环境整洁、宽敞、温湿度适宜
洗手、戴口罩	洗手液黄豆大小,洗手顺序:内→外→夹→弓→大→立→腕(每个步骤均进行5次,用力适中)
核对解释	护士至床旁,核对床号、床头卡询问病人姓名
备水	乘有温水的盆放于床旁桌或椅子上
再次核对	床号、姓名

解释语:阿姨您好,我是您的责任护士,能告诉我一下您的床号、姓名吗?让我看一下您的腕带。您现在感觉怎么样,别紧张,您的病情比较稳定,但近期还需卧床休息,由于卧床时间较长,皮肤容易受压,会变红,为了保持皮肤血液循环良好,预防压疮,等会由我来为您擦洗皮肤、翻身和按摩,好吗?
我看一下您背部皮肤情况

解释语:范阿姨您好,跟您确认一下您的床号、姓名。物品现在准备好了,我现在开始吧?

解释语:阿姨,您是3床,范如花吧?

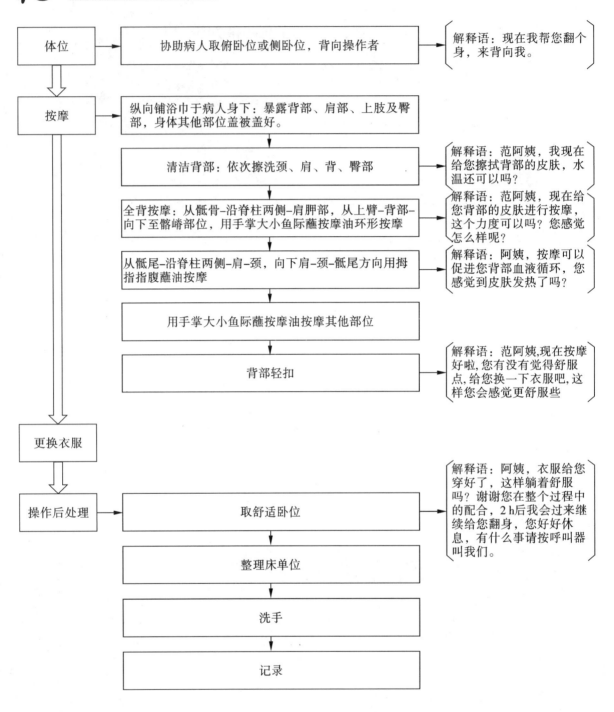

（二）考核标准

项目	操作要点	分值	得分	扣分及说明
仪表 （10分）	仪表端庄、服装整洁,不留长指甲,符合着装要求	10		

项目	操作要点	分值	得分	扣分及说明
评估解释（12分）	1. 护士至床旁，核对床号、床头卡、腕带，询问病人姓名	4		
	2. 评估病人意识、年龄、病情、配合程度，告知操作目的	2		
	3. 向病人家属解释按摩的目的、方法、配合要点	2		
	4. 评估背部皮肤状况	2		
	5. 评估病室环境安静、整洁、光线充足，温湿度适宜	2		
操作前准备（12分）	1. 洗手	4		
	2. 备齐用物，放置合理	4		
	3. 携带用物至床旁，核对床号、床头卡询问病人姓名并向病人解释	4		
操作过程（36分）	1. 备水	4		
	2. 体位：协助病人取俯卧位或侧卧位，背向操作者	8		
	3. 按摩：铺浴巾→清洁背部→全背按摩→骶尾部、肩部、骶尾部→肩部、颈部→背部轻扣	20		
	4. 更换衣服	4		
操作后处理（20分）	1. 协助病人取舒适卧位	5		
	2. 再次核对，交代注意事项，做好健康指导	5		
	3. 整理床单位	5		
	4. 洗手，记录执行时间及护理效果，以利评价	5		
综合评价（10分）	1. 动作熟练，查对规范	5		
	2. 注意病人的个人喜好，尊重病人的习惯，有效沟通	5		

考核资源：①治疗车上层，毛巾、大浴巾、脸盆（温水）、手消毒液、按摩乳/膏/油。②治疗车下层，生活垃圾桶、医疗垃圾桶。

（三）注意事项

1. 操作过程中注意监测病人生命体征，如有异常应立即停止操作。

2. 护士在操作时应遵循人体力学原则，注意节时省力。

3. 按摩力量适中，避免用力过大造成皮肤损伤。

4. 避免不必要的身体暴露，注意病人的保暖，保护病人隐私。

（四）健康教育

1. 向病人及家属进行健康宣教，讲解背部按摩对预防压疮发生的重要性。

2. 指导病人经常自行检查皮肤；于卧位或坐位时采用减压方法，对受压处皮肤进行合理按摩；并有计划、适度地活动全身。

3. 教育病人保持皮肤及床褥的清洁卫生，鼓励病人及家属积极参与自我护理。

【问题分析与能力提升】

3床，范如花，女，75岁，因糖尿病入院治疗，住院期间长期卧床，二级护理，护士给予皮肤护理，预防压疮的发生。①长期卧床病人，如何预防压疮的发生？②什么情况下不能采用按摩来预防压疮？③操作中如何提高病人的舒适度？④按摩过程中不同部位的按摩力度如何把握？

实验实训六　便器使用法

实验学时:1学时。实验类型:技能型实验。教学目标:能掌握便器使用的目的及注意事项。实验目的:满足病人排便需要,促进病人舒适;保持病人床单位的整洁,促进疾病的康复。

【操作流程与考核标准】

(一)操作流程与操作规范

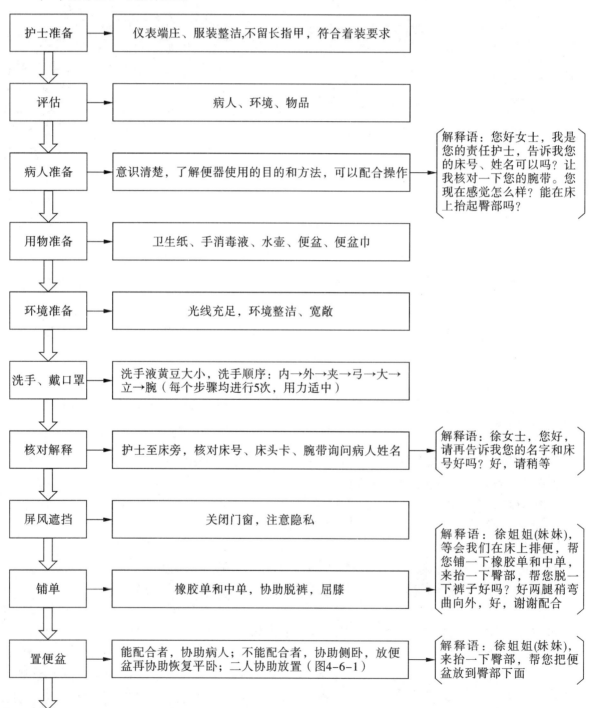

护士准备	→	仪表端庄、服装整洁,不留长指甲,符合着装要求
评估	→	病人、环境、物品
病人准备	→	意识清楚,了解便器使用的目的和方法,可以配合操作	解释语:您好女士,我是您的责任护士,告诉我您的床号、姓名可以吗?让我核对一下您的腕带。您现在在感觉怎么样?能在床上抬起臀部吗?
用物准备	→	卫生纸、手消毒液、水壶、便盆、便盆巾
环境准备	→	光线充足,环境整洁、宽敞
洗手、戴口罩	→	洗手液黄豆大小,洗手顺序:内→外→夹→弓→大→立→腕(每个步骤均进行5次,用力适中)
核对解释	→	护士至床旁,核对床号、床头卡、腕带询问病人姓名	解释语:徐女士,您好,请再告诉我您的名字和床号好吗?好,请稍等
屏风遮挡	→	关闭门窗,注意隐私
铺单	→	橡胶单和中单,协助脱裤,屈膝	解释语:徐姐姐(妹妹),等会我们在床上排便,帮您铺一下橡胶单和中单,来抬一下臀部,帮您脱一下裤子好吗?好两腿稍弯曲向外,好,谢谢配合
置便盆	→	能配合者,协助病人;不能配合者,协助侧卧,放便盆再协助恢复平卧;二人协助放置(图4-6-1)	解释语:徐姐姐(妹妹),来抬一下臀部,帮您把便盆放到臀部下面

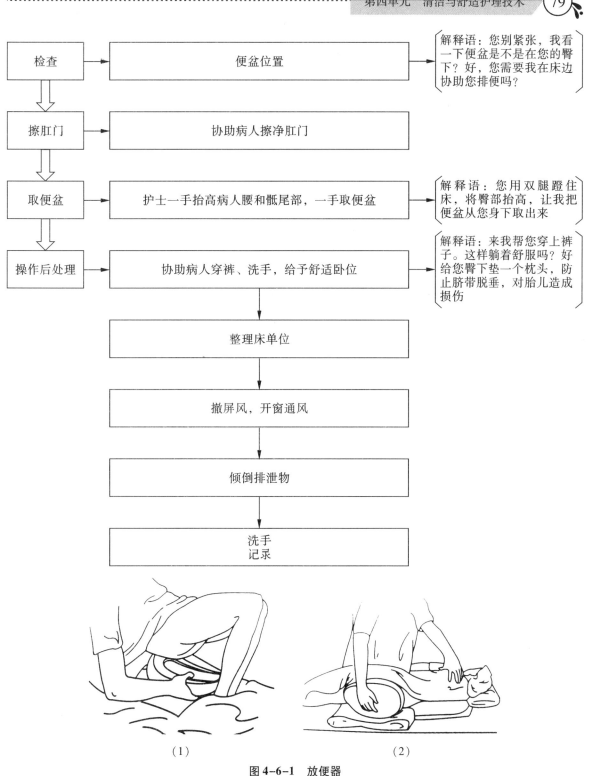

图 4-6-1　放便器

(二) 考核标准

项目	操作标准	分值	得分	扣分及说明
仪表 (10分)	仪表端庄、服装整洁,不留长指甲,符合着装要求	10		

项目	操作标准	分值	得分	扣分及说明
评估解释(12分)	1. 护士至床旁,核对床号、床头卡、腕带,询问病人姓名	4		
	2. 评估病人意识、年龄、病情,告知操作目的	2		
	3. 评估病人的自理能力及配合程度	2		
	4. 向家属解释便盆使用方法	2		
	5. 评估病室环境安静、整洁、温湿度适宜、光线充足	2		
操作前准备(12分)	1. 洗手	4		
	2. 备齐用物,放置合理	4		
	3. 携带用物至床旁,核对床号、床头卡询问病人姓名并向病人解释	4		
操作步骤(36分)	1. 屏风遮挡	4		
	2. 铺单:将橡胶单和中单铺于病人臀下,协助病人脱裤,屈膝	4		
	3. 置便盆:能配合者,协助病人;不能配合者,协助侧卧,放便盆再协助恢复平卧;二人协助放置	15		
	4. 检查:是否坐于便盆中间	2		
	5. 尊重病人意愿	5		
	6. 擦肛门	4		
	7. 取便盆	2		
操作后处理(20分)	1. 协助病人穿裤子、取舒适卧位	4		
	2. 洗手	2		
	3. 再次核对,交代注意事项,做好健康指导	4		
	4. 打开屏风,开窗通风	4		
	5. 及时倾倒排泄物,必要时留取标本	2		
	6. 洗手	2		
	7. 记录	2		
综合评价(10分)	1. 动作熟练,查对规范	5		
	2. 注意保护病人隐私,尊重病人的习惯,有效沟通	5		

考核资源:①治疗车上层,卫生纸、手消毒液、水壶、便盆、便盆巾。②治疗车下层,生活垃圾桶、医疗垃圾桶。

(三)注意事项

1. 操作过程中注意屏风遮挡,保护病人隐私。

2. 护士在操作时应遵循人体力学原则,注意节时省力。

3. 操作中注意动作轻柔,防止便盆擦伤病人皮肤。

4. 选择合适、清洁的便器,注意金属便盆的温度,防止冬天引起病人不适感。

(四)健康教育

指导病人及家属正确使用便盆,切忌硬塞或硬拉便器,以防损伤骶尾部皮肤。

【问题分析与能力提升】

1床,徐华丽,女,28岁,孕$_1$产$_0$,胎膜早破入院,绝对卧床待产,需护理人员协助床上大小便。

请问:哪些人需要护士协助床上排便?

实验实训七 会阴部清洁与护理

实验学时:1学时。实验类型:技能型实验。**教学目标**:①能正确复述会阴擦洗的目的及注意事项。②熟悉并能正确进行会阴部擦洗,操作规范、程序清楚。**实验目的**:保持会阴部清洁舒适,预防和减少感染;为导尿术留取中段尿标本和会阴部手术做准备;保持有伤口的会阴部清洁,促进伤口愈合。

【操作流程与考核标准】

(一)操作流程与操作规范

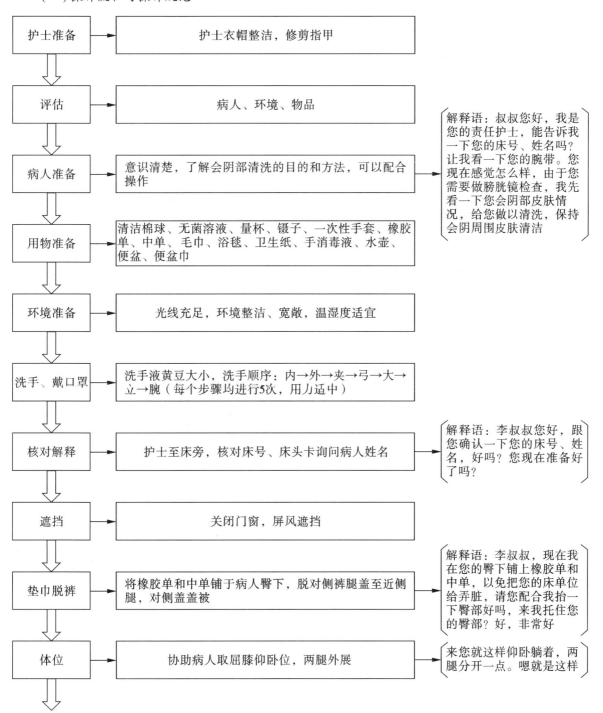

| 护士准备 | → | 护士衣帽整洁,修剪指甲 |

| 评估 | → | 病人、环境、物品 |

| 病人准备 | → | 意识清楚,了解会阴部清洗的目的和方法,可以配合操作 |

解释语:叔叔您好,我是您的责任护士,能告诉我一下您的床号、姓名吗?让我看一下您的腕带。您现在感觉怎么样,由于您需要做膀胱镜检查,我先看一下您会阴部皮肤情况,给您做以清洗,保持会阴周围皮肤清洁

| 用物准备 | → | 清洁棉球、无菌溶液、量杯、镊子、一次性手套、橡胶单、中单、毛巾、浴毯、卫生纸、手消毒液、水壶、便盆、便盆巾 |

| 环境准备 | → | 光线充足,环境整洁、宽敞,温湿度适宜 |

| 洗手、戴口罩 | → | 洗手液黄豆大小,洗手顺序:内→外→夹→弓→大→立→腕(每个步骤均进行5次,用力适中) |

| 核对解释 | → | 护士至床旁,核对床号、床头卡询问病人姓名 |

解释语:李叔叔您好,跟您确认一下您的床号、姓名,好吗?您现在准备好了吗?

| 遮挡 | → | 关闭门窗,屏风遮挡 |

| 垫巾脱裤 | → | 将橡胶单和中单铺于病人臀下,脱对侧裤腿盖至近侧腿,对侧盖盖被 |

解释语:李叔叔,现在我在您的臀下铺上橡胶单和中单,以免把您的床单位给弄脏,请您配合我抬一下臀部好吗,来我托住您的臀部?好,非常好

| 体位 | → | 协助病人取屈膝仰卧位,两腿外展 |

来您就这样仰卧躺着,两腿分开一点。嗯就是这样

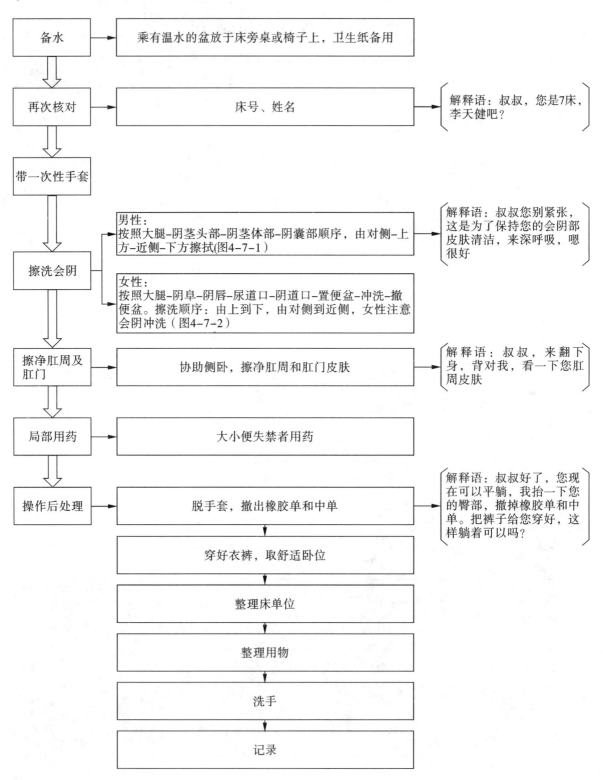

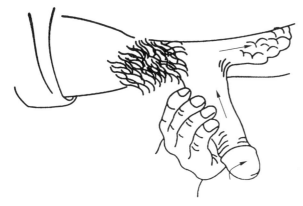

图 4-7-1 男性病人会阴部清洁护理

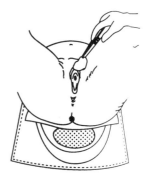

图 4-7-2 女性病人会
阴部清洁
护理

（二）考核标准

项目	操作要点	分值	得分	扣分及说明
仪表 （10分）	仪表端庄、服装整洁,不留长指甲,符合着装要求	10		
评估 （12分）	1. 护士至床旁,核对床号、床头卡、腕带,询问病人姓名	4		
	2. 评估病人意识、年龄、病情,告知操作目的	2		
	3. 评估病人的自理能力及配合程度	2		
	4. 评估病人的会阴部清洁程度、皮肤黏膜情况、有无伤口,流血、流液情况	2		
	5. 评估病室环境是否安静、整洁、温湿度适宜、光线充足	2		
操作前 准备 （10分）	1. 洗手	2		
	2. 备齐用物,放置合理	4		
	3. 携带用物至床旁,核对床号、床头卡询问病人姓名并向病人解释	4		
操作 步骤 （38分）	1. 屏风遮挡	4		
	2. 垫巾脱裤:将橡胶单和中单铺于病人臀下,脱对侧裤腿盖至近侧腿,对侧盖盖被	8		
	3. 体位:屈膝仰卧位	4		
	4. 戴手套	4		
	5. 擦洗 男性:对侧→上方→近侧→下方 女性:由上到下,由对侧到近侧,女性月经期注意会阴冲洗	15		
	6. 擦洗肛周及肛门	2		
	7. 局部用药	1		

项目	操作要点	分值	得分	扣分及说明
操作后处理（20分）	1.脱手套,撤橡胶单和中单	4		
	2.再次核对,交代注意事项,做好健康指导	4		
	3.打开屏风,协助病人取舒适卧位,整理床单位	4		
	4.整理用物	4		
	5.洗手,记录执行时间及护理效果,以利评价	4		
综合评价（10分）	1.动作熟练,查对规范	5		
	2.注意病人隐私,尊重病人的习惯,有效沟通	5		

考核资源:①治疗车上层,清洁棉球、无菌溶液、量杯、镊子、一次性手套、橡胶单、中单、毛巾、浴毯、卫生纸、手消毒液、水壶。②治疗车下层,便盆、便盆巾、生活垃圾桶、医疗垃圾桶。

（三）注意事项

1.进行会阴部擦洗时,每擦洗一处需变换毛巾部位。如用棉球擦洗,每擦洗一处应更换一个棉球。

擦洗时动作轻稳,顺序清楚,从污染最小部位至污染最大部位清洁,避免交叉感染;如病人有会阴部或直肠手术切口,应使用无菌棉球擦净手术部位及会阴部周围皮肤;女性病人月经期宜采用会阴冲洗。

2.操作中减少暴露,注意保暖,并保护病人隐私。

3.留置导尿者,需做好留置导尿管的清洁与护理:①清洁尿道口和尿管周围擦洗顺序由尿道口向远端依次擦净尿管的对侧、上方、近侧、下方。②检查留置尿管及尿袋开始使用日期。③操作过程中尿管置于病人腿下并妥善固定。④操作后注意导尿管是否通畅,避免脱落或打结。

4.注意观察会阴部皮肤黏膜情况。有伤口者,需要观察伤口有无红肿、分泌物的性状、伤口愈合情况。如发现异常及时向医生汇报,并配合处理。

（四）健康教育

1.教育病人经常检查会阴部卫生情况,及时做好清洁护理,预防感染。

2.指导病人掌握会阴部清洁方法。

【问题分析与能力提升】

7床,李天健,男,77岁,因前列腺增生,需住院进行膀胱镜检查。术前需清洗外阴部皮肤,护士为病人进行会阴部擦洗。①会阴部清洁护理的重要性有哪些? ②会阴部清洁护理适合哪些人群? ③在会阴部清洁过程中应该注意哪些内容? ④男性和女性会阴部清洁的顺序是什么?

第五单元 生命体征监测技术

实验学时:2学时。实验类型:技能型实验。教学目标:①能正确复述体温、脉搏、呼吸、血压测量的目的、方法及注意事项。②能正确复述体温、脉搏、呼吸、血压的正常范围。③能正确进行生命体征的测量。④能正确对脉搏短绌病人进行测量。⑤在生命体征测量过程中能与病人进行良好的沟通交流,提供必要的人文关怀,正确指导病人配合操作。实验目的:判断体温、脉搏、呼吸、血压异常与否;动态监测生命体征变化,能准确判断病人的呼吸、循环等功能状况;协助诊断,为预防、治疗、康复和护理提供依据。

【操作流程与考核标准】

(一)操作流程与操作规范

1.体温、脉搏、呼吸测量

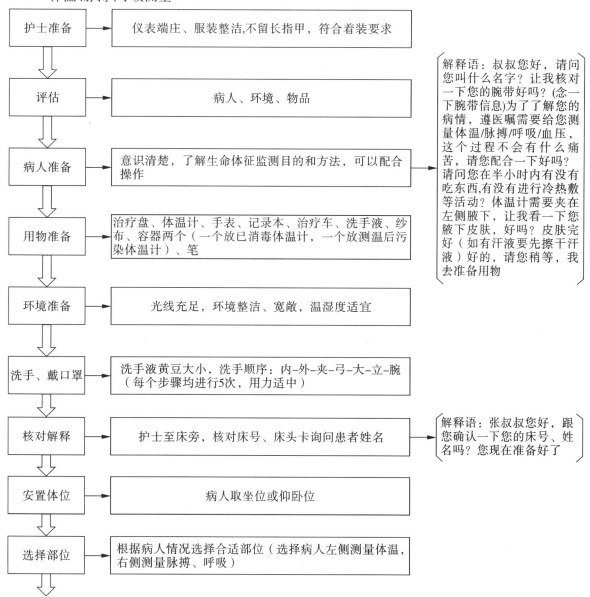

| 护士准备 | → | 仪表端庄、服装整洁,不留长指甲,符合着装要求 |

解释语:叔叔您好,请问您叫什么名字?让我核对一下您的腕带好吗?(念一下腕带信息)为了了解您的病情,遵医嘱需要给您测量体温/脉搏/呼吸/血压,这个过程不会有什么痛苦,请您配合一下好吗?请问您在半小时内有没有吃东西,有没有进行冷热敷等活动?体温计需要夹在左侧腋下,让我看一下您腋下皮肤,好吗?皮肤完好(如有汗液要先擦干汗液)好的,请您稍等,我去准备用物

| 评估 | → | 病人、环境、物品 |

| 病人准备 | → | 意识清楚,了解生命体征监测目的和方法,可以配合操作 |

| 用物准备 | → | 治疗盘、体温计、手表、记录本、治疗车、洗手液、纱布、容器两个(一个放已消毒体温计,一个放测温后污染体温计)、笔 |

| 环境准备 | → | 光线充足,环境整洁、宽敞,温湿度适宜 |

| 洗手、戴口罩 | → | 洗手液黄豆大小,洗手顺序:内-外-夹-弓-大-立-腕(每个步骤均进行5次,用力适中) |

解释语:张叔叔您好,跟您确认一下您的床号、姓名吗?您现在准备好了

| 核对解释 | → | 护士至床旁,核对床号、床头卡询问患者姓名 |

| 安置体位 | → | 病人取坐位或仰卧位 |

| 选择部位 | → | 根据病人情况选择合适部位(选择病人左侧测量体温,右侧测量脉搏、呼吸) |

测量体温 → 协助患者解开衣物，有汗应该擦干腋下，将体温计水银端放于病人腋窝深处紧贴皮肤，嘱病人屈臂过胸加紧体温计，测量10 min(图5-1-1) → 解释语：您好，请您夹紧体温计，10分钟以后我会拿出，查看您的体温，现在我要给您测量脉搏

测量脉搏 → 护士将示指、中指、无名指指端放于病人的桡动脉搏动处，计数30 s。危重病人及异常脉搏者应测量1 min。脉搏短绌者应有两名护士同时测量，一名护士测量脉搏，一名护士听心率（图5-1-2）

测量呼吸 → 测量脉搏后仍然保持测量脉搏的手势，观察患者胸部或者腹部的起伏，一呼一吸记为一次，测量30 s（图5-1-2）

读数 → 1.告诉患者测量数值 2.说明结果如有异常应复测并通知医生 → 解释语：张叔叔，您的体温是××,脉搏××,呼吸××

操作后处理 → 取舒适卧位

整理床单位

洗手

记录

生命体征监测技术

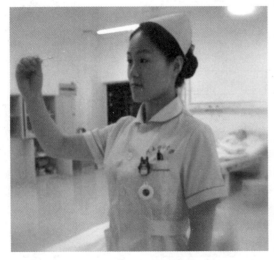

图 5-1-1　体温测量

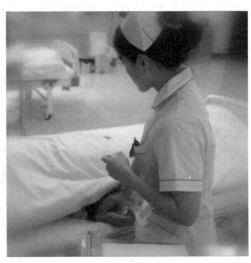

图 5-1-2　脉搏测量

2. 血压测量

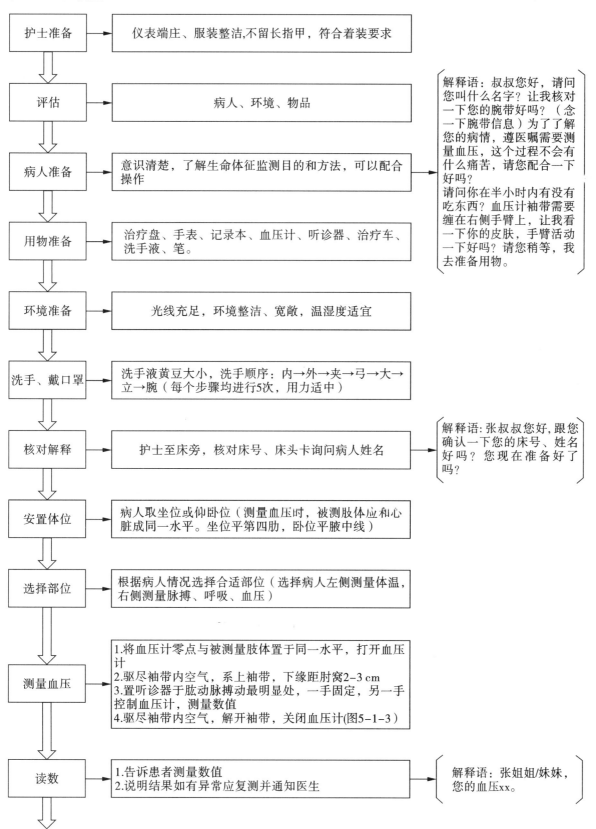

| 护士准备 | → | 仪表端庄、服装整洁,不留长指甲，符合着装要求 |

| 评估 | → | 病人、环境、物品 |

解释语：叔叔您好，请问您叫什么名字？让我核对一下您的腕带好吗？（念一下腕带信息）为了了解您的病情，遵医嘱需要测量血压，这个过程不会有什么痛苦，请您配合一下好吗？
请问你在半小时内有没有吃东西？血压计袖带需要缠在右侧手臂上，让我看一下你的皮肤，手臂活动一下好吗？请您稍等，我去准备用物。

| 病人准备 | → | 意识清楚，了解生命体征监测目的和方法，可以配合操作 |

| 用物准备 | → | 治疗盘、手表、记录本、血压计、听诊器、治疗车、洗手液、笔。 |

| 环境准备 | → | 光线充足，环境整洁、宽敞，温湿度适宜 |

| 洗手、戴口罩 | → | 洗手液黄豆大小，洗手顺序：内→外→夹→弓→大→立→腕（每个步骤均进行5次，用力适中） |

解释语:张叔叔您好，跟您确认一下您的床号、姓名好吗？您现在准备好了吗？

| 核对解释 | → | 护士至床旁，核对床号、床头卡询问病人姓名 |

| 安置体位 | → | 病人取坐位或仰卧位（测量血压时，被测肢体应和心脏成同一水平。坐位平第四肋，卧位平腋中线） |

| 选择部位 | → | 根据病人情况选择合适部位（选择病人左侧测量体温，右侧测量脉搏、呼吸、血压） |

| 测量血压 | → | 1.将血压计零点与被测量肢体置于同一水平，打开血压计
2.驱尽袖带内空气，系上袖带，下缘距肘窝2~3 cm
3.置听诊器于肱动脉搏动最明显处，一手固定，另一手控制血压计，测量数值
4.驱尽袖带内空气，解开袖带，关闭血压计(图5-1-3) |

| 读数 | → | 1.告诉患者测量数值
2.说明结果如有异常应复测并通知医生 |

解释语：张姐姐/妹妹，您的血压xx。

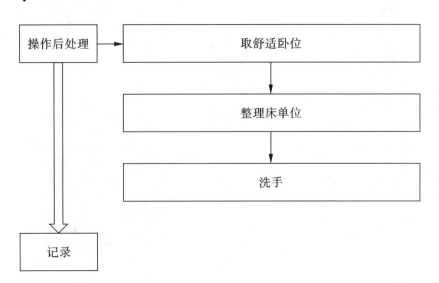

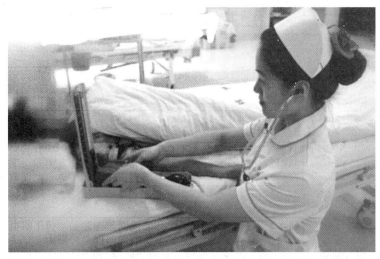

图 5-1-3　血压测量

（二）考核标准

项目	操作要点	分值	得分	扣分及说明
仪表（5分）	仪表端庄、服装整洁，不留长指甲，符合着装要求	5		
评估（10分）	1.护士至床旁,核对床号、床头卡询问病人姓名	2		
	2.评估病人意识、年龄、病情、告知操作目的	2		
	3.评估病人合作程度	2		
	4.了解病人是否存在影响测量结果的因素（口述）	2		
	5.评估病室环境:安静、整洁、光线充足	2		

项目	操作要点	分值	得分	扣分及说明
操作前准备（13分）	1. 洗手	2		
	2. 备齐用物，放置合理	4		
	3. 检查体温计、血压计等无破损，清点体温计数目	3		
	4. 携带用物至床旁，核对床号、床头卡询问病人姓名并向病人解释	4		
测量腋温（12分）	1. 安置体位：协助病人采取舒适卧位	2		
	2. 解开纽扣，擦拭汗液	4		
	3. 将体温计放置于腋下，嘱病人屈臂过胸夹紧，10 min取出（口述口温、肛温测量部位、方法和时间）	6		
测量脉搏（16分）	1. 用示指、中指、无名指按于桡动脉上，计数30 s	4		
	2. 说明异常脉搏、危重病人需测量1 min	4		
	3. 说明脉搏细弱难测量时用听诊器在心尖部测量心率	4		
	4. 说明脉搏短绌者应由2名护士同时测量心率、脉搏	4		
测量呼吸（4分）	似诊脉状，观察胸廓起伏，计数30 s 口述异常呼吸测量时间，危重病人测量方法	4		
测量血压（15分）	1. 将血压计零点与被测量肢体置于同一水平，打开血压计	4		
	2. 驱尽袖带内空气，系上袖带，下缘距肘窝2～3 cm	3		
	3. 置听诊器于肱动脉搏动最明显处，一只手固定，另一只手控制血压计，测量数值	4		
	4. 驱尽袖带内空气，解开袖带，关闭血压计	4		
操作后处理（15分）	1. 告诉病人测量数值	3		
	2. 说明结果如有异常应复测并通知医生	3		
	3. 整理床单位，协助病人取舒适卧位	3		
	4. 洗手、记录（报告操作完毕）	3		
	5. 处理用物，分类放置	3		
综合评价（10分）	1. 操作熟练，测量方法正确，数值客观、准确	5		
	2. 操作中与病人沟通良好	5		

考核资源：①治疗车上层，治疗盘、体温计、手表、记录本、血压计、听诊器、洗手液、纱布、容器2个（一个放已消毒体温计，另一个放测温后污染体温计）、笔。②治疗车下层，生活垃圾桶、医疗垃圾桶。

（三）注意事项

1. 体温测量

（1）婴幼儿、精神异常、昏迷、鼻腔手术或呼吸困难及不能合作者均不宜采用口腔测温；为婴幼儿、重症病人测温时护士应守护在旁。

（2）腋下有创伤、手术、炎症，腋下出汗较多者，肩关节受伤或消瘦夹不紧体温计者禁忌腋温测量。

（3）直肠或肛门手术、腹泄,禁忌肛温测量。心肌梗死病人不宜测肛温。

（4）刚进食或面颊部热敷后应间隔 30 min 方可测量;坐浴或灌肠者须在 30 min 后才可测直肠温度;发现体温和病情不相符时,应查找原因,予以复测。

2.脉搏测量

（1）测量脉搏忌用拇指以免拇指小动脉搏动和病人的脉搏相混淆。

（2）为偏瘫病人测脉搏应选择健侧肢体。

（3）为危重病人且存在异常脉搏测量时,应诊脉 1 min。

3.血压测量

（1）血压计的性能应定期检测,保证结果的准确性;需密切观察血压的病人应做到"四定":定时间、定血压计、定部位、定体位。

（2）评估病人的肢体功能和皮肤情况,选择合适的测量血压部位:如果病人接受静脉治疗应避免在有静脉套管或静脉输液的肢体测量血压;避免在腋窝淋巴结清扫术或有动静脉瘘的肢体上测量血压;避免有外伤或有上肢麻痹的肢体上测量血压。

（3）排除影响血压值的外界因素,袖带不可过宽、过松或过紧而造成血压值误差。

（4）如对血压有疑惑或未听清血压波动者,应重复测量,但需待水银刻度降至"0",同时让病人休息 2～3 min 后测量。

4.呼吸测量

（1）测量呼吸过程中保持自然状态避免病人察觉,以免影响测量的准确性。

（2）危重病人呼吸微弱,可用少许棉花放于病人鼻孔前,观察棉花被吹的次数,测量 1 min。

（3）呼吸异常或婴幼儿应测呼吸 1 min。

（四）健康教育

1.向病人及家属解释体温、脉搏、呼吸监测的重要性,学会正确测量方法,以保证测量结果的准确性。

2.介绍体温、血压的正常值及测量过程中的注意事项。

3.教会病人对异常呼吸、脉搏自我护理技巧,提高病人对异常脉搏、呼吸的判断能力。

4.教导病人正确使用血压计和测量血压,帮助病人创造在家中自测血压的条件,以便病人能够及时掌握自己血压的动态变化。

5.教会病人正确判断降压效果,及时调整用药。

6.指导病人采用合理的生活方式,提高自我保健能力。

7.指导病人精神放松,并使病人具有识别异常呼吸的判断能力。

【问题分析与能力提升】

2 床,张峰,男,55 岁,主诉:腹泻、轻度腹痛一周。一周前于路边小摊进食海鲜后出现腹泻、腹痛症状,偶感恶心。病人入院后,给予二级护理,护士常规进行生命体征监测。①简述绌脉的测量方法。②卧位不同,血压计所放的部位应注意哪些? ③为什么测量血压时,袖带不能缠太松或者太紧?

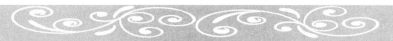

第六单元　促进呼吸功能的护理技术

实验实训一　鼻氧管给氧法

实验学时:3学时。实验类型:技能型实验。教学目标:①正确说出给氧法的目的、注意事项。②正确进行鼻导管给氧法操作(包括中心供氧法、氧气筒供氧法)。③正确执行安全用氧的原则。④正确进行中心供氧装置、氧气筒供氧装置的安装和使用。⑤正确判断缺氧程度,并熟悉不同缺氧程度给予的氧流量。⑥熟记氧疗的副作用。

实验目的:纠正各种原因造成的缺氧状态,提高动脉血氧分压和血氧饱和度,增加动脉血氧含量;促进组织的新陈代谢,维持机体生命。

【操作流程与考核标准】

(一)操作流程与操作规范

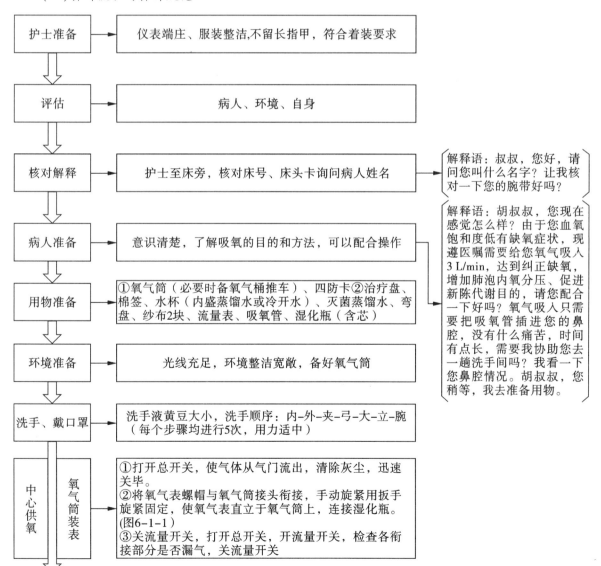

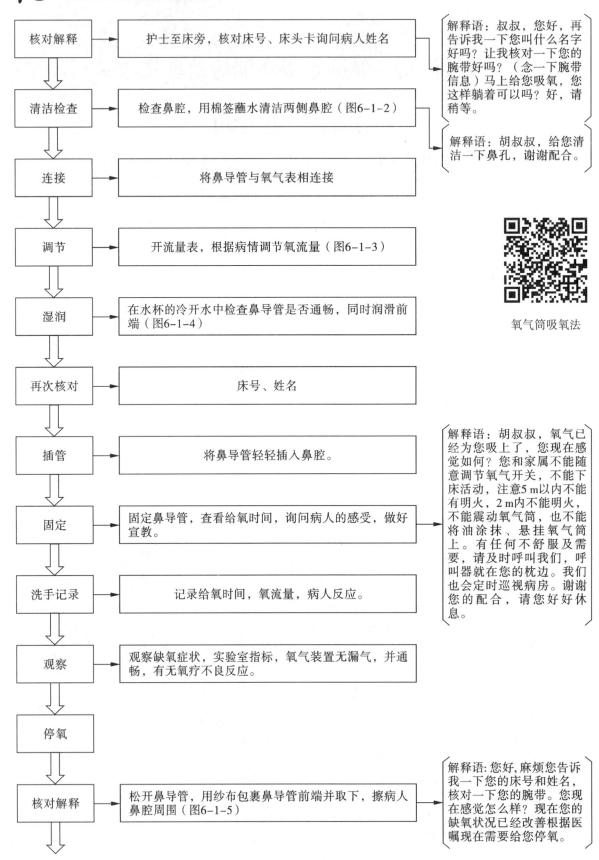

| 核对解释 | → | 护士至床旁，核对床号、床头卡询问病人姓名 | 解释语：叔叔，您好，再告诉我一下您叫什么名字好吗？让我核对一下您的腕带好吗？（念一下腕带信息）马上给您吸氧，您这样躺着可以吗？好，请稍等。 |

| 清洁检查 | → | 检查鼻腔，用棉签蘸水清洁两侧鼻腔（图6-1-2） | 解释语：胡叔叔，给您清洁一下鼻孔，谢谢配合。 |

| 连接 | → | 将鼻导管与氧气表相连接 |

| 调节 | → | 开流量表，根据病情调节氧流量（图6-1-3） |

氧气筒吸氧法

| 湿润 | → | 在水杯的冷开水中检查鼻导管是否通畅，同时润滑前端（图6-1-4） |

| 再次核对 | → | 床号、姓名 |

| 插管 | → | 将鼻导管轻轻插入鼻腔。 | 解释语：胡叔叔，氧气已经为您吸上了，您现在感觉如何？您和家属不能随意调节氧气开关，不能下床活动，注意5 m以内不能有明火，2 m内不能明火，不能震动氧气筒，也不能将油涂抹、悬挂氧气筒上。有任何不舒服及需要，请及时呼叫我们，呼叫器就在您的枕边。我们也会定时巡视病房。谢谢您的配合，请您好好休息。 |

| 固定 | → | 固定鼻导管，查看给氧时间，询问病人的感受，做好宣教。 |

| 洗手记录 | → | 记录给氧时间，氧流量，病人反应。 |

| 观察 | → | 观察缺氧症状，实验室指标，氧气装置无漏气，并通畅，有无氧疗不良反应。 |

| 停氧 |

| 核对解释 | → | 松开鼻导管，用纱布包裹鼻导管前端并取下，擦病人鼻腔周围（图6-1-5） | 解释语：您好，麻烦您告诉我一下您的床号和姓名，核对一下您的腕带。您现在感觉怎么样？现在您的缺氧状况已经改善根据医嘱现在需要给您停氧。 |

```
安置病人 ──→ 体位舒适

         氧   ┌──→ 关闭总开关，放出余气，关流量表开关，卸表
         气
         筒
卸表 ────┤
         中
         心   └──→ 关闭总开关，取下流量表
         供
         氧

用物处理 ──→ 垃圾分类处理

洗手记录
```

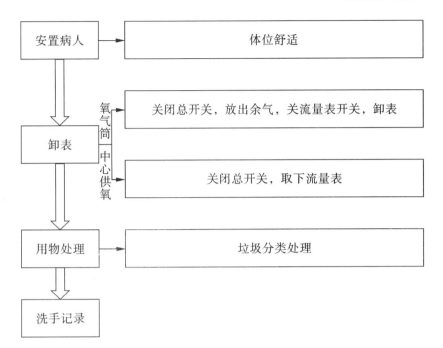

图 6-1-1　连接湿化瓶

图 6-1-2　清洁鼻腔

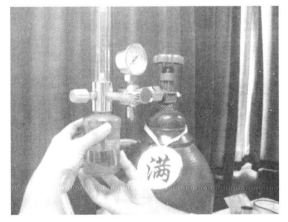

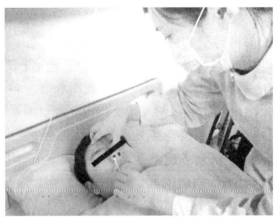

图 6-1-3　调节流量

图 6-1-4　湿润导管

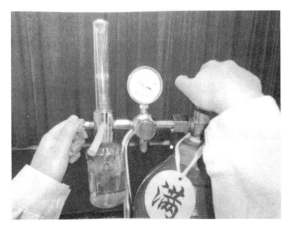

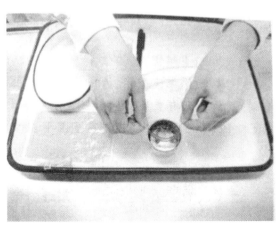

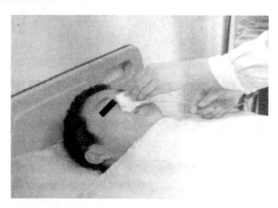

图6-1-5 取下鼻导管

（二）考核标准

项目	操作要点	分值	得分	扣分及说明
仪表（3分）	仪表端庄、服装整洁，不留长指甲，符合着装要求	3		
评估（10分）	1. 核对医嘱	2		
	2. 评估病人病情、意识、生命体征、呼吸状况、缺氧程度、生命体征、血气分析结果、鼻腔状况	5		
	3. 解释目的、病人配合方法，询问是否二便	2		
	4. 评估环境	1		
操作前准备（19分）	1. 洗手、戴口罩	2		
	2. 备齐用物，放置合理	2		
	3. 环境安静整洁、无明火和热源	2		
	4. 打开总开关，使气体从气门流出，清除灰尘，迅速关毕	2		
	5. 将氧气表螺帽与氧气筒接头衔接，手动旋紧	2		
	6. 用扳手旋紧固定，使氧气表直立于氧气筒旁	2		
	7. 连接湿化瓶	2		
	8. 关流量开关，打开总开关，开流量开关	3		
	9. 检查各衔接部分是否漏气，关流量开关	2		
吸氧（35分）	1. 核对病人，协助取舒适体位	4		
	2. 用棉签清洁双侧鼻孔	2		
	3. 连接吸氧管→打开流量表开关→根据病情调节氧流量→试通→插鼻导管→固定	18		顺序错一项扣3分
	4. 洗手、记录吸氧时间和流量	3		
	5. 根据病情指导病人有效呼吸；告知病人不要自行摘除鼻导管或调节氧流量；告知病人如咽部不适或胸闷憋气时及时告知医护人员；告知病人有关用氧安全知识；告知病人饮食、水时应暂停吸氧，防止误吸或吸入过多气体引起腹胀	8		

项目	操作要点	分值	得分	扣分及说明
停氧 (19分)	1. 评估病人缺氧改善情况	2		
	2. 取下鼻导管,清洁病人面部	5		
	3. 关闭总开关,放出余气,关闭流量表,卸下湿化瓶、氧气表	4		
	4. 协助病人取安全舒适体位,整理床单位,呼叫器放于病人伸手可及处	6		
	5. 洗手,记录停氧时间	2		
操作后 (4分)	1. 整理用物,分类处理	2		
	2. 洗手(报告操作完毕)	2		
综合评价 (10分)	1. 操作熟练,符合规范要求	2		
	2. 安全用氧,做好"四防"	2		
	3. 严格遵守给氧操作规则(用氧前:先调流量再插管;停用氧:先取导管再关开关)	3		
	4. 操作中与病人沟通良好	3		

考核资源:①治疗车上层,氧气筒、吸氧管、氧气表、梅花开关、扳手、湿化瓶、棉签、水杯(内盛蒸馏水或冷开水)、记录单、纸巾、消毒洗手液、弯盘。②治疗车下层,生活垃圾桶、医疗垃圾桶。

(三)注意事项

1. 用氧前检查氧气装置,有无漏气是否通畅。严格遵守操作规程,注意用氧安全,切实做到"四防",即防震、防火、防热、防油。氧气瓶搬运时要避免倾倒撞击。氧气筒应放阴凉处,周围严禁烟火及易燃品,距明火至少5 m,距暖气至少1 m,以防引起燃烧。氧气表及螺旋口勿上油,也不用带油的手装卸。

2. 使用氧气时,应先调节流量后使用。停用氧气时,应先拔出导管,再关闭氧气开关,中途改变流量,先分离鼻氧管与湿化瓶连接处,调解好流量再接上。以免一旦开关出错,大量氧气进入呼吸道而损伤肺部组织。

3. 常用湿化液灭菌蒸馏水。急性肺水肿用20%~30%乙醇,具有降低肺泡内泡沫的表面张力,使肺泡泡沫破裂、消散,改善肺部气体交换,减轻缺氧症状的作用。氧气筒内氧勿用尽,压力表至少要保留0.5 MPa(5 kg/cm^2)以免灰尘进入桶内,在充气时引起爆炸。氧气筒外应悬挂"满"或"空"的标志。

4. 如果病人在吸痰时,临床上有明显的血氧饱和度下降的问题,建议在吸痰前的30~60 s,向病人提供100%的氧。

(四)健康教育

1. 向病人及家属解释氧疗的重要性。

2. 指导正确使用氧疗的方法及注意事项。

3. 积极宣传呼吸道疾病的预防保健知识。

【问题分析与能力提升】

5床,胡国柱,男,68岁。因"慢性阻塞性肺疾病"入院,入院后血氧饱和度93%,有缺氧症状,遵医嘱进行床旁鼻导管吸氧。①给氧的方式有哪些? ②为什么用氧前要先调节氧流量后插管? ③为什么停止用氧时要先拔管后关氧气开关? ④如何保证用氧安全?

实验实训二　吸痰技术

实验学时:3学时。实验类型:技能型实验。教学目标:①正确说出吸痰法的目的和注意事项。②正确清理病人呼吸道分泌物。③熟练进行吸痰法的操作。④正确进行中心负压吸引器和电动吸引器的使用。实验目的:清除呼吸道分泌物;保持呼吸道通畅;促进呼吸功能,改善肺通气;预防并发症发生。

【操作流程与考核标准】

(一)操作流程与操作规范

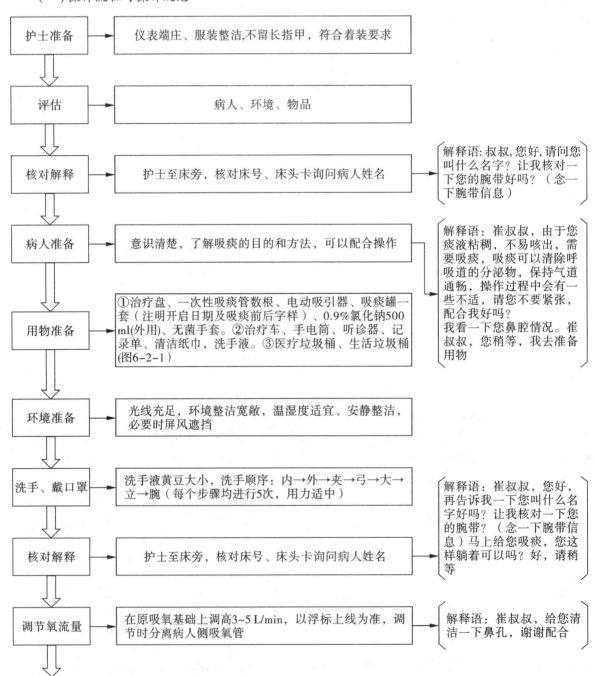

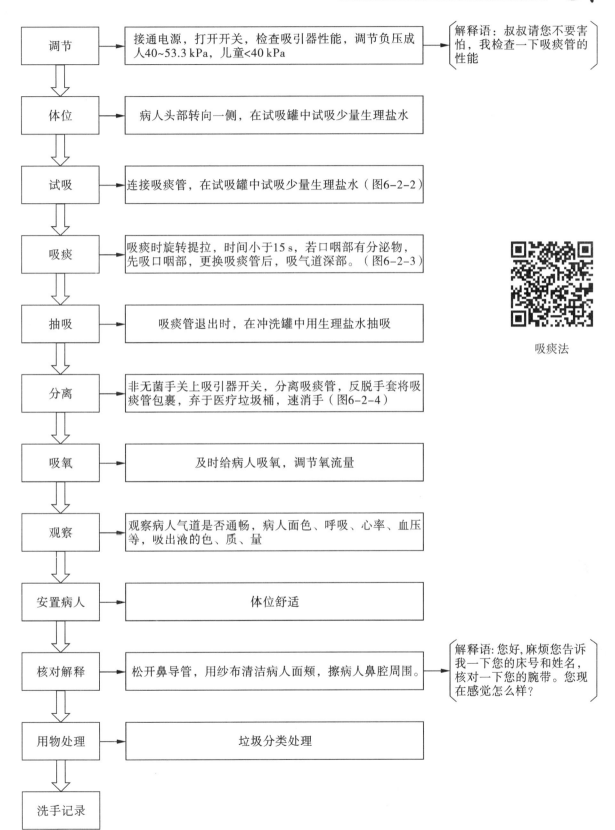

| 调节 | → | 接通电源，打开开关，检查吸引器性能，调节负压成人40~53.3 kPa，儿童<40 kPa | → | 解释语：叔叔请您不要害怕，我检查一下吸痰管的性能 |

| 体位 | → | 病人头部转向一侧，在试吸罐中试吸少量生理盐水 |

| 试吸 | → | 连接吸痰管，在试吸罐中试吸少量生理盐水（图6-2-2） |

| 吸痰 | → | 吸痰时旋转提拉，时间小于15 s，若口咽部有分泌物，先吸口咽部，更换吸痰管后，吸气道深部。（图6-2-3） |

| 抽吸 | → | 吸痰管退出时，在冲洗罐中用生理盐水抽吸 |

吸痰法

| 分离 | → | 非无菌手关上吸引器开关，分离吸痰管，反脱手套将吸痰管包裹，弃于医疗垃圾桶，速消手（图6-2-4） |

| 吸氧 | → | 及时给病人吸氧，调节氧流量 |

| 观察 | → | 观察病人气道是否通畅，病人面色、呼吸、心率、血压等，吸出液的色、质、量 |

| 安置病人 | → | 体位舒适 |

| 核对解释 | → | 松开鼻导管，用纱布清洁病人面颊，擦病人鼻腔周围。 | → | 解释语：您好，麻烦您告诉我一下您的床号和姓名，核对一下您的腕带。您现在感觉怎么样？ |

| 用物处理 | → | 垃圾分类处理 |

| 洗手记录 |

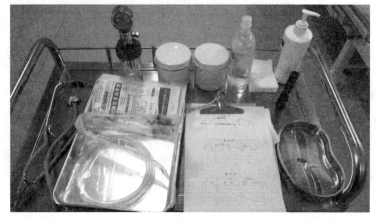

图 6-2-1   物品准备

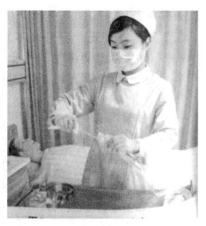

图 6-2-2   试吸

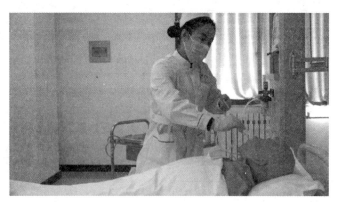

图 6-2-3   吸痰

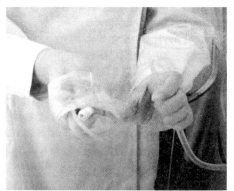

图 6-2-4   去掉吸痰管

（二）考核标准

项目	操作要点	分值	得分	扣分及说明
仪表 （5分）	仪表端庄、服装整洁、不留长指甲，按医院要求着装	5		
评估 （15分）	1. 评估病人病情、意识状态、呼吸状况，呼吸道分泌物排出能力，生命体征，吸氧流量及缺氧情况（呼吸困难、血氧饱和度，血气分析结果、发绀等）	4		
	2. 借助手电筒评估病人口鼻黏膜的情况，取下活动义齿。听诊肺部呼吸音，评估肺部分泌物的量、黏稠度、部位，鼓励并指导病人深呼吸，进行有效咳嗽和咳痰	6		
	3. 对清醒病人应进行解释，取得病人配合，询问有无如厕需求	3		
	4. 评估环境：温湿度适宜、安静整洁，光线适中，必要时屏风遮挡（口述）	2		
操作前准备 （5分）	1. 洗手，戴口罩	2		
	2. 用品齐全，清洁适用，摆放有序，便于操作	3		

项目	操作要点	分值	得分	扣分及说明
操作过程（50分）	1. 携用物至床旁,核对床号、床头卡、姓名	2		
	2. 检查吸引器各处连接是否严密,有无漏气,打开吸引器开关,反折连接管前端,调节负压	5		
	3. 适当调高吸氧流量至 8~10 L/min(先分离,后调节),防止低氧血症	2		
	4. 拍背,抬高床头 30°,协助病人头转向操作者,垫清洁纸巾于病人口角旁,洗手	5		
	5. 打开无菌吸痰罐,倒入适量生理盐水,注明生理盐水打开日期及时间;撕开吸痰管外包装前端	5		
	6. 右手戴无菌手套,将吸痰管抽出并盘绕于无菌手中,根部与负压管相连;非无菌手打开吸引器开关,调节负压(一般压力:成人 300~400 mmHg)	5		
	7. 润滑吸痰管,试吸是否通畅	3		
	8. 阻断负压,将吸痰管插入病人鼻腔→咽喉部→气管;吸痰时边上提边旋转吸引,自深部向上分别吸净气道深处、口腔、鼻腔的痰液	15		
	9. 每次吸痰<15 s,冲洗吸痰管和负压吸引管,如需再次吸痰应重新更换吸痰管;每次吸痰后都应将吸痰罐内的生理盐水吸净	5		
	10. 吸痰完毕,非无菌手关上吸引器开关,分离吸痰管,反脱手套将吸痰管包裹,弃于医疗垃圾桶,洗手	2		
	11. 关闭吸引器	1		
操作后（13分）	1. 吸痰后观察病人的痰液情况、病情、生命体征,待血氧饱和度升至正常水平后将氧流量调至合理水平(先分离后调节)	4		
	2. 听诊,及时清理留在病人面部的污物,观察鼻腔黏膜,如有污物及时清理;整理床单位,协助病人取舒适体位,向病人宣教	4		
	3. 整理用物,若发现痰液里带鲜血,提示黏膜破损,应暂停吸痰(口述);储液瓶内吸出液>2/3 时,应及时倾倒(口述);按垃圾分类处理用物(若不需要床旁备用,则拆除负压吸引管,弃于医疗垃圾桶内)	3		
	4. 洗手、记录(吸痰时间、痰液性质、口鼻黏膜情况)、签字、报告操作完毕	2		
综合评价（12分）	1. 严格无菌操作,动作轻柔敏捷,每次吸痰时间不超过 15 s,吸引负压合适	4		
	2. 吸痰管插入深度合理,吸痰过程中严密关注病人病情及生命体征变化	4		
	3. 吸痰效果好(吸痰后听诊,评价吸痰效果)	4		

考核资源:①治疗车上层,治疗盘、一次性吸痰管数根、电动吸引器、吸痰罐一套(注明开启日期及吸痰前后字样)、0.9%氯化钠注射液 500 mL(外用)、无菌手套。治疗车、手电筒、听诊器、记录单、清洁纸巾,洗手液。②治疗车下层,医疗垃圾桶、生活垃圾桶。

(三)注意事项

1. 吸痰前检查电动吸引器性能是否良好,连接是否正确。严格执行无菌操作,每次吸痰应更换吸痰管。

2. 每次吸痰时间小于 15 s,以免造成缺氧。吸痰动作轻稳,防止呼吸道黏膜损伤。痰液黏稠时,可配合叩击、蒸汽吸入、雾化吸入等,提高吸痰效果。

3.电动吸引器连续使用时间不易过久;注意瓶内液体达2/3满时,应及时倾倒,以免液体过多吸入马达内损坏仪器。储液瓶内应放少量消毒液,使吸出液不致黏附于瓶底,便于清洗消毒。

4.如果病人在吸痰时,临床上有明显的血氧饱和度下降的问题,建议在吸痰前的30~60 s,向病人提供100%的氧。建议成人和儿童使用的吸痰管(直径)要小于他们使用的气管插管的直径的50%,婴儿则应小于70%。

(四)健康教育

1.教会清醒病人吸痰时正确配合的方法,向病人及病人家属讲解呼吸道疾病的预防保健知识。

2.指导病人呼吸道有分泌物时应及时吸出,确保气道通畅,改善呼吸,纠正缺氧。

【问题分析与能力提升】

崔华建,男,54岁,慢性COPD病人,长期吸烟史,合并肺炎,此次以COPD急性加重入院。生命体征稳定,痰液黏稠。遵医嘱2 h吸痰一次。①痰液量多、黏稠如何处理?②如何掌握正确的吸痰方式?③哪些人适合吸痰?④对于痰液量多又缺氧的患者,如何处理?

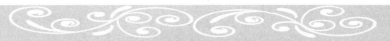

第七单元 冷热应用护理技术

实验实训一 乙醇(温水)拭浴

实验学时:2学时。**实验类型:**技能型实验。**教学目标:**①能正确说出乙醇(温水)拭浴的目的及注意事项。②能正确说出冷疗的禁忌部位并能解释原因。③能正确进行乙醇(温水)拭浴,操作规范、程序清楚。④在乙醇(温水)拭浴过程中能与病人进行良好的沟通交流,并正确实施健康教育。**实验目的:**为高热病人降温;乙醇拭浴时在皮肤上迅速蒸发,吸收和带走机体大量的热,而且乙醇通过刺激皮肤血管扩张增加机体散热,使高热病人降温。

【操作流程与考核标准】

(一)操作流程与操作规范

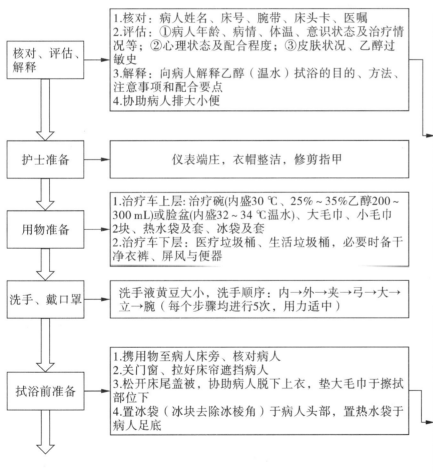

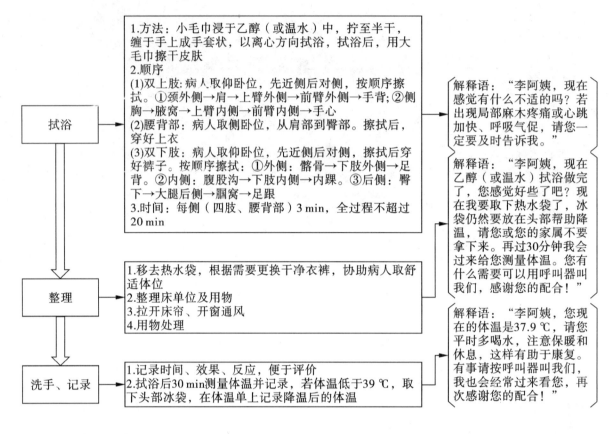

| 拭浴 | 1.方法：小毛巾浸于乙醇（或温水）中，拧至半干，缠于手上成手套状，以离心方向拭浴，拭浴后，用大毛巾擦干皮肤
2.顺序
(1)双上肢：病人取仰卧位，先近侧后对侧，按顺序擦拭。①颈外侧→肩→上臂外侧→前臂外侧→手背；②侧胸→腋窝→上臂内侧→前臂内侧→手心
(2)腰背部：病人取侧卧位，从肩部到臀部。擦拭后，穿好上衣
(3)双下肢：病人取仰卧位，先近侧后对侧，擦拭后穿好裤子。按顺序擦拭：①外侧：髂骨→下肢外侧→足背。②内侧：腹股沟→下肢内侧→内踝。③后侧：臀下→大腿后侧→腘窝→足跟
3.时间：每侧（四肢、腰背部）3 min，全过程不超过20 min | 解释语："李阿姨，现在感觉有什么不适的吗？若出现局部麻木疼痛或心跳加快、呼吸气促，请您一定要及时告诉我。" |

解释语："李阿姨，现在乙醇（或温水）拭浴做完了，您感觉好些了吧？现在我要取下热水袋了，冰袋仍然要放在头部帮助降温，请您或您的家属不要拿下来。再过30分钟我会过来给您测量体温。您有什么需要可以用呼叫器叫我们，感谢您的配合！"

| 整理 | 1.移去热水袋，根据需要更换干净衣裤，协助病人取舒适体位
2.整理床单位及用物
3.拉开床帘、开窗通风
4.用物处理 |

解释语："李阿姨，您现在的体温是37.9℃，请您平时多喝水，注意保暖和休息，这样有助于康复。有事请按呼叫器叫我们，我也会经常过来看您，再次感谢您的配合！"

| 洗手、记录 | 1.记录时间、效果、反应，便于评价
2.拭浴后30 min测量体温并记录，若体温低于39℃，取下头部冰袋，在体温单上记录降温后的体温 |

（二）考核标准

项目		操作要点	分值	得分	扣分及说明
准备 （11分）		1.评估病人并解释，病人做好准备	5		
		2.护士衣帽整洁，洗手，戴口罩	3		
		3.用物准备齐全，放置合理	3		
操作过程 （69分）	拭浴前 （9分）	1.携用物至病人床旁、核对	2		
		2.关门窗，用床帘或屏风遮挡病人	2		
		3.松开盖被，脱去病人上衣	2		
		4.正确放置冰袋和热水袋	3		
	拭浴上身 （27分）	1.铺大毛巾方法正确	2		
		2.拍拭双上肢方法、顺序正确	12		
		3.拍拭腰背部方法、顺序正确	6		
		4.拍拭时间合适	3		
		5.拍拭后大毛巾擦干，注意保暖	2		
		6.穿上衣方法正确	2		

项目		操作要点	分值	得分	扣分及说明
操作过程（69分）	拭浴下身（23分）	1. 脱掉裤子遮盖会阴	2		
		2. 铺大毛巾方法正确	2		
		3. 拍拭双下肢方法、顺序正确	12		
		4. 拍拭时间合适	3		
		5. 拍拭后大毛巾擦干，注意保暖	2		
		6. 穿裤子方法正确	2		
	整理记录（10分）	1. 移去热水袋	1		
		2. 整理床单位、开窗、用物处理	3		
		3. 复测体温，记录在体温单上	4		
		4. 体温降到39 ℃以下时取下冰袋	2		
指导病人（5分）		1. 指导病人配合方法	4		
		2. 告知病人如有不适，及时按呼叫器	1		
理论（5分）		回答内容逻辑清楚、内容正确、要点完整	5		
操作质量（10分）		1. 流程清晰，操作熟练，动作轻、稳、准	5		
		2. 注意病人安全、保暖	5		

考核资源：①治疗车上层，脸盆（内盛32～34 ℃温水）或治疗碗（内盛30 ℃、25%～35%乙醇200～300 mL）、大毛巾、小毛巾2块、热水袋及套、冰袋及套、手消毒液。②治疗车下层，医疗垃圾桶、生活垃圾桶，必要时备干净衣裤、屏风与便器。

（三）注意事项

1. 乙醇温度应接近体温，避免过冷的刺激进一步促进肌肉收缩，使体温继续上升。

2. 拭浴时，以拍拭（轻拍）方法进行，避免用摩擦方式，因摩擦易生热。在拍拭腋窝、腹股沟、腘窝等血管丰富处，应适当延长时间，以利增加散热。

3. 心前区用冷可致反射性心率减慢、心脏纤颤及房室传导阻滞，腹部用冷易引起腹泻，足底用冷可致反射性末梢血管收缩影响散热或引起一过性冠状动脉收缩，因此胸前、腹部、后颈、足底等部位禁止拭浴。婴幼儿用乙醇拭浴皮肤易造成中毒，甚至昏迷和死亡，血液病患者用乙醇拭浴易导致或加重出血，故婴幼儿和血液病患者禁用乙醇拭浴。

4. 拭浴过程中，注意观察局部皮肤情况及病人反应，如有面色苍白、寒战，或脉搏、呼吸异常时，应立即停止拭浴，并报告医生。

（四）健康教育

1. 向病人及家属解释乙醇（温水）拭浴的目的、作用和方法。

2. 说明乙醇（温水）拭浴应达到的治疗效果。

【问题分析与能力提升】

李女士，66岁。主诉：头痛、咽痛2 d。体检：T 39.3 ℃，R 25次/min，P 92次/min，BP 122/85 mmHg，神志清楚，扁桃体化脓，颌下淋巴结肿大，心肺无明显异常。诊断：急性上呼吸道感染。医嘱：物理降温。请问：①拭浴前，头部放冰袋和脚底放热水袋分别有什么作用？②拭浴时间为什么要控制在20 min以内？

实验实训二　冰帽使用技术

实验学时:2学时。**实验类型:**技能型实验。**教学目标:**①正确说出使用冰帽的目的及注意事项。②能正确使用冰帽,操作规范、程序清楚。③在操作过程中能与病人或家属进行良好的沟通交流,并正确实施健康教育。**实验目的:**头部降温,预防脑水肿。

【操作流程与考核标准】

(一)操作流程与操作规范

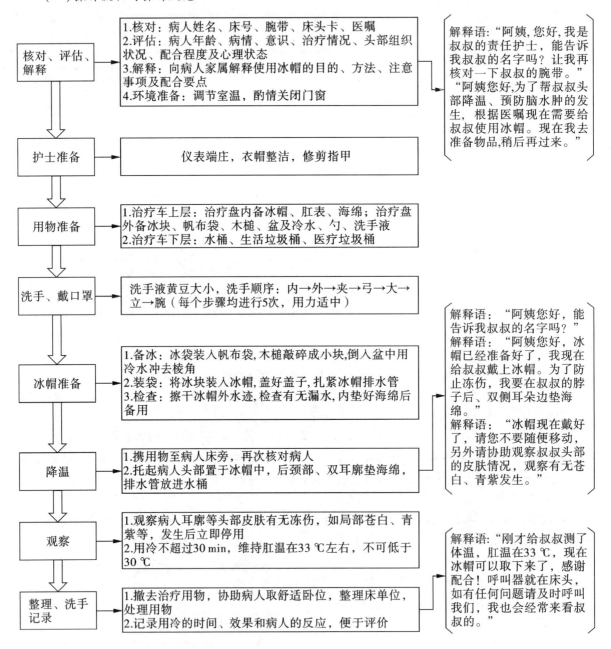

（二）考核标准

项目		操作要点	分值	得分	扣分及说明
准备 （38分）		1.评估病人并解释	4		
		2.病人做好准备	3		
		3.护士衣帽整洁,洗手,戴口罩	3		
		4.用物准备齐全,放置合理	3		
		5.冰袋装入帆布袋,木槌敲碎成小块,倒入盆中用冷水冲去棱角	8		
		6.将冰块装入冰帽,盖好盖子,扎紧冰帽排水管	9		
		7.擦干冰帽外水迹,检查有无漏水,内垫好海绵后备用	8		
操作过程 （38分）	降温和观察 （25分）	1.携用物至病人床旁,再次核对病人	5		
		2.托起病人头部置于冰帽中,后颈部、双耳郭垫海绵,排水管放进水桶	9		
		3.观察病人耳郭等头部皮肤有无冻伤,如局部苍白、青紫等,发生后立即停用	6		
		4.用冷不超过30 min,维持肛温在33 ℃左右,不可低于30 ℃	5		
	整理记录 （13分）	1.撤去治疗用物,协助病人取舒适卧位,整理床单位,处理用物	6		
		2.记录用冷的时间、效果、反应,便于评价	7		
指导病人 （9分）		1.正确指导病人或家属使用冰帽	4		
		2.正确说明使用冰帽的注意事项和配合要点	5		
理论（5分）		回答内容逻辑清楚、内容正确、要点完整	5		
操作质量 （10分）		1.流程清晰,操作熟练	5		
		2.动作轻、稳、准	5		

考核资源:①治疗车上层,治疗盘内备冰帽、肛表、海绵;治疗盘外备冰块、帆布袋、木槌、盆及冷水、勺、手消毒液;②治疗车下层,水桶、生活垃圾桶、医疗垃圾桶。

（三）注意事项

1.随时检查冰帽有无破损、漏水,如有应立即更换。冰帽内的冰块融化后,应及时更换或添加。

2.为防止继发效应,用冷时间不应超过30 min。

3.注意保护病人后颈部、耳廓,防止发生冻伤。注意观察皮肤色泽,严格进行交接班。

4.注意监测肛温,肛温维持在33 ℃,不能低于30 ℃。

（四）健康教育

1.向病人及家属解释使用冰帽的目的、作用和方法。

2.说明使用冰帽应达到的治疗效果。

【问题分析与能力提升】

王先生,50岁,车祸后意识丧失,呼之不应,鼻腔有血性液体流出,以"车祸伤后2 h,颅脑损伤"收住神经外科。住院第三天出现小便失禁,伴肢体抽搐,体格检查:T 39.5 ℃,P 110次/min,BP 145/91 mmHg,R 21次/min。医嘱:冰帽降温。请问:①冷疗的禁忌部位有哪些? 为什么? ②生理效应和继发效应有什么不同之处?

实验实训三　热水袋的使用

　　实验学时:2学时。**实验类型**:技能型实验。**教学目标**:①能正确说出使用热水袋的目的及注意事项。②能正确进行热水袋的使用,操作规范、程序清楚。③在使用热水袋过程中能与病人进行良好的沟通交流,并正确实施健康教育。**实验目的**:保暖、解痉、镇痛、舒适。

【操作流程与考核标准】

(一)操作流程与操作规范

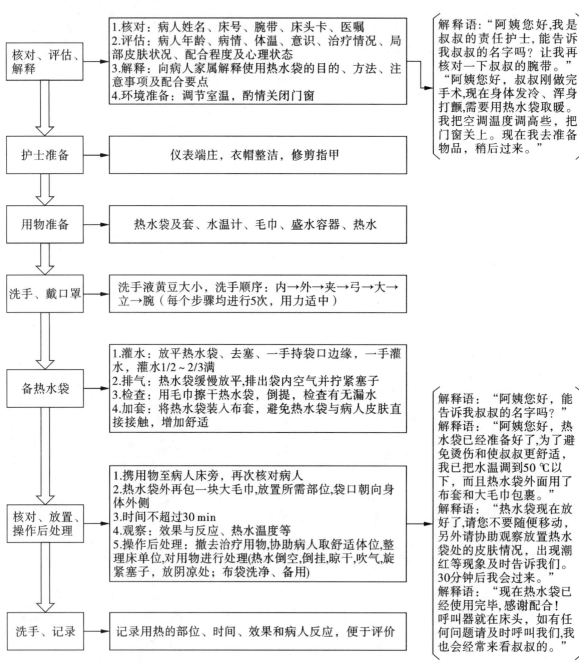

核对、评估、解释	→	1.核对:病人姓名、床号、腕带、床头卡、医嘱 2.评估:病人年龄、病情、体温、意识、治疗情况、局部皮肤状况、配合程度及心理状态 3.解释:向病人家属解释使用热水袋的目的、方法、注意事项及配合要点 4.环境准备:调节室温,酌情关闭门窗

解释语:"阿姨您好,我是叔叔的责任护士,能告诉我叔叔的名字吗?让我再核对一下叔叔的腕带。"
"阿姨您好,叔叔刚做完手术,现在身体发冷、浑身打颤,需要用热水袋取暖。我把空调温度调高些,把门窗关上。现在我去准备物品,稍后过来。"

护士准备	→	仪表端庄,衣帽整洁,修剪指甲

用物准备	→	热水袋及套、水温计、毛巾、盛水容器、热水

洗手、戴口罩	→	洗手液黄豆大小,洗手顺序:内→外→夹→弓→大→立→腕(每个步骤均进行5次,用力适中)

备热水袋	→	1.灌水:放平热水袋、去塞、一手持袋口边缘,一手灌水,灌水1/2~2/3满 2.排气:热水袋缓慢放平,排出袋内空气并拧紧塞子 3.检查:用毛巾擦干热水袋,倒提,检查有无漏水 4.加套:将热水袋装入布套,避免热水袋与病人皮肤直接接触,增加舒适

解释语:"阿姨您好,能告诉我叔叔的名字吗?"
解释语:"阿姨您好,热水袋已经准备好了,为了避免烫伤和使叔叔更舒适,我已把水温调到50℃以下,而且热水袋外面用了布套和大毛巾包裹。"
解释语:"热水袋现在放好了,请您不要随便移动,另外请协助观察放置热水袋处的皮肤情况,出现潮红等现象及时告诉我们。30分钟后我会过来。"
解释语:"现在热水袋已经使用完毕,感谢配合!呼叫器就在床头,如有任何问题请及时呼叫我们,我也会经常来看叔叔的。"

核对、放置、操作后处理	→	1.携用物至病人床旁,再次核对病人 2.热水袋外再包一块大毛巾,放置所需部位,袋口朝向身体外侧 3.时间不超过30 min 4.观察:效果与反应、热水温度等 5.操作后处理:撤去治疗用物,协助病人取舒适体位,整理床单位,对用物进行处理(热水倒空,倒挂,晾干,吹气,旋紧塞子,放阴凉处;布套洗净、备用)

洗手、记录	→	记录用热的部位、时间、效果和病人反应,便于评价

（二）考核标准

项目	操作要点	分值	得分	扣分及说明
准备（12分）	1. 评估病人并解释、病人做好准备	4		
	2. 护士衣帽整洁,洗手,戴口罩	3		
	3. 用物准备齐全,放置合理	3		
	4. 调节室温,酌情关闭门窗	2		
操作过程（68分）	**备热水袋（20分）** 1. 测量、调节水温	5		
	2. 正确灌水、排气	6		
	3. 检查热水袋有无漏水	6		
	4. 热水袋加套	3		
	核对放置（16分） 1. 携用物至病人床旁、核对	3		
	2. 放置所需部位,袋口朝身体外侧	9		
	3. 不超过30 min	4		
	观察（15分） 1. 观察局部皮肤情况	5		
	2. 观察病人反应	5		
	3. 观察热水温度,保证达到治疗效果	5		
	整理记录（17分） 1. 撤去治疗用物	4		
	2. 协助病人取舒适体位	4		
	3. 整理床单位	4		
	4. 用物处理	5		
指导病人（5分）	1. 指导病人配合方法	4		
	2. 告知病人如有不适,及时按呼叫器	1		
理论(5分)	回答内容逻辑清楚、内容正确、要点完整	5		
操作质量（10分）	1. 流程清晰,操作熟练,动作轻、稳、准	5		
	2. 注意病人安全、保暖	5		

考核资源:①治疗车上层,治疗班内备热水袋及套、水温计、毛巾;治疗盘外备盛水容器、热水,手消毒液。②治疗车下层,生活垃圾桶、医疗垃圾桶。

（三）注意事项

1. 为防止漏水,应经常检查热水袋有无破损,检查热水袋与塞子是否搭配。

2. 炎症部位热敷时,热水袋灌水不宜过多(以1/3满合适),以免压力过大引起疼痛。

3. 热水袋水温成人60~70 ℃;老人、婴幼儿、昏迷、感觉迟钝、循环不良等病人,水温应低于50 ℃。为防止特殊病人烫伤,使用热水袋时应再包一块大毛巾或放于两层毯子之间。

4. 加强巡视,经常观察病人局部皮肤情况和病人反应。

（四）健康教育

1. 向病人及家属解释使用热水袋的目的、作用和方法。

2. 说明使用热水袋应达到的治疗效果。

【问题分析与能力提升】

王先生,61岁,手术后麻醉未清醒,四肢厥冷,浑身打战。护士欲用热水袋为其取暖。请问:①使用热水袋时,增加病人舒适度的方法有哪些?②放置热水袋时,袋口为什么要朝向身体外侧?

实验实训四　红外线灯及烤灯使用技术

实验学时:1学时。**实验类型:**技能型实验。**教学目标:**①正确说出使用烤灯的目的及注意事项。②能正确使用烤灯,操作规范、程序清楚。③在操作过程中能与病人或家属进行良好的沟通交流,并正确实施健康教育。**实验目的:**消炎、镇痛、解痉、促进创面的干燥结痂、保护肉芽组织生长。

【操作流程与考核标准】

(一)操作流程与操作规范

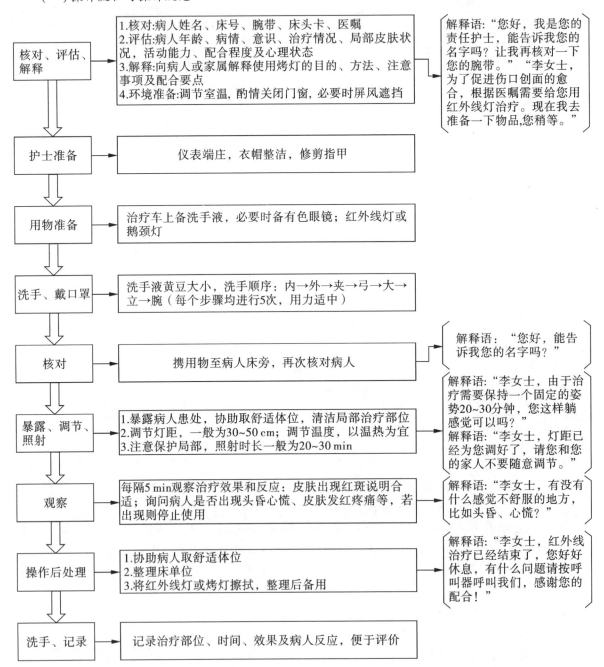

（二）考核标准

项目		操作要点	分值	得分	扣分及说明
准备 （16分）		1.核对、评估病人并解释	4		
		2.病人做好准备	4		
		3.护士衣帽整洁，洗手，戴口罩	4		
		4.用物准备齐全，放置合理	4		
操作过程 （36分）	暴露、调节和照射 （27分）	1.携用物至病人床旁，再次核对病人	5		
		2.暴露病人患处，协助取舒适体位，清洁局部治疗部位	7		
		3.调节灯距，一般为30～50 cm；调节温度，以温热为宜	8		
		4.注意保护局部，照射时长一般为20～30 min	7		
	观察 （9分）	每隔5 min观察治疗效果和反应：皮肤出现红斑说明合适；询问病人是否出现头晕心慌、皮肤发红疼痛等，若出现则停止使用	9		
操作后处理 （14分）		1.协助病人取舒适卧位	4		
		2.整理床单位	4		
		3.将红外线灯或烤灯擦拭、整理后备用	6		
洗手记录 （6分）		记录治疗部位、时间、效果及病人反应，便于评价	6		
指导病人 （13分）		1.正确指导病人配合使用烤灯	5		
		2.正确说明使用烤灯的注意事项及治疗效果	8		
理论 （5分）		回答内容逻辑清楚、内容正确、要点完整	5		
操作质量 （10分）		1.流程清晰，操作熟练	5		
		2.动作轻、稳、准	5		

考核资源：治疗车上备洗手液，必要时备有色眼镜；红外线灯或鹅颈灯。

（三）注意事项

1.根据治疗部位不同选择相应的功率灯泡：胸腹部、腰背部500～1 000 W，手、足部250 W。为防止烫伤，意识不清、局部感觉障碍、血液循环障碍、治疗部位有瘢痕者，应加大灯距。

2.前胸、面颈部照射时，应戴有色眼镜或用纱布遮挡眼睛，因眼睛对红外线的吸收较强，一定强度的红外线直接照射可引发白内障。红外线多次治疗后，治疗部位皮肤可出现网状红斑、色素沉着。注意安全，使用时禁止触摸灯泡或用布等易燃物体覆盖烤灯，以免发生烫伤及火灾。

（四）健康教育

1.向病人及家属解释使用红外线灯或烤灯的目的、作用和方法。

2.说明使用红外线灯或烤灯应达到的治疗效果。

【问题分析与能力提升】

李女士，32岁，剖腹产术后第2天，医嘱：腹部切口红外线灯照射，qd。请问：①如何判断烤灯的治疗效果？②灯距一般多少合适？为什么？

第八单元　进食与排泄护理技术

实验实训一　鼻饲法

实验学时:3 学时。**实验类型**:技能型实验。**教学目标**:①能正确说出鼻饲法的目的及注意事项。②能正确进行鼻胃管插入和鼻饲液的喂食。③能正确说出鼻饲液的量、温度及鼻饲间隔时间要求。④能正确判断胃管是否插入胃内。⑤在插胃管过程中能与病人进行良好的沟通。⑥能正确说出鼻饲病人的护理要点。**实验目的**:对不能经口进食病人供给食物,满足营养需要;对不能经口进食患者供给药物,满足治疗需要。

【操作流程与考核标准】

(一)操作流程与操作规范

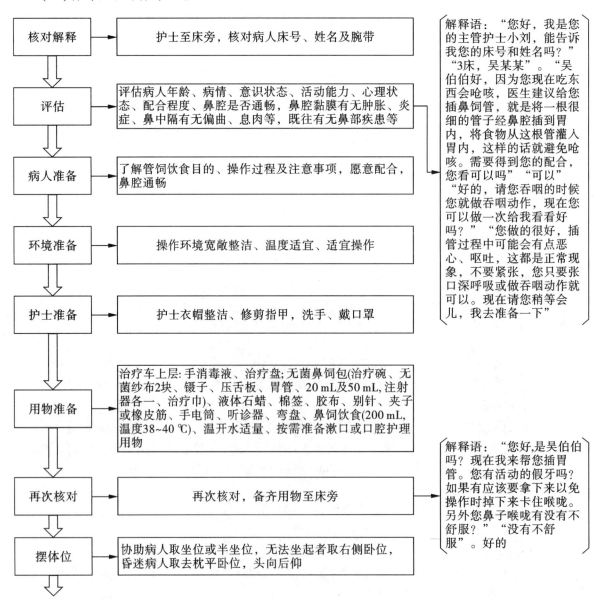

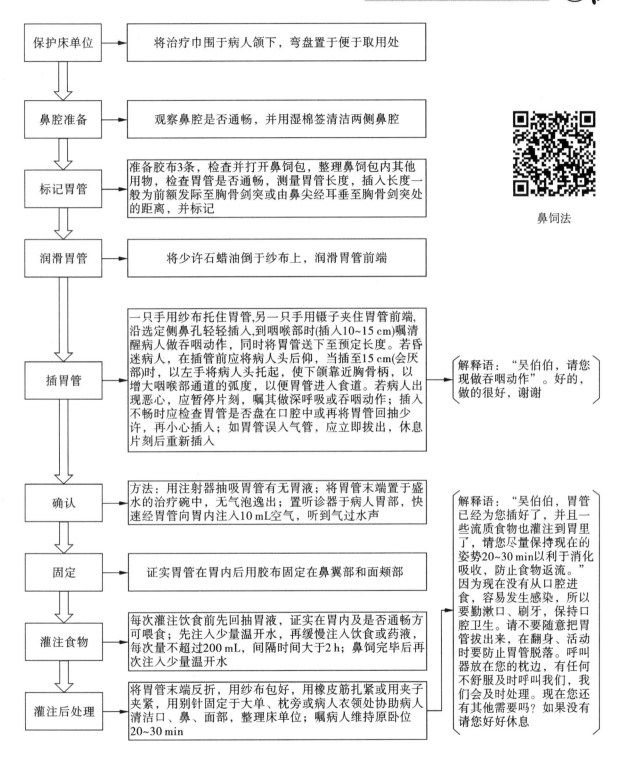

鼻饲法

保护床单位	将治疗巾围于病人颌下，弯盘置于便于取用处
鼻腔准备	观察鼻腔是否通畅，并用湿棉签清洁两侧鼻腔
标记胃管	准备胶布3条，检查并打开鼻饲包，整理鼻饲包内其他用物，检查胃管是否通畅，测量胃管长度，插入长度一般为前额发际至胸骨剑突或由鼻尖经耳垂至胸骨剑突处的距离，并标记
润滑胃管	将少许石蜡油倒于纱布上，润滑胃管前端
插胃管	一只手用纱布托住胃管,另一只手用镊子夹住胃管前端，沿选定侧鼻孔轻轻插入，到咽喉部时(插入10~15 cm)嘱清醒病人做吞咽动作，同时将胃管送至预定长度。若昏迷病人，在插管前应将病人头后仰，当插至15 cm(会厌部)时，以左手将病人头托起，使下颌靠近胸骨柄，以增大咽喉部通道的弧度，以便胃管进入食道。若病人出现恶心，应暂停片刻，嘱其做深呼吸或吞咽动作；插入不畅时应检查胃管是否盘在口腔中或再将胃管回抽少许，再小心插入；如胃管误入气管，应立即拔出，休息片刻后重新插入
确认	方法：用注射器抽吸胃管有无胃液；将胃管末端置于盛水的治疗碗中，无气泡逸出；置听诊器于病人胃部，快速经胃管向胃内注入10 mL空气，听到气过水声
固定	证实胃管在胃内后用胶布固定在鼻翼部和面颊部
灌注食物	每次灌注饮食前先回抽胃液，证实在胃内及是否通畅方可喂食；先注入少量温开水，再缓慢注入饮食或药液，每次量不超过200 mL，间隔时间大于2 h；鼻饲完毕后再次注入少量温开水
灌注后处理	将胃管末端反折，用纱布包好，用橡皮筋扎紧或用夹子夹紧，用别针固定于大单、枕旁或病人衣领处协助病人清洁口、鼻、面部，整理床单位；嘱病人维持原卧位20~30 min

解释语："吴伯伯，请您现做吞咽动作"。好的，做的很好，谢谢

解释语："吴伯伯，胃管已经为您插好了，并且一些流质食物也灌注到胃里了，请您尽量保持现在的姿势20~30 min以利于消化吸收，防止食物返流。"因为现在没有从口腔进食，容易发生感染，所以要勤漱口、刷牙，保持口腔卫生。请不要随意把胃管拔出来，在翻身、活动时要防止胃管脱落。呼叫器放在您的枕边，有任何不舒服及时呼叫我们，我们会及时处理。现在您还有其他需要吗？如果没有请您好好休息

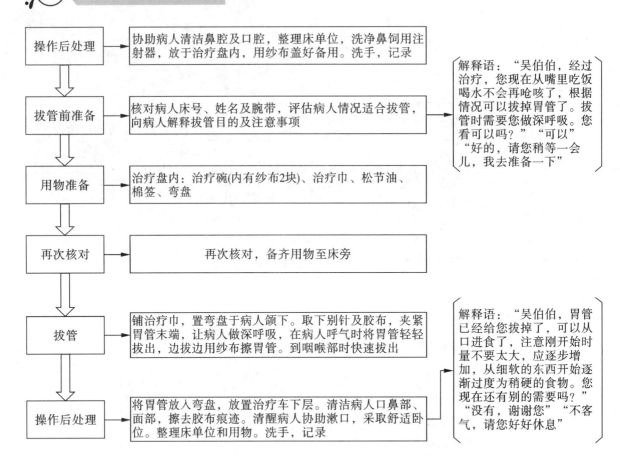

操作后处理 → 协助病人清洁鼻腔及口腔，整理床单位，洗净鼻饲用注射器，放于治疗盘内，用纱布盖好备用。洗手，记录

拔管前准备 → 核对病人床号、姓名及腕带，评估病人情况适合拔管，向病人解释拔管目的及注意事项

解释语："吴伯伯，经过治疗，您现在从嘴里吃饭喝水不会再呛咳了，根据情况可以拔掉胃管了。拔管时需要您做深呼吸。您看可以吗？""可以""好的，请您稍等一会儿，我去准备一下"

用物准备 → 治疗盘内：治疗碗(内有纱布2块)、治疗巾、松节油、棉签、弯盘

再次核对 → 再次核对，备齐用物至床旁

拔管 → 铺治疗巾，置弯盘于病人颌下。取下别针及胶布，夹紧胃管末端，让病人做深呼吸，在病人呼气时将胃管轻轻拔出，边拔边用纱布擦胃管。到咽喉部时快速拔出

解释语："吴伯伯，胃管已经给您拔掉了，可以从口进食了，注意刚开始时量不要太大，应逐步增加，从细软的东西开始逐渐过度为稍硬的食物。您现在还有别的需要吗？""没有，谢谢您""不客气，请您好好休息"

操作后处理 → 将胃管放入弯盘，放置治疗车下层。清洁病人口鼻部、面部，擦去胶布痕迹。清醒病人协助漱口，采取舒适卧位。整理床单位和用物。洗手，记录

（二）考核标准

项目	操作要点	分值	得分	扣分及说明
仪表（5分）	仪表端庄、服装整洁，不留长指甲，符合医院着装要求	5		
评估（15分）	1.护士至床旁，核对床号、床头卡，询问患者姓名	3		
	2.了解患者病情、意识、心理状态、营养状况、胃肠道功能及合作程度	4		
	3.观察患者鼻腔黏膜有无肿胀、炎症，有无鼻中隔弯曲及鼻息肉等	3		
	4.正确解释操作目的、注意事项、配合方法，根据病情选择半卧位、坐位或仰卧位、侧卧位	5		
准备（5分）	1.护士准备(衣帽整洁、洗手、戴口罩)	2		
	2.备齐用物，放置合理齐全	2		
	3.环境准备：整洁、安静、光线充足	1		

项目	操作要点	分值	得分	扣分及说明
置胃管 (35分)	1. 核对:携用物到患者床旁,核对床号、姓名及腕带,做好解释	4		
	2. 卧位:根据病情选择合适卧位,铺治疗巾,清洁鼻腔,确定剑突位置	2		
	3. 测量:检查胃管是否通畅,测量插入胃管长度(鼻尖→耳垂→剑突或前额发际→剑突),用纱布蘸取石蜡油润滑胃管前端	8		
	4. 再次核对后,一只手用纱布托住胃管,另一只手用镊子夹住胃管前端,自鼻孔缓慢插入胃管,插至10~15 cm时嘱患者做吞咽动作,并顺势轻轻插入。如不能配合者,左手将患者头部托起,使下颌靠近胸骨柄,将胃管沿后壁滑行缓缓插入至预定长度 观察患者反应(口述发生恶心呕吐、呼吸困难、呛咳发绀、插入不畅的应对方法)、查看是否盘在口腔、初步固定胃管(鼻翼)	15		
	5. 检测:用回抽胃液/听气过水音/观察有无气泡逸出等方法确认在胃内后,妥善固定并贴标识	6		
鼻饲 (15分)	1. 确认:回抽胃液并证实胃管在胃内,如有异常及时报告;自胃管注入少量温开水	5		
	2. 鼻饲:遵医嘱准备营养液,(口述:营养液现配现用,粉剂应均匀搅拌,配制后的营养液放置于冰箱内冷藏,24 h用完;特殊用药前后用约30 mL温水冲洗胃管,药片或药丸经研碎、溶解后注入胃管)	3		
	一般采取半坐位,一只手反折胃管末端,另一只手抽吸营养液,缓慢匀速输注营养液后,注入30~50 mL温开水,封堵胃管,妥善固定	5		
	口述:长期留置胃管,每日用油膏涂拭鼻腔黏膜,轻轻转动鼻胃管,进行口腔护理,定期(或按照说明书)更换胃管	2		
拔除胃管 (15分)	1. 核对:携用物至床旁,核对床号、床头卡及患者姓名,做好解释,铺治疗巾,置弯盘于患者颌下,松解胃管的固定	5		
	2. 拔管:一只手持纱布靠近鼻孔包裹胃管,嘱患者深呼吸,在呼气时拔管,到咽喉处快速拔出,置胃管于弯盘内	6		
	3. 清洁:协助漱口,清洁面部,擦去胶布痕迹,观察患者反应	4		
整理 (5分)	1. 整理床单位,协助舒适卧位	2		
	2. 处理用物,分类放置	2		
	3. 洗手,记录	1		
评价 (5分)	1. 胃管是否安全、顺利、准确置入胃内,未造成不适和损伤	2		
	2. 胃管是否通畅,妥善固定	2		
	3. 观察鼻饲过程中、鼻饲后胃肠功能情况	1		

考核资源:①治疗车上层,手消毒液、治疗盘;无菌鼻饲包(治疗碗、镊子、压舌板、胃管、20 mL注射器、50 mL注射器、纱布2块、治疗巾)、液体石蜡、棉签、胶布、别针、夹子或橡皮筋、手电筒、听诊器、弯盘、鼻饲饮食(200 mL,温度38~40 ℃)、温开水适量、按需准备漱口或口腔护理用物。②治疗车下层,生活垃圾桶、医用垃圾桶。

（三）注意事项

1.插管时动作要轻柔,避免损伤食管黏膜,尤其是通过食管3个狭窄部位(环状软骨水平处、平气管分叉处、食管通过膈肌处)时,动作尤其要轻柔。

2.插入胃管至10～15 cm(咽喉部)时,若为清醒病人,嘱其做吞咽动作;若为昏迷病人则用左手托起病人头部,使下颌靠近胸骨柄,利于胃管顺利插入。

3.插入胃管过程中若病人出现呛咳,呼吸困难,发绀等,表明误入气管,应立即拔出胃管。

4.每次喂食前应确定胃管在胃内且通畅,并用少量温开水冲管后再进行喂食。鼻饲结束后再次注入少量温开水冲管,防止鼻饲液滞留凝结而造成堵管。

5.鼻饲液的温度应保持在38～40 ℃,避免过冷或过热;各类鼻饲液要防止发生凝集;药片要根据药理性质磨碎溶解后注入。

6.长期鼻饲病人应每日进行口腔护理2次,并定期更换胃管,更换胃管时间为普通胃管每周更换一次,硅胶胃管每月更换一次。

（四）健康教育

1.给病人讲解鼻饲饮食的目的、操作过程,取得病人配合,减轻病人恐惧、焦虑情绪。

2.给病人讲解鼻饲液的内容、量、温度及灌注时间。

3.给病人讲解为什么要进行胃管冲洗,以及合适的卧位。

4.给病人讲解定期更换胃管的原因及时间。

5.给病人讲解预防脱管的相关措施。

6.告知病人在鼻饲后如有不适,应及时告知医务人员。

【问题分析与能力提升】

3床,吴先生,男,68岁,脑梗死,进食呛咳,吞咽困难,生活不能自理,不能经口进食,为保证机体营养需要,医嘱给予留置胃管、鼻饲饮食。①鼻饲的目的是什么? ②如何提高昏迷病人插胃管的成功率? ③插胃管的过程中需要注意哪些环节?

实验实训二 一次性导尿术

实验学时:3学时。实验类型:技能型实验。教学目标:①正确说出一次性导尿术的目的、注意事项。②在泌尿系统操作中能严格进行无菌操作,防止感染。③形成保护病人隐私和注意为病人保暖的观念。④加强语言沟通技能训练,让病人及家属充分理解和配合留置导尿期间的护理方法。⑤熟练进行一次性导尿术操作。实验目的:为尿潴留病人引流出尿液,以减轻痛苦;采集病人尿标本做细菌培养,协助临床诊断;膀胱内用药或为膀胱肿瘤病人进行膀胱内化疗。

【操作流程与考核标准】

（一）操作流程与操作规范

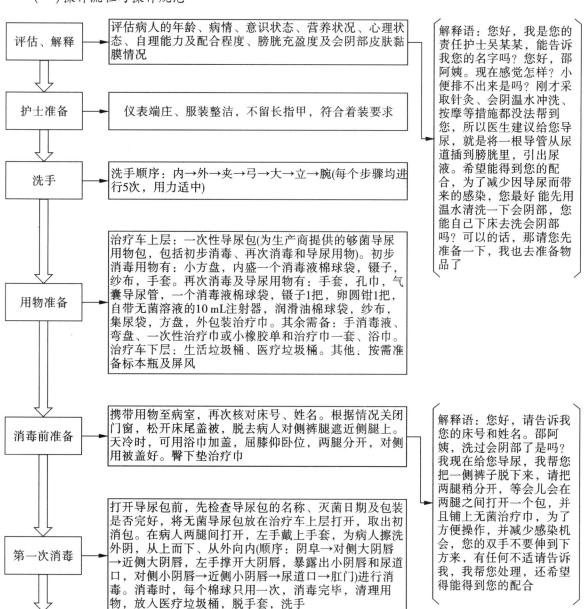

| 评估、解释 | 评估病人的年龄、病情、意识状态、营养状况、心理状态、自理能力及配合程度、膀胱充盈度及会阴部皮肤黏膜情况 |

解释语:您好,我是您的责任护士吴某某,能告诉我您的名字吗?您好,邵阿姨。现在感觉怎样?小便排不出来是吗?刚才采取针灸、会阴温水冲洗、按摩等措施都没法帮到您,所以医生建议给您导尿,就是将一根导管从尿道插到膀胱里,引出尿液。希望能得到您的配合,为了减少因导尿而带来的感染,您最好能先用温水清洗一下会阴部,您能自己下床去洗会阴部吗?可以的话,那请您先准备一下,我也去准备物品了

| 护士准备 | 仪表端庄、服装整洁,不留长指甲,符合着装要求 |

| 洗手 | 洗手顺序:内→外→夹→弓→大→立→腕(每个步骤均进行5次,用力适中) |

| 用物准备 | 治疗车上层:一次性导尿包(为生产商提供的够菌导尿用物包,包括初步消毒、再次消毒和导尿用物)。初步消毒用物有:小方盘,内盛一个消毒液棉球袋,镊子,纱布,手套。再次消毒及导尿用物有:手套,孔巾,气囊导尿管,一个消毒液棉球袋,镊子1把,卵圆钳1把,自带无菌溶液的10 mL注射器,润滑油棉球袋,纱布,集尿袋,方盘,外包装治疗巾。其余需备:手消毒液、弯盘、一次性治疗巾或小橡胶单和治疗巾一套、浴巾。治疗车下层:生活垃圾桶、医疗垃圾桶。其他:按需准备标本瓶及屏风 |

| 消毒前准备 | 携带用物至病室,再次核对床号、姓名。根据情况关闭门窗,松开床尾盖被,脱去病人对侧裤腿遮近侧腿上。天冷时,可用浴巾加盖,屈膝仰卧位,两腿分开,对侧用被盖好。臀下垫治疗巾 |

解释语:您好,请告诉我您的床号和姓名。邵阿姨,洗过会阴部了是吗?我现在给您导尿,我帮您把一侧裤子脱下来,请把两腿稍分开,等会儿会在两腿之间打开一个包,并且铺上无菌治疗巾,为了方便操作,并减少感染机会,您的双手不要伸到下方来,有任何不适请告诉我,我帮您处理,还希望得能得到您的配合

| 第一次消毒 | 打开导尿包前,先检查导尿包的名称、灭菌日期及包装是否完好,将无菌导尿包放在治疗车上层打开,取出初消包。在病人两腿间打开,左手戴上手套,为病人擦洗外阴,从上而下、从外向内(顺序:阴阜→对侧大阴唇→近侧大阴唇,左手撑开大阴唇,暴露出小阴唇和尿道口,对侧小阴唇→近侧小阴唇→尿道口→肛门)进行消毒。消毒时,每个棉球只用一次,消毒完毕,清理用物,放入医疗垃圾桶,脱手套,洗手 |

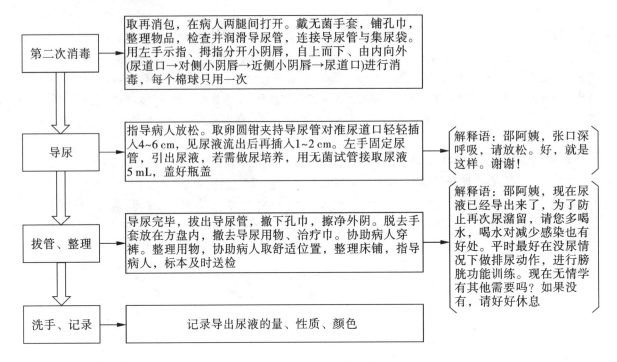

第二次消毒 →	取再消包,在病人两腿间打开。戴无菌手套,铺孔巾,整理物品,检查并润滑导尿管,连接导尿管与集尿袋。用左手示指、拇指分开小阴唇,自上而下、由内向外(尿道口→对侧小阴唇→近侧小阴唇→尿道口)进行消毒,每个棉球只用一次	
导尿 →	指导病人放松。取卵圆钳夹持导尿管对准尿道口轻轻插入4~6 cm,见尿液流出后再插入1~2 cm。左手固定尿管,引出尿液,若需做尿培养,用无菌试管接取尿液5 mL,盖好瓶盖	解释语:邵阿姨,张口深呼吸,请放松。好,就是这样。谢谢!
拔管、整理 →	导尿完毕,拔出导尿管,撤下孔巾,擦净外阴。脱去手套放在方盘内,撤去导尿用物、治疗巾,协助病人穿裤。整理用物,协助病人取舒适位置,整理床铺,指导病人,标本及时送检	解释语:邵阿姨,现在尿液已经导出来了,为了防止再次尿潴留,请您多喝水,喝水对减少感染也有好处。平时最好在没尿情况下做排尿动作,进行膀胱功能训练。现在无情学有其他需要吗?如果没有,请好好休息
洗手、记录 →	记录导出尿液的量、性质、颜色	

(二)考核标准

项目	操作要点	分值	得分	扣分及说明
仪表(3分)	仪表端庄,服装整洁,不留长指甲,按要求着装	3		
评估(4分)	1.核对医嘱单与执行单	1		
	2.携带执行单至病人床旁,核对病人腕带或床头卡,询问病人姓名	1		
	3.了解病人身体状况,告知并解释一次性导尿的目的,取得合作	1		
	4.评估病人的年龄、病情、意识状态、营养状况、心理状态、自理能力及配合程度、膀胱充盈度及会阴部皮肤黏膜情况	1		
准备(5分)	1.环境准备:光线充足,环境整洁宽敞,适宜操作(口述),备好屏风	1		
	2.洗手、戴口罩	1		
	3.备齐用物,放置合理,便于操作,符合无菌原则要求	1		
	4.病人做好准备,清洗外阴(自理或协助)	1		
	5.用物齐全,放置合理	1		
操作前准备(10分)	1.携用物至床旁,核对床号、床头卡,询问病人姓名	2		
	2.关门窗、屏风遮挡,取舒适卧位,松盖被,根据情况关闭门窗,松开床尾盖被,脱去病人对侧裤腿遮近侧腿上。天冷时,可用浴巾加盖,屈膝仰卧位,两腿分开,对侧用被盖好。臀下垫治疗巾	5		
	3.检查导尿包的名称、灭菌日期及包装是否完好,将无菌导尿包放在治疗车上层打开,取出初消包	3		

项目	操作要点	分值	得分	扣分及说明
操作过程（55分）	1. 第一次消毒：在病人两腿间打开，左手戴上手套，为病人擦洗外阴，从上而下、从外向内（顺序：阴阜→对侧大阴唇→近侧大阴唇，左手撑开大阴唇，暴露出小阴唇和尿道口，对侧小阴唇→近侧小阴唇→尿道口→肛门）进行消毒。消毒时，每个棉球只用一次，消毒完毕，清理用物，放入医疗垃圾桶，脱手套，洗手	20		
	2. 第2次消毒：取再消包，在病人两腿间打开。戴无菌手套，铺孔巾，整理物品，检查并润滑导尿管，连接导尿管与集尿袋。用左手示指、拇指分开小阴唇，自上而下、由内向外（尿道口→对侧小阴唇→近侧小阴唇→尿道口）进行消毒，每个棉球只用一次	20		
	3. 指导病人放松	2		
	4. 取卵圆钳夹持导尿管对准尿道口轻轻插入4～6 cm，见尿液流出后再插入1～2 cm	6		
	5. 左手固定尿管，引出尿液	5		
	6. 如要留取标本用无菌试管接取尿液5 mL，盖好瓶盖	2		
操作后整理（10分）	1. 导尿完毕，拔出导尿管，撤下孔巾，擦净外阴	2		
	2. 脱去手套放在方盘内，撤去导尿用物、治疗巾	2		
	3. 协助病人穿裤	2		
	4. 整理用物，协助病人取舒适位置，整理床铺，指导病人，标本及时送检	2		
	5. 洗手、记录导出尿液的量、性质、颜色。	2		
综合评价（13分）	1. 程序正确，操作规范、娴熟	3		
	2. 无菌观念强，无污染，符合无菌操作原则	3		
	3. 态度严谨，动作敏捷，操作细心准确	3		
	4. 操作过程中沟通有效，能做到关心病人，以病人为中心，确保安全	4		

考核资源：①治疗车上层，一次性导尿包（为生产商提供的灭菌导尿用物包，包括初步消毒、再次消毒和导尿用物。初步消毒用物有：小方盘，内盛数个消毒液棉球袋，镊子，纱布，手套。再次消毒及导尿用物有：手套，孔巾，弯盘，气囊导尿管，内盛数个消毒液棉球袋，镊子1把，卵圆钳1把，自带无菌生理盐水的10 mL注射器，液体石蜡棉球袋，纱布，集尿袋，方盘，外包装治疗巾）、医嘱单、执行单、手消毒液、弯盘、一次性治疗巾或小橡胶单和治疗巾一套、浴巾。②治疗车下层，生活垃圾桶、医疗垃圾桶。③其他，按需准备标本瓶及屏风。

（三）注意事项

1. 用物必须严格灭菌，并按无菌操作进行，预防尿路感染。

2. 保护病人自尊和隐私，耐心解释，操作环境要遮挡。

3. 尿管误入阴道，应换管重新插入。

4. 对膀胱高度膨胀且又极虚弱的病人，第一次导尿不应超过1 000 mL，防止虚脱与血尿。

（四）健康教育

1. 向病人讲解导尿的目的和意义。

2. 教会病人如何配合操作，减少污染。

3. 介绍相关疾病的知识。

【问题分析与能力提升】

任女士，32岁，上午9时50分在会阴侧切术下助娩男婴一名，母子生命体征平稳，顺利返回病房。产后当晚,病人诉排尿困难,检查:耻骨上方呈圆形浊音区。采取听流水声、热敷、按摩、会阴温水冲洗等方法均未奏效,遵医嘱:行一次性导尿术。请问:①如何预防导尿所引起的尿路感染?②发生尿潴留时,应如何护理病人?

实验实训三 留置导尿术

实验学时:3学时。实验类型:技能型实验。**教学目标**:①正确说出留置导尿术的目的、注意事项。②在泌尿系统操作中能严格进行无菌操作,防止感染。③形成保护病人隐私和注意为病人保暖的观念。④加强语言沟通技能训练,让病人及家属充分理解和配合留置导尿期间的护理方法。⑤能正确进行留置导尿术操作。**实验目的**:抢救危重、休克病人时正确记录每小时尿量、测量尿比重,以密切观察病人的病情变化;为盆腔手术排空膀胱,使膀胱持续保持空虚,避免术中误伤;某些泌尿系统疾病手术后留置导尿管,便于引流和冲洗,以减轻手术切口的张力,促进切口的愈合;为尿失禁或会阴部有伤口的病人引流尿液,保持会阴部的清洁干燥;为尿失禁的病人进行膀胱功能训练。

【操作流程与考核标准】

(一)操作流程与操作规范

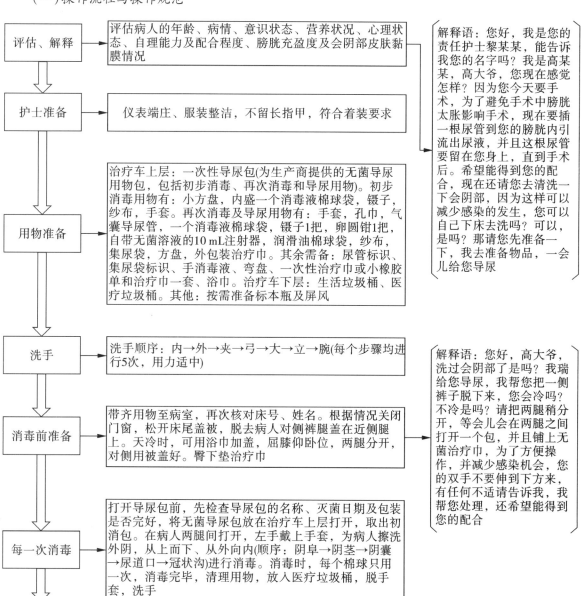

评估、解释 → 评估病人的年龄、病情、意识状态、营养状况、心理状态、自理能力及配合程度、膀胱充盈度及会阴部皮肤黏膜情况

护士准备 → 仪表端庄、服装整洁,不留长指甲,符合着装要求

用物准备 → 治疗车上层:一次性导尿包(为生产商提供的无菌导尿用物包,包括初步消毒、再次消毒和导尿用物)。初步消毒用物有:小方盘,内盛一个消毒液棉球袋,镊子,纱布,手套。再次消毒及导尿用物有:手套,孔巾,气囊导尿管,一个消毒液棉球袋,镊子1把,卵圆钳1把,自带无菌溶液的10 mL注射器,润滑油棉球袋,纱布,集尿袋,方盘,外包装治疗巾。其余需准备:尿管标识、集尿袋标识、手消毒液、弯盘、一次性治疗巾或小橡胶单和治疗巾一套、浴巾。治疗车下层:生活垃圾桶、医疗垃圾桶。其他:按需准备标本瓶及屏风

洗手 → 洗手顺序:内→外→夹→弓→大→立→腕(每个步骤均进行5次,用力适中)

消毒前准备 → 带齐用物至病室,再次核对床号、姓名。根据情况关闭门窗,松开床尾盖被,脱去病人对侧裤腿盖在近侧腿上。天冷时,可用浴巾加盖,屈膝仰卧位,两腿分开,对侧用被盖好。臀下垫治疗巾

每一次消毒 → 打开导尿包前,先检查导尿包的名称、灭菌日期及包装是否完好,将无菌导尿包放在治疗车上层打开,取出初消包。在病人两腿间打开,左手戴上手套,为病人擦洗外阴,从上而下、从外向内(顺序:阴阜→阴茎→阴囊→尿道口→冠状沟)进行消毒。消毒时,每个棉球只用一次,消毒完毕,清理用物,放入医疗垃圾桶,脱手套,洗手

解释语:您好,我是您的责任护士黎某某,能告诉我您的名字吗?我是高某某,高大爷,您现在感觉怎样?因为您今天要手术,为了避免手术中膀胱太胀影响手术,现在要插一根尿管到您的膀胱内引流出尿液,并且这根尿管要留在您身上,直到手术后。希望能得到您的配合,现在还请您去清洗一下会阴部,因为这样可以减少感染的发生,您可以自己下床去洗吗?可以,是吗?那请您先准备一下,我去准备物品,一会儿给您导尿

解释语:您好,高大爷,洗过会阴部了是吗?我瑞给您导尿,我帮您把一侧裤子脱下来,您会冷吗?不冷是吗?请把两腿稍分开,等会儿会在两腿之间打开一个包,并且铺上无菌治疗巾,为了方便操作,并减少感染机会,您的双手不要伸到下方来,有任何不适请告诉我,我帮您处理,还希望能得到您的配合

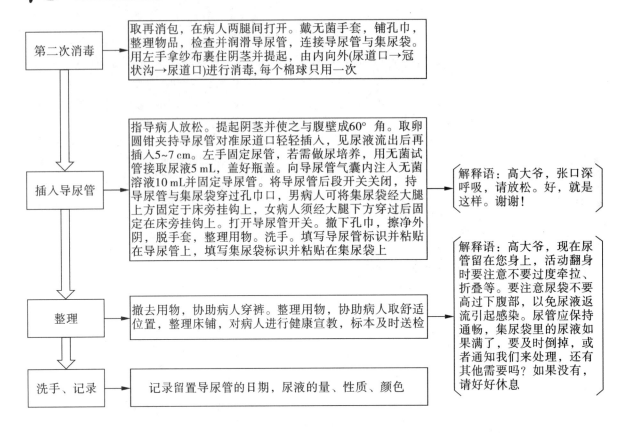

（二）考核标准

项目	技术操作要求	分值	得分	扣分及说明
仪表 （3分）	仪表端庄,服装整洁,不留长指甲,按要求着装	3		
评估 （4分）	1. 核对医嘱单与执行单	1		
	2. 携带执行单至病人床旁,核对病人腕带或床头卡、询问病人姓名	1		
	3. 了解病人身体状况,告知并解释一次性导尿的目的,取得合作	1		
	4. 评估病人的年龄、病情、意识状态、营养状况、心理状态、自理能力及配合程度、膀胱充盈度及会阴部皮肤黏膜情况。	1		
准备 （5分）	1. 环境准备:光线充足,环境整洁宽敞,适宜操作（口述）,备好屏风	1		
	2. 洗手、戴口罩	1		
	3. 备齐用物,放置合理,便于操作,符合无菌原则要求	1		
	4. 病人做好准备,清洗外阴（自理或协助）	1		
	5. 用物齐全,放置合理、无菌物品有效	1		

项目	技术操作要求	分值	得分	扣分及说明
操作前准备（10分）	1. 携用物至床旁,核对床号、床头卡、询问病人姓名	2		
	2. 关门窗、屏风遮挡,取舒适卧位,松盖被,根据情况关闭门窗,松开床尾盖被,脱去病人对侧裤腿遮近侧腿上。天冷时,可用浴巾加盖,屈膝仰卧位,两腿分开,对侧用被盖好。臀下垫治疗巾	5		
	3. 检查导尿包的名称、灭菌日期及包装是否完好,将无菌导尿包放在治疗车上层打开,取出初消包	3		
操作（54分）	1. 第一次消毒:在病人两腿间打开,左手戴上手套,为病人擦洗外阴,从上而下、从外向内(顺序:阴阜→阴茎→阴囊→尿道口→冠状沟)进行消毒。消毒时,每个棉球只用一次,消毒完毕,清理用物,放入医疗垃圾桶,脱手套,洗手	20		
	2. 第二次消毒:取再消包,在病人两腿间打开。戴无菌手套,铺孔巾,整理物品,检查并润滑导尿管,连接导尿管与集尿袋。用左手拿纱布裹住阴茎并提起,由内向外(尿道口→冠状沟→尿道口)进行消毒,每个棉球只用一次	20		
	3. 指导病人放松	2		
	4. 提起阴茎并使之与腹壁成60°角。取卵圆钳夹持导尿管对准尿道口轻轻插入,见尿液流出后再插入5～7 cm	5		
	5. 左手固定尿管,引出尿液	1		
	6. 用无菌试管接取尿液5 mL,盖好瓶盖	2		
	7. 向导尿管气囊内注入无菌生理盐水10 mL并固定导尿管	2		
	8. 将导尿管后段开关关闭,持导尿管与集尿袋穿过孔巾口,男病人可将集尿袋经大腿上方固定于床旁挂钩上,女病人须经大腿下侧穿过后固定在床旁挂钩上	2		
操作后整理（12分）	1. 打开导尿管开关	1		
	2. 撤下孔巾,擦净外阴,脱手套,整理用物	2		
	3. 洗手	1		
	4. 填写导尿管标识并粘贴在导尿管上,填写集尿袋标识并粘贴在集尿袋上	2		
	5. 协助病人穿裤	2		
	6. 协助病人取舒适位置,整理床铺,指导病人,标本及时送检	2		
	7. 洗手、记录	2		
综合评价（12分）	1. 程序正确,操作规范、娴熟	3		
	2. 无菌观念强,无污染,符合无菌操作原则	3		
	3. 态度严谨,动作敏捷,操作细心准确	3		
	4. 操作过程中沟通有效,能做到关心病人,以病人为中心,确保安全	3		

考核资源:①治疗车上层,一次性导尿包(为生产商提供的灭菌导尿用物包,包括初步消毒、再次消毒和导尿用物。初步消毒用物有:小方盘,内盛数个消毒液棉球袋,镊子,纱布,手套。再次消毒及导尿用物有:手套,孔巾,气囊导尿管,内盛数个消毒液棉球袋,镊子1把,卵圆钳1把,自带无菌生理盐水的10 mL注射器,液体石蜡棉球袋,纱布,集尿袋,方盘,外包装治疗巾)、医嘱单、执行单、尿管标识、集尿袋标识、手消毒液、弯盘、一次性治疗巾或小橡胶单和治疗巾一套、浴巾。②治疗车下层,生活垃圾桶、医疗垃圾桶。③其他,按需准备标本瓶及屏风。

（三）注意事项

1.保护病人自尊和隐私、耐心解释,操作环境要遮挡。

2.对膀胱高度膨胀且又极虚弱的病人,第一次导尿不应超过 1 000 mL,防止虚脱与血尿。

3.指导长期留置尿管的病人多饮水并进行膀胱功能训练。

（四）健康教育

1.向病人及家属解释留置导尿的目的和护理方法,并鼓励其主动参与护理。

2.向病人及家属说明摄取足够的水分和进行适当的活动对预防泌尿道感染的重要性,每天尿量应维持在 2 000 mL 以上,达到自然冲洗尿道的作用,以减少尿道感染的机会,同时也可预防尿路结石的形成。

3.注意保持引流通畅,避免因导尿管受压、扭曲、堵塞等导致泌尿系统的感染。

4.在离床活动时,应将导尿管远端固定在大腿上,以防导尿管脱出。集尿袋不得超过膀胱高度并避免挤压,防止尿液返流,导致感染的发生。

【问题分析与能力提升】

张女士,62 岁,阴道不规则流血 6 月余,医院全面检查后诊断为"子宫内膜不典型增生"。拟行"子宫全切术"。医嘱:术前留置导尿。①如何预防留置导尿病人所引起的尿路感染? ②留置尿管在日常护理时应注意什么?

实验实训四 膀胱冲洗术

实验学时:2 学时。**实验类型:**技能型实验。**教学目标:**①能说出膀胱冲洗术的适应证、目的及注意事项。②能较熟练进行膀胱冲洗。③能正确判断膀胱冲洗引流液的性状、量改变及病人病情变化,并进行相应处理。④操作过程中恰当应用护患沟通技巧。**实验目的:**前列腺及膀胱手术后预防血块形成;清除膀胱或尿管内残留的血液、脓液或沉渣尿垢等,保持引流通畅;减轻膀胱刺激症状;止血、抗炎、减少结石形成。

【操作流程与考核标准】

(一)操作流程与操作规范

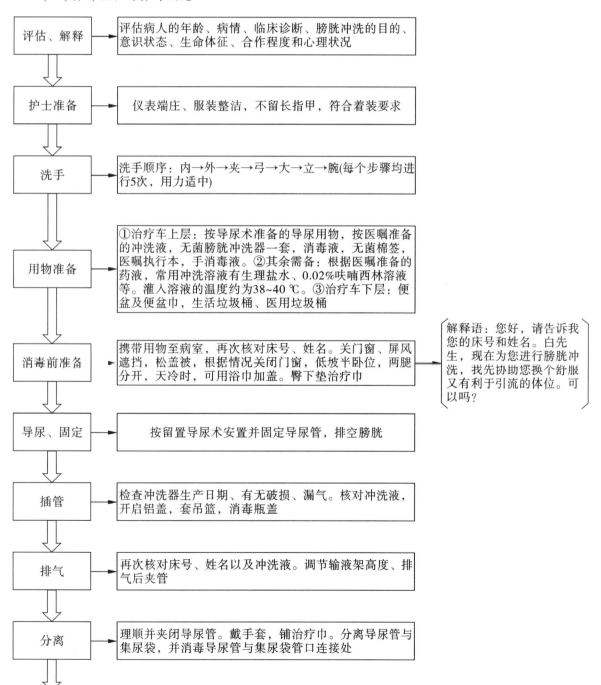

| 评估、解释 | → | 评估病人的年龄、病情、临床诊断、膀胱冲洗的目的、意识状态、生命体征、合作程度和心理状况 |

| 护士准备 | → | 仪表端庄、服装整洁,不留长指甲,符合着装要求 |

| 洗手 | → | 洗手顺序:内→外→夹→弓→大→立→腕(每个步骤均进行5次,用力适中) |

| 用物准备 | → | ①治疗车上层:按导尿术准备的导尿用物,按医嘱准备的冲洗液,无菌膀胱冲洗器一套,消毒液,无菌棉签,医嘱执行本,手消毒液。②其余需备:根据医嘱准备的药液,常用冲洗溶液有生理盐水、0.02%呋喃西林溶液等。灌入溶液的温度约为38~40 ℃。③治疗车下层:便盆及便盆巾,生活垃圾桶、医用垃圾桶 |

| 消毒前准备 | → | 携带用物至病室,再次核对床号、姓名。关门窗、屏风遮挡,松盖被,根据情况关闭门窗,低坡半卧位,两腿分开,天冷时,可用浴巾加盖。臀下垫治疗巾 |

解释语:您好,请告诉我您的床号和姓名。白先生,现在为您进行膀胱冲洗,我先协助您换个舒服又有利于引流的体位。可以吗?

| 导尿、固定 | → | 按留置导尿术安置并固定导尿管,排空膀胱 |

| 插管 | → | 检查冲洗器生产日期、有无破损、漏气。核对冲洗液,开启铝盖,套吊篮,消毒瓶盖 |

| 排气 | → | 再次核对床号、姓名以及冲洗液。调节输液架高度、排气后夹管 |

| 分离 | → | 理顺并夹闭导尿管。戴手套,铺治疗巾。分离导尿管与集尿袋,并消毒导尿管与集尿袋管口连接处 |

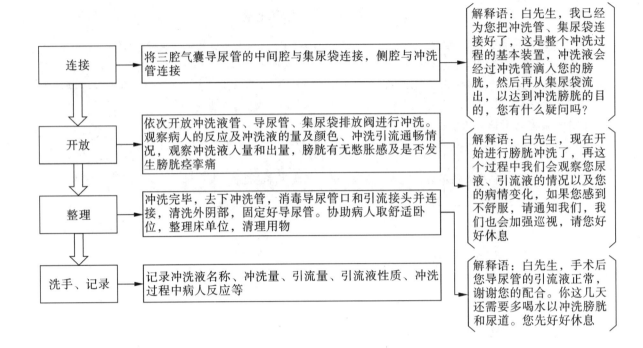

（二）考核标准

项目	操作要点	分值	得分	扣分及说明
仪表 （3分）	仪表端庄,服装整洁,不留长指甲,按要求着装	3		
评估 （4分）	1.核对医嘱单与执行单	1		
	2.携带执行单至病人床旁,核对患者腕带或床头卡、询问患者姓名	1		
	3.了解患者身体状况,告知并解释一次性导尿的目的,取得合作	1		
	4.评估病人的年龄、病情、临床诊断、膀胱冲洗的目的、意识状态、生命体征、合作程度和心理状况	1		
操作前准备 （33分）	1.携用物至床旁,核对床号、床头卡、腕带,询问患者姓名	3		
	2.关门窗、屏风遮挡,松盖被,根据情况关闭门窗,低坡半卧位,两腿分开,天冷时,可用浴巾加盖。臀下垫治疗巾	5		
	3.导尿、固定、排空膀胱	5		
	4.插管:检查冲洗器生产日期、有无破损、漏气。核对冲洗液,开启铝盖,套吊篮,消毒瓶盖,连接冲洗液体与冲洗器	10		
	5.排气:再次核对床号、姓名以及冲洗液。调节输液架高度,排气后夹管	10		

项目	操作要点	分值	得分	扣分及说明
操作 (35分)	1. 分离:理顺并夹闭导尿管。戴手套,铺治疗巾。分离导尿管与集尿袋,并消毒导尿管与集尿袋管口与连接处	5		
	2. 连接:将三腔气囊导尿管的中间腔与集尿袋连接,侧腔与冲洗管连接	5		
	3. 开放:依次开放冲洗液管、导尿管、集尿袋排放阀进行冲洗	15		
	4. 观察病人的反应及冲洗液的量及颜色、冲洗引流通畅情况,观察冲洗液入量和出量,膀胱有无憋胀感及是否发生膀胱痉挛痛	10		
操作后整理 (15分)	1. 冲洗完毕,去下冲洗管,消毒导尿管口和引流接头并连接	5		
	2. 清洗外阴部,固定好导尿管	5		
	3. 协助病人取舒适卧位,整理床单位,清理用物	3		
	5. 洗手、记录	2		
综合评价 (10分)	1. 程序正确,操作规范、娴熟	2		
	2. 无菌观念强,无污染,符合无菌操作原则	3		
	3. 态度严谨,动作敏捷,操作细心准确	3		
	4. 操作过程中沟通有效,能做到关心病人,以病人为中心,确保安全	2		

考核资源:①治疗车上层,按导尿术准备的导尿用物,按医嘱准备的冲洗液,无菌膀胱冲洗器1套,消毒液,无菌棉签,医嘱执行本,手消毒液。②治疗车下层,便盆及便盆巾,生活垃圾桶、医用垃圾桶。③其他,根据医嘱准备的药液,常用冲洗溶液有生理盐水、0.02%呋喃西林溶液等;灌入溶液的温度约为38~40 ℃。

(三)注意事项

1. 严格无菌操作,按规范更换引流袋,防止感染发生。

2. 根据引流液颜色,调节冲洗速度。若病人出现冲洗液鲜红,可加快冲洗速度;如出现导管堵塞或感到剧痛不适等情况,应立即停止冲洗,及时查明原因,必要时报告医生。

3. 液面距床面约60 cm,以便产生一定的压力,使液体能够顺利滴入膀胱,冲洗过程中要严密观察冲洗引流通畅情况。

4. 若进行间断膀胱冲洗,则在连接好三腔气囊导尿管后,先夹闭引流管,开放冲洗管,使冲洗液滴入膀胱;再夹闭冲洗管,打开引流管,将冲洗引流液全部引流出来,如此反复。

(四)健康教育

1. 向病人及家属解释膀冲洗的目的和护理方法,并鼓励其主动配合。

2. 向病人说明摄取足够水分的重要性,每天饮水量应维持在2 000 mL 左右,以产生足够的尿量冲洗尿路,达到预防感染发生的目的。

【问题分析与能力提升】

白先生,60岁。主诉:尿频、尿急,夜尿次数增多半年,加重并伴排尿困难2个月。近2个月来无明显诱因出现进行性排尿困难,遂入院就诊,B超检查诊断为"前列腺Ⅱ度增生"。今晨在全麻下行"经尿道前列腺电切术"。术后按全麻术后常规护理,生命体征平稳,留置导尿管引流出淡红色液体,予以输液、抗感染、膀胱冲洗等治疗。请问:①冲洗过程中若病人出现膀胱痉挛,可能是什么原因? 应如何处理? ②膀胱冲洗调节滴速时,应考虑哪些因素? 如何调节?

实验实训五　大量不保留灌肠

实验学时:3 学时。**实验类型**:技能型实验。**教学目标**:①能正确说出常用灌肠液种类、浓度、温度、量及适应证和禁忌证。②能根据病人病情进行灌肠液的配制。③正确说出大量不保留灌肠的目的、注意事项。④正确进行大量不保留灌肠操作。⑤操作中注意保护个人隐私,减少暴露。**实验目的**:解除便秘、肠胀气;清洁肠道,为肠道手术、检查或分娩做准备;稀释并清除肠道内的有害物质,减轻中毒;灌入低温液体,为高热病人降温。

【操作流程与考核标准】

(一)操作流程与操作规范

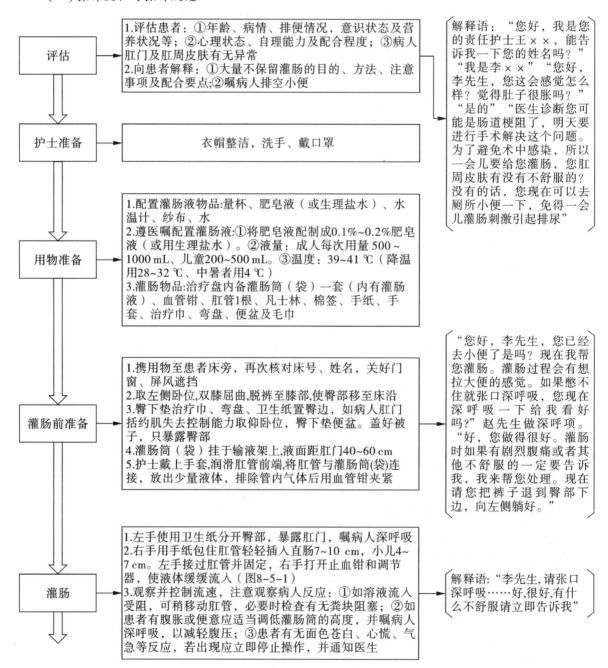

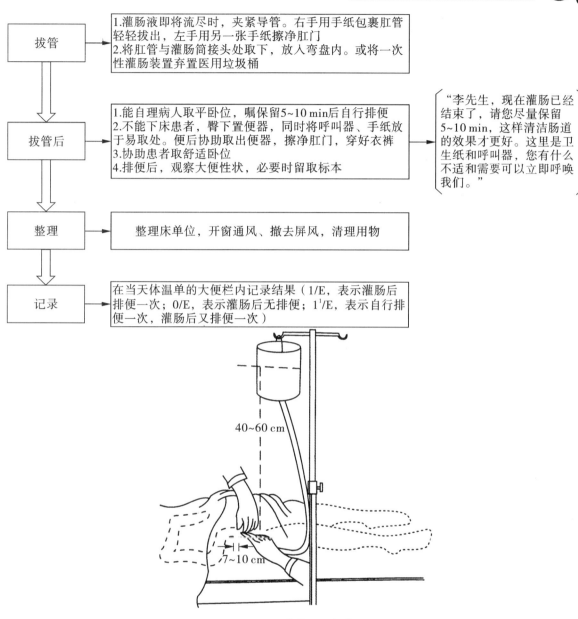

| 拔管 | 1.灌肠液即将流尽时，夹紧导管。右手用手纸包裹肛管轻轻拔出，左手用另一张手纸擦净肛门
 2.将肛管与灌肠筒接头处取下，放入弯盘内。或将一次性灌肠装置弃置医用垃圾桶 |

| 拔管后 | 1.能自理病人取平卧位，嘱保留5~10 min后自行排便
 2.不能下床患者，臀下置便器，同时将呼叫器、手纸放于易取处。便后协助取出便器，擦净肛门，穿好衣裤
 3.协助患者取舒适卧位
 4.排便后，观察大便性状，必要时留取标本 | "李先生，现在灌肠已经结束了，请您尽量保留5~10 min，这样清洁肠道的效果才更好。这里是卫生纸和呼叫器，您有什么不适和需要可以立即呼唤我们。" |

| 整理 | 整理床单位，开窗通风、撤去屏风，清理用物 |

| 记录 | 在当天体温单的大便栏内记录结果（1/E，表示灌肠后排便一次；0/E，表示灌肠后无排便；1¹/E，表示自行排便一次，灌肠后又排便一次） |

图 8-5-1　大量不保留灌肠

（二）考核标准

项目	操作要点	分值	得分	扣分及说明
仪表 (3分)	仪表端庄,服装整洁,不留长指甲,按要求着装	3		
操作前准备 (23分)	1. 评估病人并解释,病人做好准备,排空膀胱	5		
	2. 规范洗手,戴好口罩	3		
	3. 按要求打开一次性灌肠袋,夹紧调节器,挂于治疗车上	5		
	4. 配制灌肠液(溶液、量、水温适宜)	5		
	5. 备齐用物,放置合理	5		

项目	操作要点	分值	得分	扣分及说明
操作过程（64分）	1.确认有效医嘱	3		
	2.核对床号、姓名，置治疗车于右侧床边	3		
	3.向患者解释，评估病情	3		
	4.注意保护患者隐私，松开被尾	5		
	5.协助取左侧卧位，暴露臀部，使臀部移至床沿，注意保暖	5		
	6.垫治疗巾，置弯盘于臀边	5		
	7.灌肠袋挂于输液架上（液面距肛门高度为40～60 cm），连接肛管	3		
	8.液体石蜡润滑肛管前端，排尽管内气体，夹管	7		
	9.正确插入肛管前端，排尽管内气体，夹管	5		
	10.打开调节器，灌入溶液	3		
	11.观察病情（嘱患者做深呼吸或腹部按摩，如有便意，将灌肠袋适当放低，若有异常立即停止）	5		
	12.拔管（待灌肠液即将流进时夹管，取卫生纸包住肛管，轻轻拔出，随手擦净肛门），取下灌肠袋放入弯盘内	5		
	13.协助患者取平卧位	3		
	14.指导患者尽可能保留灌肠液5～10 min	3		
	15.协助排便	3		
	16.在当天体温单上的大便栏内记录	3		
操作后（5分）	整理床单位，妥善安置患者，开窗通风	5		
综合评价（5分）	对患者的态度，与患者的沟通，操作熟练程度	5		

考核资源：①治疗车上层，灌肠筒（袋）1套、量杯、肛管1根、血管钳、润滑剂、棉签、手套、水温计、弯盘、治疗巾、手纸、灌肠液、水温计、纱布、手消毒液。②治疗车下层，便盆，便盆巾，生活垃圾桶、医疗垃圾桶。③其他：输液架。

（三）注意事项

1.对急腹症、妊娠早期、消化道出血病人禁忌灌肠；肝性脑病病人禁止用肥皂水灌肠；伤寒病人灌肠溶液量不能超过500 mL，液面距肛门不得超过30 cm。

2.保证灌肠溶液量、温度、浓度、压力适宜。

3.按照要求置入肛管，置入合适长度，使灌肠溶液以合适速度缓缓注入并注意观察病人反应。

4.灌肠过程中，病人有便意，指导病人做深呼吸，同时适当调低溶液高度，减慢流速；病人如有心悸、气促、剧烈腹痛等不适症状，立即停止灌肠，及时联系医生，避免发生意外。

（四）健康教育

1.向病人及家属讲解维持正常排便习惯的重要性。

2.指导病人及家属保持健康的生活习惯以维持正常排便。

3.指导病人掌握灌肠时的配合方法。

【问题分析与能力提升】

　　李先生,33岁,主诉:阵发性疼痛上腹2周余,伴腹胀、恶心、呕吐。经胃肠镜检查显示:远端小肠肿瘤性梗阻。拟急诊行"十二指肠肿瘤切除术"。医嘱:肥皂水灌肠。请问:①肝性脑病患者灌肠时应注意什么? 为什么? ②大量不保留灌肠肛管置入深度是多少?

实验实训六　小量不保留灌肠

实验学时:2学时。**实验类型:**技能型实验。**教学目标:**①准确掌握小量不保留灌肠的目的、适应证和注意事项。②正确配置灌肠液(种类、浓度、温度、量)。③熟练进行小量不保留灌肠操作方法。④操作过程中注意人文关怀、保护病人隐私。**实验目的:**软化粪便、解除便秘;排除肠道内气体、减轻腹胀。

【操作流程与考核标准】

(一)操作流程与操作规范

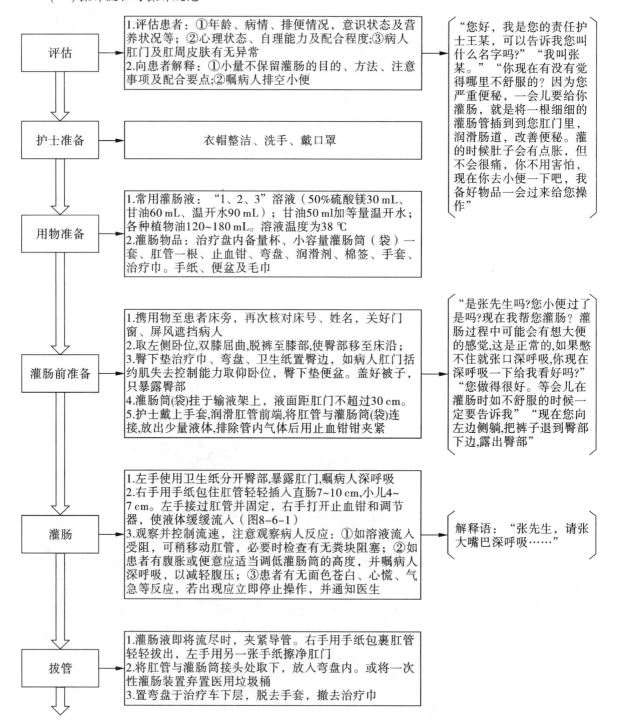

拔管后	1.能自理病人取平卧位，嘱保留10~20 min后自行排便 2.不能下床患者，臀下置便器，同时将呼叫器、手纸放于易取处。便后协助取出便器，擦净肛门，穿好衣裤 3.协助患者取舒适卧位 4.观察大便性状，必要时留取标本
整理	整理床单位，开窗通风、撤去屏风、清理用物
记录	在当天体温单的大便栏内记录结果

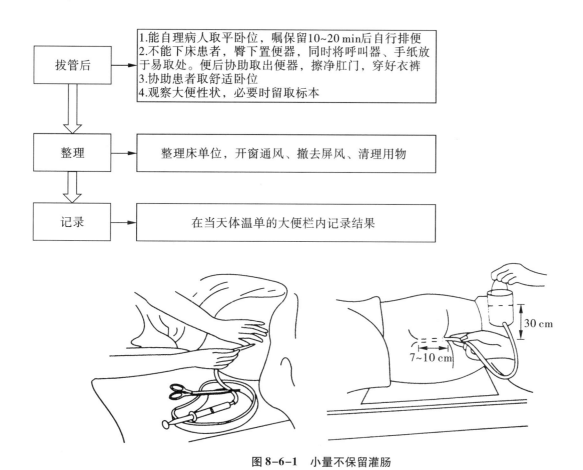

图8-6-1　小量不保留灌肠

（二）考核标准

项目	操作要点	分值	得分	扣分及说明
仪表 （3分）	仪表端庄,服装整洁,不留长指甲,按要求着装	3		
操作前 准备 （23分）	1.评估病人并解释、病人做好准备,排空膀胱	5		
	2.规范洗手和手卫生,戴好口罩	3		
	3.按要求打开一次性灌肠袋,夹紧调节器,挂于治疗车上	5		
	4.配制灌肠液(溶液、量、水温适宜)	5		
	5.备齐用物,放置合理	5		

项目	操作要点	分值	得分	扣分及说明
操作过程（64分）	1. 确认有效医嘱	3		
	2. 核对床号、姓名，置治疗车于右侧床边	3		
	3. 向患者解释，评估病情	3		
	4. 注意保护患者隐私，松开被尾	5		
	5. 协助取左侧卧位，暴露臀部，使臀部移至床沿，注意保暖	5		
	6. 垫治疗巾，置弯盘于臀边	5		
	7. 灌肠袋挂于输液架上（液面肛门高度不超过30 cm），连接肛管	3		
	8. 液体石蜡润滑肛管前端，排尽管内气体，夹管	5		
	9. 正确插入肛管前端，排尽管内气体，夹管	7		
	10. 打开调节器，灌入溶液	3		
	11. 观察病情（嘱患者做深呼吸或腹部按摩，如有便意，将灌肠袋适当放低，若有异常立即停止）	5		
	12. 拔管（待灌肠液即将流进时夹管，取卫生纸包住肛管，轻轻拔出，随手擦净肛门），取下灌肠袋放入弯盘内	5		
	13. 协助患者取平卧位	3		
	14. 指导患者尽可能保留灌肠液10~20 min	3		
	15. 协助无法自理患者排便	3		
	16. 在当天体温单上的大便栏内记录	3		
操作后（5分）	整理床单位，妥善安置患者，开窗通风	5		
综合评价（5分）	对患者的态度，与患者的沟通，操作熟练程度	5		

考核资源：①治疗车上层，灌肠筒（袋）1套（或注洗器）、量杯、肛管1根、血管钳、润滑剂、棉签、手套、水温计、弯盘、治疗巾、手纸、灌肠液、水温计、纱布、手消毒液。②治疗车下层，便盆、便盆巾，生活垃圾桶、医疗垃圾桶。

（三）注意事项

1. 灌肠时置入肛管深度为7~10 cm，压力宜低，灌肠液注入速度不宜过快。

2. 若用注洗器，每次抽吸灌肠液时应反折肛管尾端，避免空气进入肠道，引起腹胀。

（四）健康教育

1. 向病人及家属讲解维持正常排便习惯的重要性。

2. 向病人及家属解释灌肠的意义。

3. 指导病人及家属保持健康的生活习惯以维持正常排便。

【问题分析与能力提升】

张先生，73岁，主诉大便干结，排便困难1月余，以腹痛、腹胀入院给予导泻剂后，仍无法自行排便，遵医嘱：给予小量不保留灌肠。请问：①小量不保留灌肠的主要用途是什么？适用于哪些疾病情况？②小量不保留灌肠常用灌肠液种类有哪些？

实验实训七 保留灌肠

实验学时:2学时。实验类型:技能型实验。教学目标:①准确掌握保留灌肠的目的、适应证和禁忌证。②准确掌握保留灌肠溶液(种类、浓度、温度、量)的配制。③准确掌握各类灌肠液的治疗目的。④准确掌握保留灌肠操作方法。⑤正确区分保留灌肠和不保留灌肠应用之间的联系和区别。实验目的:治疗肠道炎症;镇静、催眠作用。

【操作流程与考核标准】

(一)操作流程与操作规范

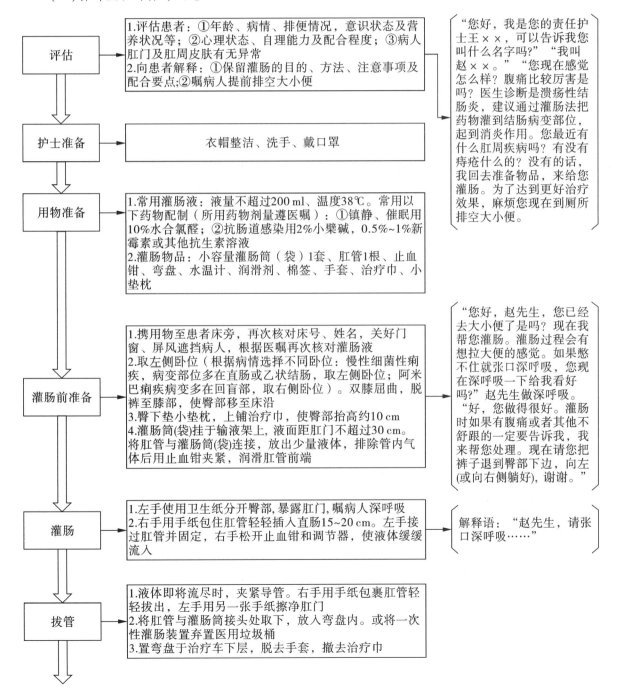

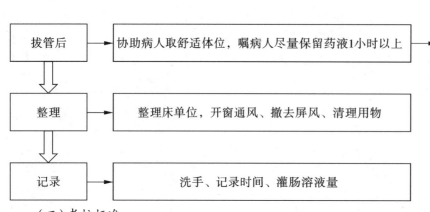

"赵先生，现在所有药液都已经灌进去了，如果有便意，请张口深呼吸，尽量保留1小时以上，让药物好好吸收，这样治疗效果会更好。我把呼叫器放在您床头，有任何不适都可以呼唤我们。您现在还有其他需要吗？如果没有请好好休息。"

（二）考核标准

项目	操作要点	分值	得分	扣分及说明
仪表 （3分）	仪表端庄，服装整洁，不留长指甲，按要求着装	3		
操作前 准备 （23分）	1. 评估病人并解释、嘱其排空大小便，做好准备	5		
	2. 规范洗手和手卫生，戴好口罩	3		
	3. 配制灌肠液（溶液、量、水温适宜）	5		
	4. 按要求备好灌肠袋/筒，夹紧调节器	5		
	5. 备齐用物，放置合理	5		
操作 过程 （64分）	1. 确认有效医嘱	3		
	2. 核对床号、姓名，置治疗车于右侧床边	3		
	3. 向患者解释，评估病情	3		
	4. 注意保护患者隐私，松开被尾	5		
	5. 协助病人摆好体位，注意保暖	5		
	6. 垫小垫枕、治疗巾，臀部抬高10 cm	5		
	7. 灌肠袋挂于输液架上（液面距肛门高度为<30 cm），连接肛管	3		
	8. 润滑剂润滑肛管前端，连接肛管，排尽管内气体，夹管	7		
	9. 正确插入肛管前端15~20 cm	5		
	10. 打开调节器，灌入溶液	3		
	11. 观察病情（嘱患者做深呼吸或腹部按摩，如有便意，将灌肠袋适当放低，若有异常立即停止）	5		
	12. 拔管（待灌肠液即将流进时夹管，取卫生纸包住肛管，轻轻拔出，随手擦净肛门），取下灌肠袋放入弯盘内	5		
	13. 协助患者取舒适卧位	3		
	14. 指导患者尽可能保留1 h以上	3		
	15. 协助无法自理患者排便	3		
	16. 记录	3		

项目	操作要点	分值	得分	扣分及说明
操作后（5分）	整理床单位,妥善安置患者,开窗通风	5		
综合评价（5分）	对患者的态度,与患者的沟通,操作熟练程度	5		

考核资源:①量杯、灌肠液、水温计、纱布。②治疗盘内备,灌肠筒(袋)1套、量杯(内有灌肠液)、肛管1根、血管钳、液体石蜡棉球、手套;治疗盘外备水温计、弯盘、治疗巾、小垫枕、手纸。③输液架、便盆及毛巾(无法下床排便者备用)。

(三)注意事项

1. 保留灌肠前应嘱病人排便,排空肠道以利于药物吸收。

2. 了解病人病变部位,以确定病人卧位和肛管插入深度,保证灌肠效果。

3. 保留灌肠宜选用较细肛管且置入深度较深,灌肠溶液量不宜过大,灌肠液高度不宜过高,速度不宜过快,减少刺激病人肠道,使得灌肠溶液可保留较长时间,利于药物吸收。

4. 肛门、直肠、结肠术后及大小便失禁病人,不宜做保留灌肠。

(四)健康教育

向病人和家属讲解有关疾病的知识和保留灌肠的方法,正确配合治疗。

【问题分析与能力提升】

赵先生,30岁,主诉:反复黏液血便2年余,加重伴腹痛2月。临床诊断为:溃疡性结肠炎。医嘱:0.9%氯化钠注射液150 mL+地塞米松磷酸钠注射液5 mg+美沙拉秦缓释颗粒1 g保留灌肠,qn。请问:①保留灌肠的主要用途是什么? 适用于哪些疾病情况? ②保留灌肠如何依据疾病种类、病变部位选择病人合适体位?

第九单元　口服给药与雾化吸入护理技术

实验实训一　口服给药法

实验学时:1学时。**实验类型**:技能型实验。**教学目标**:①能正确说出口服给药法的目的和注意事项。②能正确配药和发药,流程清楚、操作熟练。③在配药和发药过程中能严格执行"三查七对"制度。④在发药过程中能有效地与病人进行沟通交流,并指导病人正确用药。**实验目的**:按照医嘱正确指导病人口服给药,并观察药物作用;药物口服后经胃肠道黏膜吸收而产生疗效,达到口服给药的治疗目的。

【操作流程与考核标准】

(一)操作流程与操作规范

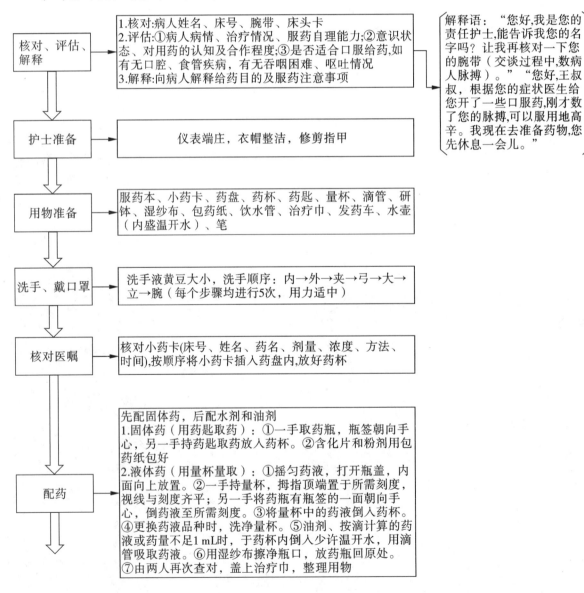

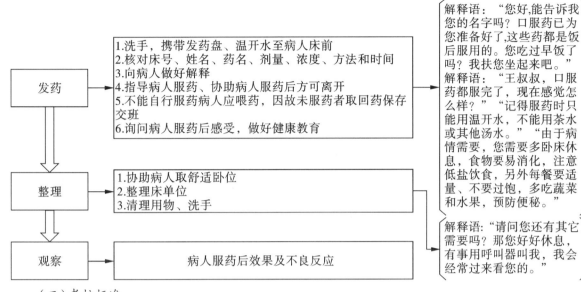

解释语："您好,能告诉我您的名字吗? 口服药已为您准备好了,这些药都是饭后服用的。您吃过早饭了吗? 我扶您坐起来吧。"

解释语："王叔叔,口服药都服完了,现在感觉怎么样?""记得服药时只能用温开水,不能用茶水或其他汤水。""由于病情需要,您需要多卧床休息,食物要易消化,注意低盐饮食,另外每餐要适量、不要过饱,多吃蔬菜和水果,预防便秘。"

解释语:"请问您还有其它需要吗? 那您好好休息,有事用呼叫器叫我,我会经常过来看您的。"

（二）考核标准

项目		操作要点	分值	得分	扣分及说明
准备 （8分）		1. 评估病人并解释、病人做好准备	3		
		2. 护士衣帽整洁,洗手,戴口罩	2		
		3. 用物齐全,符合要求,放置合理	3		
操作 过程 （70分）	备药 （30分）	1. 根据医嘱备药	2		
		2. 严格执行查对制度（注意三查七对具体内容）	6		
		3. 先配固体药,后配水剂及油剂	3		
		4. 配制固体药方法正确	4		
		5. 含化片和粉剂用纸包好	2		
		6. 配制药液方法正确	8		
		7. 再次核对	3		
		8. 整理用物	2		
	发药 （28分）	1. 备齐用物至床旁	2		
		2. 核对、解释	6		
		3. 正确分发药物	4		
		4. 指导病人服药	4		
		5. 协助病人服药	5		
		6. 不能自行服药病人应喂药	5		
		7. 未服药者取回药做好交班	2		
	整理 （12分）	1. 病人取舒适卧位	4		
		2. 整理床单位、清理用物	2		
		3. 洗手	2		
		4. 观察服药后反应	4		

项目	操作要点	分值	得分	扣分及说明
指导病人 (7分)	对病人进行正确指导和良好沟通	7		
理论 (5分)	回答内容逻辑清楚、内容正确、要点完整	5		
操作质量 (10分)	流程清晰,操作熟练,动作轻、稳、准;严格执行查对制度	10		

考核资源:服药本、小药卡、药盘、药杯、药匙、量杯、滴管、研钵、湿纱布、包药纸、饮水管、治疗巾、发药车、水壶(内盛温开水)、笔。

(三)注意事项

1. 严格查对制度,单次不能同时取出两名病人的药物,确保病人用药安全。

2. 需吞服的药物通常用 40 ~ 60 ℃温开水送服,不能用茶水送服。

3. 发药时若病人提出疑问,护士应认真听取,再次核对,确认无误后耐心解释。

4. 发药后观察病人服药的疗效和不良反应,出现异常应及时与医生联系,酌情处理。

(四)健康教育

1. 向病人及家属解释口服给药的目的。

2. 根据口服药物的特性指导病人正确用药(详细内容见注意事项)。

【问题分析与能力提升】

王先生,65 岁。主诉:日常活动后气促、乏力 5 年,加重 1 周。体格检查:T 37.6 ℃,P 90 次/min,R 22 次/min,BP 149/85 mmHg,神志清。医嘱:卡托普利片 12.5 mg,口服,bid;地高辛片 0.25 mg,口服,qd。请问:①哪些病人不宜口服给药?②哪些病人需要将药片研碎后口服或鼻饲给药?③如何为病人做好用药指导?

实验实训二　超声波雾化吸入疗法

实验学时:2学时。**实验类型**:技能型实验。**教学目标**:①正确说出超声雾化吸入疗法的目的。②能正确使用雾化器并正确进行超声雾化吸入操作。③病人的呼吸道情况得到连续观察,异常情况得到及时处理。④能应用各种方法促进病人排痰。**实验目的**:湿化气道;控制感染;改善通气;去痰镇咳。

【操作流程与考核标准】

(一)操作流程与操作规范

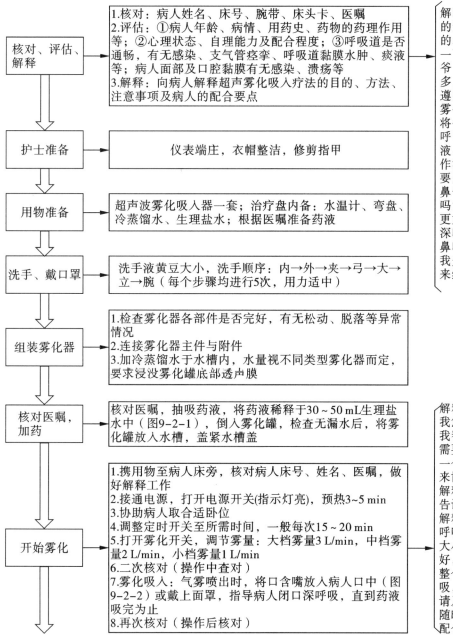

核对、评估、解释

1.核对:病人姓名、床号、腕带、床头卡、医嘱
2.评估:①病人年龄、病情、用药史、药物的药理作用等;②心理状态、自理能力及配合程度;③呼吸道是否通畅,有无感染、支气管痉挛、呼吸道黏膜水肿、痰液等;病人面部及口腔黏膜有无感染、溃疡等
3.解释:向病人解释超声雾化吸入疗法的目的、方法、注意事项及病人的配合要点

解释语:"您好,我是您的责任护士,请告诉我您的名字好吗?让我再核对一下您的腕带。""李大爷,由于您最近痰比较多,而且不容易咳出来,遵医嘱给您做雾化吸入。雾化吸入就是应用超声波将化痰药变成雾状,再由呼吸道吸入,以稀释痰液、帮助您祛痰。这项操作没有什么痛苦,请您不要紧张。""您的口腔、鼻子有什么不舒服的地方吗?""为了使雾化效果更好,现在跟我练习一下深呼吸,用口深吸气,用鼻呼气。""做的很好,我先去准备物品,稍后过来给您雾化。"

护士准备

仪表端庄,衣帽整洁,修剪指甲

用物准备

超声波雾化吸入器一套;治疗盘内备:水温计、弯盘、冷蒸馏水、生理盐水;根据医嘱准备药液

洗手、戴口罩

洗手液黄豆大小,洗手顺序:内→外→夹→弓→大→立→腕(每个步骤均进行5次,用力适中)

组装雾化器

1.检查雾化器各部件是否完好,有无松动、脱落等异常情况
2.连接雾化器主件与附件
3.加冷蒸馏水于水槽内,水量视不同类型雾化器而定,要求浸没雾化罐底部透声膜

核对医嘱,加药

核对医嘱,抽吸药液,将药液稀释于30~50 mL生理盐水中(图9-2-1),倒入雾化罐,检查无漏水后,将雾化罐放入水槽,盖紧水槽盖

解释语:"您好,能告诉我您的名字吗?""现在我帮您做雾化,雾化吸入需要20分钟,所以请您取一个比较舒适的姿势,我来协助您坐起来吧。"
解释语:"您好,请再次告诉我您的名字好吗?"
解释语:"李大爷,请深呼吸,您做得很好。雾量大小和时间已经帮您调好,请不要随意调节,在整个过程中请您保持深呼吸,如有任何不适或需要请及时按呼叫器,我也会随时来看您的,感谢您的配合!"

开始雾化

1.携用物至病人床旁,核对病人床号、姓名、医嘱,做好解释工作
2.接通电源,打开电源开关(指示灯亮),预热3~5 min
3.协助病人取合适卧位
4.调整定时开关至所需时间,一般每次15~20 min
5.打开雾化开关,调节雾量:大档雾量3 L/min,中档雾量2 L/min,小档雾量1 L/min
6.二次核对(操作中查对)
7.雾化吸入:气雾喷出时,将口含嘴放入病人口中(图9-2-2)或戴上面罩,指导病人闭口深呼吸,直到药液吸完为止
8.再次核对(操作后核对)

结束雾化，整理 → 1.治疗完毕，取下口含嘴（或面罩）
2.先关雾化开关，再关电源开关（连续使用雾化器时，中间需间隔30 min）
3.协助病人擦干面部，协助取舒适卧位，根据病人情况进行拍背并指导有效咳嗽，整理床单位
4.清理用物，放掉水槽内的水，擦干水槽。将口含嘴、雾化罐、螺纹管浸泡于消毒液内1小时，再洗净晾干备用 → 解释语："李大爷，现在做完雾化了，我帮您拍拍背，您也要多用力咳嗽，把稀释的痰液咳出来。现在请跟我做有效咳嗽的方法：深吸气—屏住呼吸—双手抓床沿—用力咳嗽，嗯，做得很好，感谢您的配合。请问还有其他需要吗？没有的话，就不打扰您休息了。"

洗手，记录 → 记录雾化开始和持续时间，病人的反应及效果

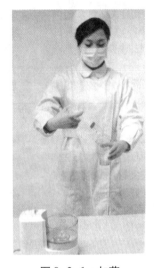
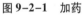

图9-2-1　加药

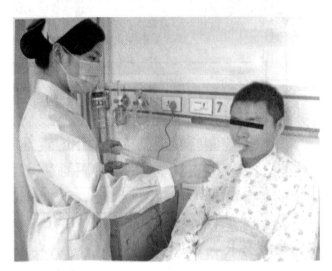

图9-2-2　雾化吸入

（二）考核标准

项目	操作要点	分值	得分	扣分及说明
准备 （26分）	1.评估病人并解释	3		
	2.病人做好准备	2		
	3.护士衣帽整洁,洗手,戴口罩	2		
	4.用物准备齐全,放置合理	2		
	5.按医嘱正确配药	2		
	6.检查并连接雾化器主件与附件	5		
	7.加冷蒸馏水于水槽中	4		
	8.正确稀释药液并倒入雾化罐内	6		

项目		操作要点	分值	得分	扣分及说明
操作过程（49分）	雾化（26分）	1.携用物至病人处,核对病人床号、姓名、医嘱	4		
		2.协助病人取舒适卧位	3		
		3.正确接通电源,打开电源开关	3		
		4.调整定时开关至所需时间	3		
		5.打开雾化开关,调节雾量	3		
		6.正确将口含嘴放入病人口中或帮病人戴上面罩	5		
		7.指导病人做深呼吸	5		
	整理（23分）	1.治疗完毕,取下口含嘴或面罩	3		
		2.正确关闭雾化器(先关雾化开关,再关电源开关)	4		
		3.擦干病人面部,协助取舒适卧位,进行健康教育	6		
		4.整理床单位	2		
		5.正确清理口含嘴、雾化罐等用物	5		
		6.洗手、记录	3		
指导病人（10分）		1.指导病人用口吸气、鼻呼气的方法	4		
		2.指导病人用电安全	3		
		3.告知病人如有不适,及时按呼叫器	3		
理论（5分）		回答内容逻辑清楚、内容正确、要点完整	5		
操作质量（10分）		1.流程清晰,操作熟练	5		
		2.动作轻、稳、准	5		

考核资源:①治疗车上层,超声波雾化吸入器1套、水温计、弯盘、冷蒸馏水、生理盐水、根据医嘱准备药液。②治疗车下层,锐器盒、生活垃圾桶,医疗垃圾桶。

（三）注意事项

1.护士熟悉雾化器性能,水槽内应保持足够的水量(虽有缺水保护装置,但不可在缺水状态下开机);水温不宜超过50 ℃。若要加水入水槽,必须关机操作。

2.治疗过程中需加入药液时,不必关机,直接从盖上小孔加入即可。

3.雾化罐底部的透声膜及水槽底部晶体换能器薄而质脆、容易损坏,因此在操作及清洗过程中要轻按轻擦。

4.观察病人痰液排出是否困难,若因黏稠的分泌物经湿化后膨胀致痰液不易咳出时,应予以拍背以协助痰液排出,必要时吸痰。

（四）健康教育

1.向病人介绍超声波雾化吸入器的作用原理并教会其正确的使用方法。

2.雾化吸入前教会病人有效深呼吸的方法,雾化吸入过程中指导病人进行深呼吸配合雾化。

【问题分析与能力提升】

李先生,70 岁。主诉:近 1 个月来反复咳嗽、咳痰,加重 1 d。检查:痰液黏稠、色白、痰量较多,不易咳出,听诊双肺呼吸音粗,可闻及大量哮鸣音,双下肺可闻及湿啰音。诊断:肺部感染。医嘱:0.9%氯化钠注射液30 mL+注射用糜蛋白酶4 000 U,雾化吸入,每天2次。请问:①超声波雾化吸入器的作用原理是什么? ②常用超声雾化吸入药物有哪些? 各有什么作用? ③如何提高雾化吸入的治疗效果? 促进排痰的方法有哪些?

实验实训三　手压式雾化器雾化吸入法

实验学时:2学时。实验类型:技能型实验。教学目标:①正确说出手压式雾化器雾化吸入法的目的。②能正确指导病人使用手压式雾化器。③病人的呼吸道情况得到连续观察,异常情况得到及时处理。④病人的通气功能得以改善。实验目的:主要通过吸入拟肾上腺素类药、氨茶碱或沙丁胺醇等支气管解痉药,改善通气功能,适用于支气管哮喘、喘息性支气管炎的对症治疗。

【操作流程与考核标准】

（一）操作流程与操作规范

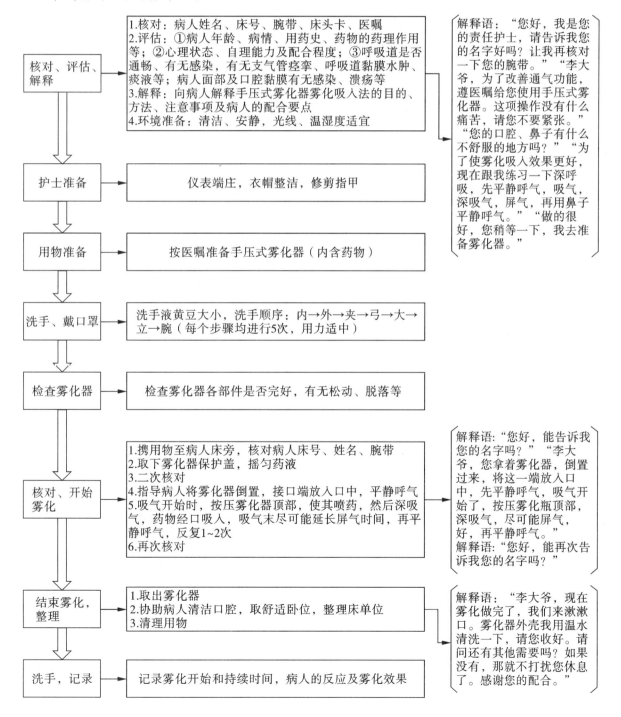

核对、评估、解释	1.核对:病人姓名、床号、腕带、床头卡、医嘱 2.评估:①病人年龄、病情、用药史、药物的药理作用等;②心理状态、自理能力及配合程度;③呼吸道是否通畅、有无感染、有无支气管痉挛、呼吸道黏膜水肿、痰液等;病人面部及口腔黏膜有无感染、溃疡等 3.解释:向病人解释手压式雾化器雾化吸入法的目的、方法、注意事项及病人的配合要点 4.环境准备:清洁、安静,光线、温湿度适宜	解释语:"您好,我是您的责任护士,请告诉我您的名字好吗?让我再核对一下您的腕带。""李大爷,为了改善通气功能,遵医嘱给您使用手压式雾化器。这项操作没有什么痛苦,请您不要紧张。""您的口腔、鼻子有什么不舒服的地方吗?""为了使雾化吸入效果更好,现在跟我练习一下深呼吸,先平静呼气,吸气,深吸气,屏气,再用鼻子平静呼气。""做的很好,您稍等一下,我去准备雾化器。"
护士准备	仪表端庄,衣帽整洁,修剪指甲	
用物准备	按医嘱准备手压式雾化器（内含药物）	
洗手、戴口罩	洗手液黄豆大小,洗手顺序:内→外→夹→弓→大→立→腕（每个步骤均进行5次,用力适中）	
检查雾化器	检查雾化器各部件是否完好,有无松动、脱落等	
核对、开始雾化	1.携用物至病人床旁,核对病人床号、姓名、腕带 2.取下雾化器保护盖,摇匀药液 3.二次核对 4.指导病人将雾化器倒置,接口端放入口中,平静呼气 5.吸气开始时,按压雾化器顶部,使其喷药,然后深吸气,药物经口吸入,吸气末尽可能延长屏气时间,再平静呼气,反复1~2次 6.再次核对	解释语:"您好,能告诉我您的名字吗?""李大爷,您拿着雾化器,倒置过来,将这一端放入口中,先平静呼气,吸气开始了,按压雾化瓶顶部,深吸气,尽可能屏气,好,再平静呼气。" 解释语:"您好,能再次告诉我您的名字吗?"
结束雾化,整理	1.取出雾化器 2.协助病人清洁口腔,取舒适卧位,整理床单位 3.清理用物	解释语:"李大爷,现在雾化做完了,我们来漱漱口。雾化器外壳我用温水清洗一下,请您收好。请问还有其他需要吗?如果没有,那就不打扰您休息了。感谢您的配合。"
洗手,记录	记录雾化开始和持续时间,病人的反应及雾化效果	

（二）考核标准

项目		操作要点	分值	得分	扣分及说明
准备 （17分）		1. 核对、评估病人并解释	5		
		2. 病人做好准备	3		
		3. 护士衣帽整洁,洗手,戴口罩	3		
		4. 用物准备齐全,放置合理	3		
		5. 检查雾化器各部件是否完好,有无松动、脱落等异常情况	3		
操作过程 （44分）	开始雾化 （27分）	1. 携用物至病人床旁,核对病人床号、姓名、腕带	4		
		2. 取下雾化器保护盖,摇匀药液	4		
		3. 二次核对	3		
		4. 指导病人将雾化器倒置,接口端放入口中,平静呼气	4		
		5. 吸气开始时,按压雾化器顶部,使其喷药,然后深吸气,药物经口吸入,吸气末尽可能延长屏气时间,再平静呼气,反复1~2次	9		
		6. 操作后核对	3		
	结束后整理 （17分）	1. 取出雾化器	3		
		2. 协助病人清洁口腔,取舒适卧位,整理床单位	6		
		3. 清理用物	4		
		4. 洗手、记录	4		
指导病人 （24分）		1. 告知病人操作目的、方法及配合要点	6		
		2. 指导病人正确使用手压式雾化吸入器给药	6		
		3. 告知病人切勿随意增减用量或缩短用药间隔时间	6		
		4. 帮助病人分析并解释引起呼吸道痉挛的原因和诱因,指导其选择适宜的运动,预防呼吸道感染	6		
理论 （5分）		回答内容逻辑清楚、内容正确、要点完整	5		
操作质量 （10分）		1. 流程清晰,操作熟练	5		
		2. 动作轻、稳、准	5		

考核资源:手压式雾化器(内含药物)。

（三）注意事项

1. 使用前注意检查雾化器各部件是否完好,是否出现松动、脱落等异常情况。

2. 每次1~2喷,两次使用间隔时间不少于3~4 h。

3. 雾化器使用后放在阴凉处保存,塑料外壳定期用温水清洗。

（四）健康教育

1. 指导病人或家属正确使用手压式雾化器吸入给药。

2. 教会病人评价疗效,当疗效不满意时,不随意增减用量或缩短用药间隔时间,以免加重不良反应。

3.帮助病人分析并解释引起呼吸道痉挛的原因和诱因,指导其选择合适的运动,注意预防呼吸道感染。

【问题分析与能力提升】

李先生,60岁,主诉:喘息、呼吸困难发作10 h,过去有类似发作史。查体:T 37 ℃,P 120次/min,R 30次/min,BP 130/80 mmHg,神志清,发绀,双肺满布哮鸣音,心律齐,无杂音。医嘱:沙丁胺醇吸入,tid。请问:手压式雾化器雾化吸入法的作用原理是什么? 可用于哪些病人?

实验实训四　氧气雾化吸入法

实验学时:2 学时。**实验类型**:技能型实验。**教学目标**:①正确说出氧气雾化吸入法的目的。②能正确使用氧气雾化器并正确进行氧气雾化吸入操作。③病人的呼吸道情况得到连续观察,异常情况得到及时处理。④能应用各种方法促进病人排痰。**实验目的**:湿化气道;控制感染;改善通气;祛痰镇咳。

【操作流程与考核标准】

（一）操作流程与操作规范

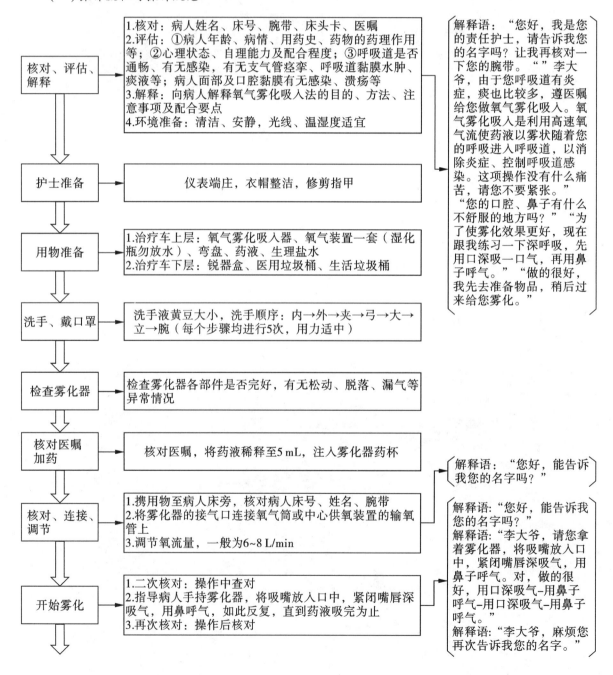

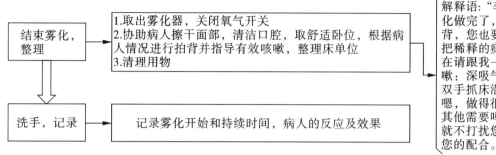

解释语:"李大爷　现在雾化做完了,我帮您拍拍背,您也要多用力咳嗽,把稀释的痰液咳出来。现在请跟我一起做有效咳嗽:深吸气—屏住呼吸—双手抓床沿—用力咳嗽,嗯,做得很好。请问还有其他需要吗? 没有的话,就不打扰您休息了。感谢您的配合。"

（二）考核标准

项目		操作要点	分值	得分	扣分及说明
准备 （22分）		1. 核对、评估病人并解释	5		
		2. 病人做好准备	3		
		3. 护士衣帽整洁,洗手,戴口罩	3		
		4. 用物准备齐全,放置合理	3		
		5. 检查雾化器各部件是否完好,有无松动、脱落、漏气等异常情况	3		
		6. 按医嘱正确配药,注入雾化器药杯中	5		
操作过程 （53分）	连接和调节 （14分）	1. 携用物至病人处,核对病人床号、姓名、腕带	4		
		2. 将雾化器的接气口连接氧气筒或中心供氧装置的输氧管上	5		
		3. 调节氧流量,一般为 6～8 L/min	5		
	开始雾化 （16分）	1. 操作中查对	3		
		2. 指导病人手持雾化器,将吸嘴放入口中,紧闭嘴唇深吸气,用鼻呼气,如此反复,直到药液吸完为止	10		
		3. 操作后核对	3		
	结束后整理 （23分）	1. 取出雾化器,关闭氧气开关	5		
		2. 协助病人擦干面部,清洁口腔,取舒适卧位,根据病人情况进行拍背并指导有效咳嗽,整理床单位	8		
		3. 清理用物	6		
		4. 洗手、记录	4		
指导病人 （10分）		1. 指导病人用嘴吸气、用鼻呼气的方法	4		
		2. 指导病人用氧安全	3		
		3. 告知病人如有不适,及时按呼叫器	3		
理论（5分）		回答内容逻辑清楚、内容正确、要点完整	5		
操作质量 （10分）		1. 流程清晰,操作熟练	5		
		2. 动作轻、稳、准	5		

考核资源:①治疗车上层,氧气雾化吸入器、氧气装置 1 套(湿化瓶勿放水)、弯盘、药液、生理盐水。②治疗车下层,锐器盒、医用垃圾桶、生活垃圾桶。

（三）注意事项

1. 正确使用供氧装置,注意用氧安全,室内避免火源。

2. 氧气湿化瓶内勿盛水,以免液体进入雾化器内稀释药液、影响药效。

3. 观察及协助排痰:注意观察病人痰液排出情况,如痰液仍未咳出,应予以拍背以协助痰液排出,必要时吸痰。

（四）健康教育

1. 向病人介绍氧气雾化器的作用原理并教会其正确的使用方法。

2. 雾化吸入前教会病人有效深呼吸的方法,雾化吸入过程中指导病人进行深呼吸。

【问题分析与能力提升】

李先生,68 岁。支气管扩张病史 5 年,1 周前着凉后反复咳嗽、咳大量脓痰。双肺听诊呼吸音粗,可闻及大量哮鸣音,双下肺可闻及湿啰音。医嘱:0.9% 氯化钠注射液 5 mL+庆大霉素 4 万 U,氧气雾化吸入,bid。请问:①氧气雾化器的作用原理是什么? ②氧气雾化吸入法可用于哪些病人?

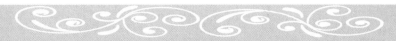

第十单元　注射技术

实验实训一　抽吸药液技术

实验学时:2学时。**实验类型:**技能型实验。**教学目标:**①能正确复述抽吸药液的要点及注意事项。②能正确完成抽吸药液技术,要求剂量准确。**实验目的:**应用无菌技术,从安瓿或密封瓶内准确抽吸药液,为注射药物做准备。

【操作流程与考核标准】

(一)操作流程与操作规范

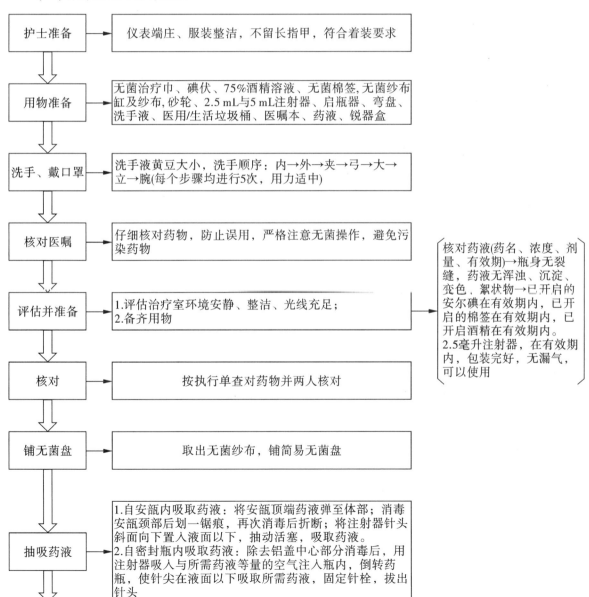

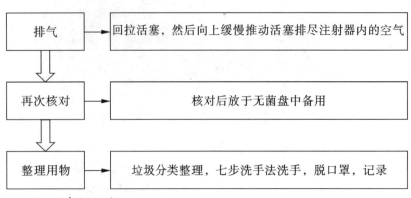

（二）考核标准

项目	操作要点	分值	得分	扣分及说明
仪表（5分）	仪表端庄,服装整洁,不留长指甲,按要求着装	5		
评估（15分）	1. 核对医嘱单及执行单	3		
	2. 评估治疗室环境	2		
	3. 评估药物的名称、剂量、给药途径、有效期。评估药物的颜色、有无絮状物、有无颗粒状漂浮物等,确保药物未被污染。	10		
准备（15分）	1. 洗手、戴口罩	5		
	2. 备齐用物,放置合理,便于操作,符合要求,检查用物	5		
	3. 环境准备:环境安静、整洁、光线充足	5		
抽吸药液（45分）	1. 按执行单查对药物并两人核对	2		
	2. 取出无菌纱布,铺简易无菌盘	5		
	3. 抽吸药液消毒法 （1）自安瓿内抽吸药液消毒法:查对后将安瓿尖端及颈部的药液弹至体部,用砂轮在安瓿颈部划一锯痕,用75%的酒精以螺旋方式从颈部消毒至安瓿顶部,用纱布包住安瓿头端,折断安瓿; （2）自密封瓶内抽吸药液消毒法:查对后除去铝盖中心部分并消毒瓶塞,待干	15		
	4. 抽吸药液法 （1）自安瓿内抽吸药液法:将针头斜面向下放入安瓿内的液面下,吸取药液。吸药时勿用手握住活塞体部,只能持活塞柄 （2）自密封瓶内吸取药液法:注射器内先吸入与欲吸取药液等量的空气,将针头从瓶盖中心刺入瓶内,并注入空气;倒转药瓶及注射器,保持针尖在液面以下,稍抽动活塞,吸取所需药量于注射器内	15		
	5. 将抽吸好的药液,排气到针梗部位后	5		
	6. 再次核对,无误后置于无菌盘内	3		
整理（10分）	1. 整理用物	3		
	2. 按垃圾分类处理用物	4		
	3. 洗手、脱口罩,记录	3		

项目	操作要点	分值	得分	扣分及说明
综合评价（10分）	1. 严格执行无菌技术操作原则和注射原则	5		
	2. 程序正确，动作规范，操作熟练，按时完成	5		

考核资源：①治疗车上层，基础治疗盘（无菌治疗盘内置无菌持物镊、无菌持物缸、无菌治疗巾、碘伏、75%乙醇溶液、无菌棉签、无菌纱布缸及纱布、砂轮、2.5 mL与5 mL注射器、启瓶器、注射药液等）、弯盘、医嘱单、执行单、洗手液。②治疗车下层，锐器盒、医疗垃圾桶、生活垃圾桶。

（三）注意事项

1. 严格执行无菌操作原则和查对制度。

2. 抽吸药液及排气时，不可浪费药液以免影响药量的准确性。注意注射器的使用，分清注射器的无菌区及非无菌区，抽吸药液时不可握住活塞体部，排气时不可跨越注射器无菌区，以免污染药液。

3. 根据所抽吸药液的剂量不同，选取合适的注射器。从密封瓶内抽吸药液时，应先向其内打入等量的液体或气体。药液最好现用现抽吸，避免药液污染和效价降低。

4. 根据药液的性质抽取药液：混悬剂摇匀后立即吸取；吸取结晶、粉剂药物时，用无菌生理盐水或注射用水或专用溶媒将其充分溶解后吸取；油剂可稍加热或双手对搓药瓶（药液遇热易破坏者除外）后，用稍粗的针头吸取。

【问题分析与能力提升】

2床，张某，女，40岁。因子宫肌瘤准备于第2天手术，夜班护士发现病人晚上十点还是无法入睡，医嘱：安定10 mg，肌内注射，现用药前抽吸药液。请问：①抽取油剂、黏稠药物时应如何方便快捷？②抽取药液如何做到剂量准确无误，并且不浪费？

实验实训二　皮内注射技术(药物过敏试验)

实验学时:4学时。**实验类型**:技能型实验。**教学目标**:①能正确选择皮内注射的部位。②能正确配置青霉素、头孢菌素类药物的皮试液。③能正确观察皮试结果。④能正确说出青霉素过敏反应的临床表现及急救方法。⑤操作过程中能够正确执行无菌操作原则和"三查七对"制度。⑥在注射过程中能与病人进行良好沟通,并进行健康教育。**实验目的**:进行药敏试验,以观察有无过敏反应;预防接种;局部麻醉的起始步骤。

【操作流程与考核标准】

（一）操作流程与操作规范

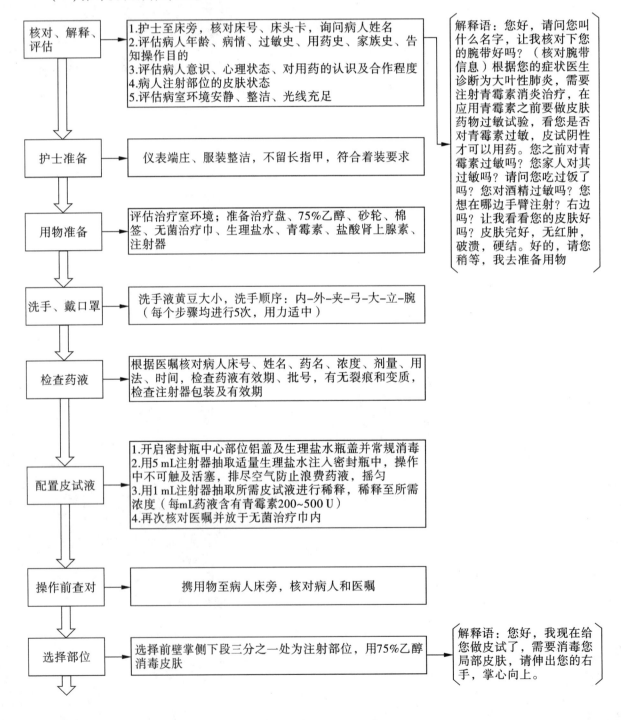

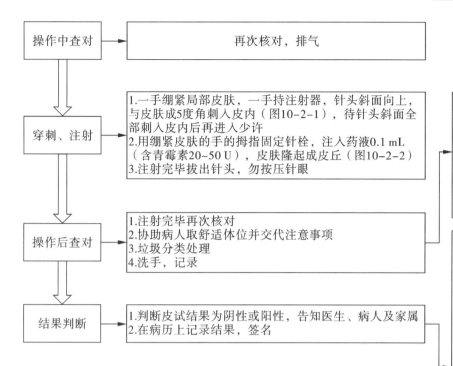

| 操作中查对 | → | 再次核对，排气 |

| 穿刺、注射 | 1.一手绷紧局部皮肤，一手持注射器，针头斜面向上，与皮肤成5度角刺入皮内（图10-2-1），待针头斜面全部刺入皮内后再进入少许
2.用绷紧皮肤的手的拇指固定针栓，注入药液0.1 mL（含青霉素20~50 U），皮肤隆起成皮丘（图10-2-2）
3.注射完毕拔出针头，勿按压针眼 |

解释语：您好，皮试已经为您做好了，谢谢您的配合，您感觉怎么样，如果您有任何不适请您立即告诉我们，呼叫器就放在这。皮试的地方不能按压也不能搔抓，请您等20 min后我来观察结果，请您不要离开病房

| 操作后查对 | 1.注射完毕再次核对
2.协助病人取舒适体位并交代注意事项
3.垃圾分类处理
4.洗手，记录 |

解释语：皮试结果若为阴性（局部皮丘大小无改变，直径小于1 cm，周围无红肿，无红晕，无全身不适）：您好，您感觉怎样？您的皮试结果为阴性，您可以用青霉素，我会给您记录和通知医生，等会我为您备药进行注射。皮试结果若为阳性（局部皮丘增大隆起，出现红晕，直径大于1 cm，周围有伪足，有头晕、心慌、恶心等症状）：您有什么不舒服的吗？很遗憾您对青霉素过敏，皮试结果为阳性，我会通知医生为您换其他药物，请您记住您对青霉素过敏，以后千万不能用青霉素

| 结果判断 | 1.判断皮试结果为阴性或阳性，告知医生、病人及家属
2.在病历上记录结果，签名 |

皮内注射法

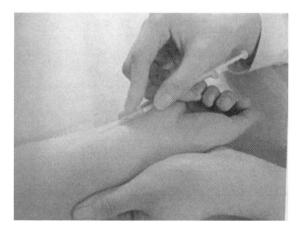

图 10-2-1 进针

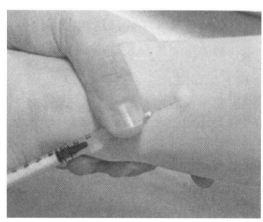

图 10-2-2 推注药物

（二）考核标准

项目	操作要点	分值	得分	扣分及说明
仪表（3分）	仪表端庄,服装整洁,不留长指甲,按要求着装	3		
评估（12分）	1. 核对医嘱单及执行单	2		
	2. 携执行单至床旁,核对病人腕带或床头卡、询问病人姓名	2		
	3. 评估病人病情、年龄、意识、合作程度、用药史、过敏史、家族史及注射部位皮肤状况(口述)	4		
	4. 向病人解释注射药物的目的、配合及注意事项	3		
	5. 评估环境:安静、整洁、明亮、适于操作(病室)	1		
操作前准备（5分）	1. 洗手、戴口罩	2		
	2. 备齐用物,放置合理,便于操作,符合要求	2		
	3. 环境准备:环境安静、整洁、光线充足(治疗室)	1		
准备药液（15分）	1. 按执行单查对药物并2人核对	4		
	2. 取出无菌纱布,铺简易无菌盘	4		
	3. 抽吸适量皮试液置于无菌盘内	4		
	4. 再次查对药物名称、剂量等	3		
皮内注射（40分）	1. 携物至床旁,核对腕带或床头卡,询问病人姓名并解释	3		
	2. 协助病人取舒适体位,选择注射部位 常用部位为前臂掌侧下段(口述)	5		
	3. 消毒皮肤,方法正确,范围大于5 cm,待干	4		
	4. 核对药液与病人,排尽空气	4		
	5. 注射:一只手绷紧皮肤,另一只手持注射器,针尖斜面朝上,针头与皮肤呈5°角刺入皮内,待针尖斜面进入皮内后,放平注射器,固定针栓;注入0.1 mL使局部形成一皮丘;注射完毕,迅速拔针,勿按压	17		
	6. 看表计时,20 min后观察结果	5		
	7. 查对配制皮试液药名与执行单各项内容准确无误	2		
病人教育（5分）	1. 嘱病人勿离开病区,勿揉搓和抓挠穿刺部位	3		
	2. 告知病人如有不适及时告诉医护人员	2		
整理（10分）	1. 整理床单位,协助病人取舒适体位	2		
	2. 按垃圾分类处理用物	4		
	3. 洗手、脱口罩,记录	4		

项目	操作要点	分值	得分	扣分及说明
综合评价（10分）	1. 严格执行无菌技术操作原则和注射原则	2		
	2. 按药物要求配制皮试液，剂量准确，现配现用	2		
	3. 配备抢救药品及物品，及时处理过敏反应	2		
	4. 与病人沟通有效，体现以病人为中心原则，态度和蔼，充满人文关怀	4		

考核资源：①治疗车上层，治疗盘、75%乙醇、无菌棉签、乙醇棉球小罐、无菌纱布包（内含2块无菌纱布）、注射器（1 mL,5 mL）、皮试液（青霉素或头孢类）、0.1%盐酸肾上腺素、手消毒液、医嘱单、执行单。②治疗车下层，锐器盒、医疗垃圾桶、生活垃圾桶。

（三）注意事项

1. 药敏试验前，护士应详细询问病人的用药史、过敏史和家族史，如病人对需要注射的药物有过敏史，则不可做皮试并与医生联系更换其他药物。凡初次用药、停药3 d后用药、更换批号时均须做过敏试验。

2. 皮试液必须现配现用，浓度与剂量必须准确。

3. 皮试时消毒皮肤，忌用含碘消毒剂，以免着色影响对局部反应的观察与碘过敏反应相混淆。

4. 皮试之前准备好急救药品，以防发生意外。药敏试验结果如为阳性，应告知病人及家属，不能应用该种药物并记录在病历上。如皮试结果不能确定或怀疑为假阳性，应采取对照试验。方法为：更换注射器及针头，在另一前臂相应部位注入0.1 mL生理盐水，20 min后对照观察反应。

（四）健康教育

1. 给病人做药敏试验后，嘱病人勿离开病室或注射室，20 min后观察结果。同时告知病人，如有不适应立即通知护士，以便及时处理。

2. 拔针后指导病人勿按揉局部，以免影响结果的观察。

【问题分析与能力提升】

王女士，36岁。主诉：3 d前淋雨受凉后突发寒战、高热、咳嗽、咳黄痰，伴右胸痛，并出现疲乏、头痛、全身肌肉酸痛。体检：神志清楚，稍气促，T 39.5 ℃，P 110次/min，R 26次/min，BP 115/75 mmHg。右下肺叩诊稍浊，语颤增强，右下肺听诊闻及湿啰音和支气管呼吸音。实验室检查：血常规显示血红蛋白136 g/L，红细胞4.5×10^{12}/L，白细胞18.0×10^9/L，中性粒细胞0.92，淋巴细胞0.08。X射线胸片：肺纹理增多，右下肺大片均匀致密阴影。医生诊断为大叶性肺炎。医嘱：青霉素钠皮试；0.9%氯化钠注射液250 mL＋青霉素钠320万U静脉滴注，每天2次。请问：①皮试常选择哪个部位进行注射？为什么？②皮试时为何禁忌用含碘消毒剂消毒皮肤？③如何判断青霉素、头孢菌素类药物及破伤风抗毒素的皮试结果？④青霉素过敏反应的机制是什么？⑤青霉素皮试时，需准备什么急救药物？

实验实训三　皮下注射技术

实验学时:2学时。实验类型:技能型实验。**教学目标**:①能正确复述皮下注射技术的目的、方法及注意事项。②能正确复述皮下注射技术的常用注射部位。③能正确完成皮下注射技术。④在注射过程中能与病人进行良好的沟通和交流,提供必要的人文关怀,并能准确指导病人配合操作。**实验目的**:需迅速达到药效和不能或不宜经口服给药时采用;预防接种;胰岛素、肾上腺素、局部麻醉用药等药物注射。

【操作流程与考核标准】

(一)操作流程与操作规范

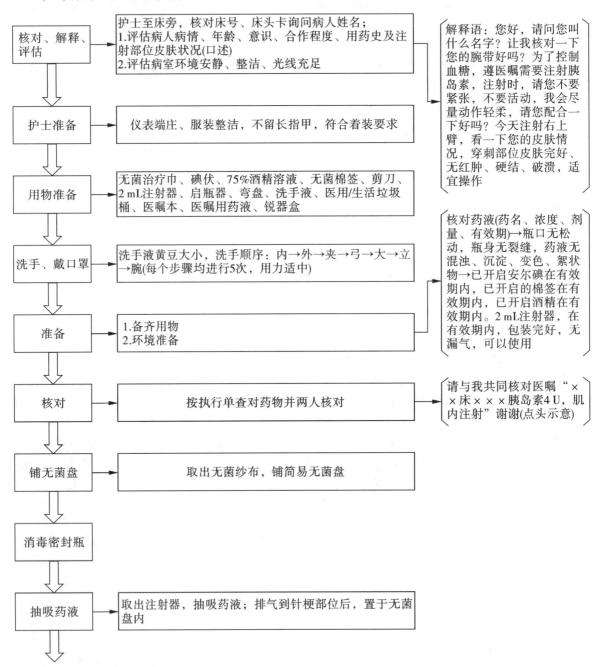

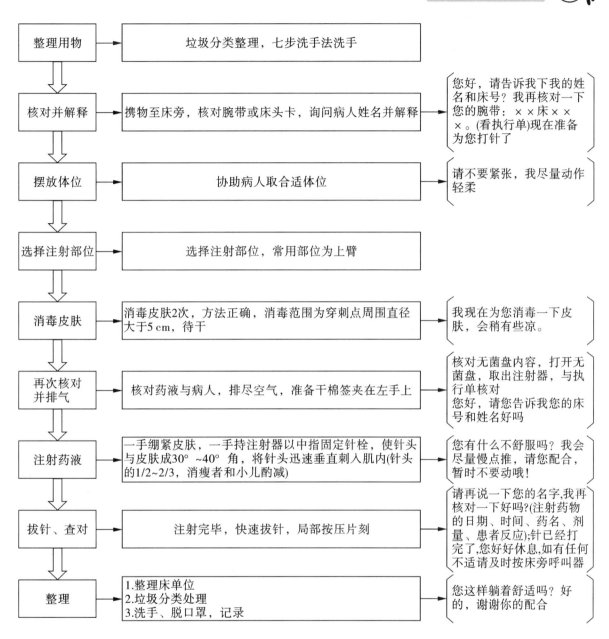

（二）考核标准

项目	操作要点	分值	得分	扣分及说明
仪表（3分）	仪表端庄,服装整洁,不留长指甲,按要求着装	3		
评估（12分）	1.核对医嘱单及执行单	2		
	2.携执行单至床旁,评估环境（病室）,核对病人腕带或床头卡、询问病人姓名	2		
	3.评估病人病情、年龄、意识、合作程度、用药史及注射部位皮肤状况（口述）	4		
	4.向病人解释注射药物的目的、配合及注意事项	4		

项目	操作要点	分值	得分	扣分及说明
准备 (5分)	1.洗手、戴口罩	2		
	2.备齐用物,放置合理,便于操作,符合要求,检查用物	2		
	3.环境准备:环境安静、整洁、光线充足(治疗室)	1		
抽吸 药液 (15分)	1.按执行单查对药物并由2人核对	2		
	2.取出无菌纱布,铺简易无菌盘	3		
	3.按要求消毒已开启的密封瓶	2		
	4.取出注射器,抽吸药液(不余、不漏、不污染)	5		
	5.将抽吸好的药液,排气到针梗部位后,置于无菌盘内	2		
	6.整理用物,洗手	1		
注射 药液 (40分)	1.携物至床旁,核对腕带或床头卡,询问病人姓名并解释	3		
	2.协助病人取合适体位	4		
	3.选择注射部位,常用部位为上臂	6		
	4.消毒皮肤2次,方法正确,消毒范围为穿刺点周围直径大于5 cm,待干	4		
	5.核对药液与病人,排尽空气,准备干棉签夹在左手上	6		
	6.进针:一只手绷紧皮肤,另一只手持注射器以中指固定针栓,使针头与皮肤成30°～40°角,将针头迅速刺入肌内(针头的1/2～2/3,消瘦者和小儿酌减)	6		
	7.推药:抽无回血后,缓慢匀速推药,观察病人反应; 根据药液性质,选择推药速度,做到"两快一慢"	6		
	8.拔针:注射完毕,快速拔针,局部按压片刻	3		
	9.与执行单各项内容查对	2		
病人 教育 (5分)	1.向病人讲解药物注射后可能出现的反应,如有不适立即告知医护人员	3		
	2.嘱病人注射后休息片刻,穿刺部位如有红肿、硬结等及时告知医护人员	2		
整理 (10分)	1.整理床单位,协助病人取舒适体位	3		
	2.按垃圾分类处理用物	4		
	3.洗手、脱口罩,记录	3		
综合 评价 (10分)	1.严格执行无菌技术操作原则和注射原则	2		
	2.程序正确,动作规范,操作熟练,按时完成	3		
	3.与病人沟通有效,体现以病人为中心原则,态度和蔼、充满人文关怀	5		

　　考核资源:①治疗车上层,注射盘、安尔碘、乙醇、无菌棉签、无菌纱布包(内含2块无菌纱布)、弯盘、注射器、药液、医嘱单、执行单、手消毒液。②治疗车下层,锐器盒、医疗垃圾桶、生活垃圾桶。

(三)注意事项

1.长期皮下注射者,应有计划更换注射部位,防止局部产生硬结。

2.注射少于1 mL药液时必须使用1 mL注射器,保证药液剂量准确。

3.如病人过瘦,可捏起注射部位皮肤,并适当减小进针角度。

4.刺激性较强的药物应尽量避免皮下注射。

(四)健康教育

对长期自行皮下注射的病人,如胰岛素注射,应让病人建立轮流交替注射部位的计划,经常更换注射部位,以促进药物的充分吸收。

【问题分析与能力提升】

2床,王某,女,32岁,病人空腹血糖大于6.6 mmol/L,餐后2 h血糖大于11.1 mmol/L;临床表现为尿频、多饮、体重减轻等。诊断:2型糖尿病。医嘱:胰岛素4 U,餐前30 min皮下注射。请问:①如何选择注射部位?②举例说明哪些药物可以皮下注射?③简述硬结形成的预防及处理。

实验实训四　肌内注射技术

实验学时:2学时。**实验类型**:技能型实验。**教学目标**:①能正确复述肌内注射技术的目的、方法及注意事项。②能正确复述臀大肌肌内注射技术的两种定位方法。③能正确完成肌内注射技术。④在肌内注射过程中能与病人进行良好的沟通和交流,提供必要的人文关怀,并能准确指导病人配合操作。**实验目的**:需达到药效而不能或不宜经口服给药时采用;不能或不宜做静脉注射,要求比皮下注射更迅速发生疗效者;用于注射刺激性较强或药量较大的药物。

【操作流程与考核标准】

（一）操作流程与操作规范

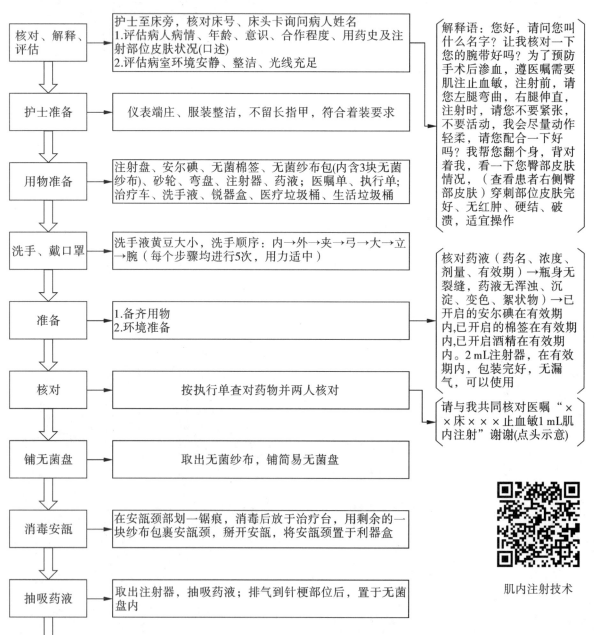

核对、解释、评估	护士至床旁，核对床号、床头卡询问病人姓名 1.评估病人病情、年龄、意识、合作程度、用药史及注射部位皮肤状况(口述) 2.评估病室环境安静、整洁、光线充足	解释语：您好，请问您叫什么名字？让我核对一下您的腕带好吗？为了预防手术后渗血，遵医嘱需要肌注止血敏，注射前，请您左腿弯曲，右腿伸直，注射时，请您不要紧张，不要活动，我会尽量动作轻柔，请您配合一下好吗？我帮您翻个身，背对着我，看一下您臀部皮肤情况，（看看患者右侧臀部皮肤）穿刺部位皮肤完好、无红肿、硬结、破溃，适宜操作
护士准备	仪表端庄、服装整洁，不留长指甲，符合着装要求	
用物准备	注射盘、安尔碘、无菌棉签、无菌纱布包(内含3块无菌纱布)、砂轮、弯盘、注射器、药液；医嘱单、执行单；治疗车、洗手液、锐器盒、医疗垃圾桶、生活垃圾桶	
洗手、戴口罩	洗手液黄豆大小，洗手顺序：内→外→夹→弓→大→立→腕（每个步骤均进行5次，用力适中）	核对药液（药名、浓度、剂量、有效期）→瓶身无裂缝，药液无浑浊、沉淀、变色、絮状物）→已开启的安尔碘在有效期内,已开启的棉签在有效期内,已开启酒精在有效期内。2 mL注射器,在有效期内,包装完好,无漏气,可以使用
准备	1.备齐用物 2.环境准备	
核对	按执行单查对药物并两人核对	请与我共同核对医嘱"××床×××止血敏1 mL肌内注射"谢谢(点头示意)
铺无菌盘	取出无菌纱布，铺简易无菌盘	
消毒安瓿	在安瓿颈部划一锯痕，消毒后放于治疗台，用剩余的一块纱布包裹安瓿颈，掰开安瓿，将安瓿颈置于利器盒	
抽吸药液	取出注射器，抽吸药液；排气到针梗部位后，置于无菌盘内	

肌内注射技术

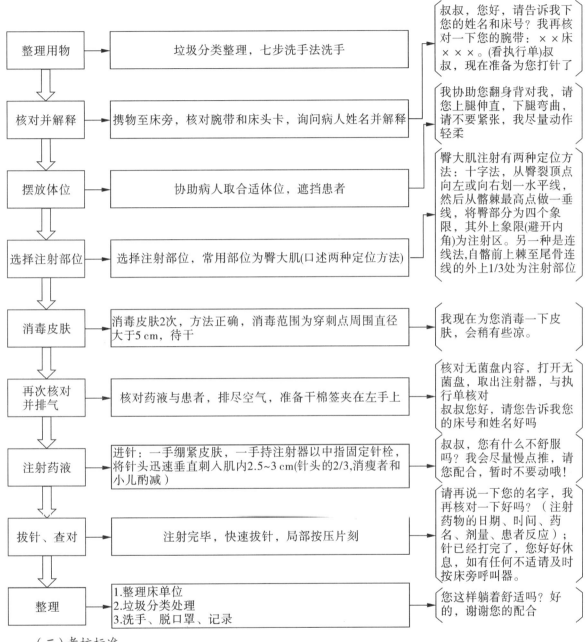

（二）考核标准

项目	操作要点	分值	得分	扣分及说明
仪表 （3分）	仪表端庄,服装整洁,不留长指甲,按要求着装	3		
评估 （12分）	1.核对医嘱单及执行单	2		
	2.携执行单至床旁,评估环境(病室),核对病人腕带或床头卡、询问病人姓名	2		
	3.评估病人病情、年龄、意识、合作程度、用药史及注射部位皮肤状况(口述)	4		
	4.向病人解释注射药物的目的、配合及注意事项	4		

项目	操作要点	分值	得分	扣分及说明
准备 (5分)	1.洗手、戴口罩	2		
	2.备齐用物,放置合理,便于操作,符合要求,检查用物	2		
	3.环境准备:环境安静、整洁、光线充足(治疗室)	1		
抽吸 药液 (15分)	1.按执行单查对药物并两人核对	2		
	2.取出无菌纱布,铺简易无菌盘	3		
	3.按要求消毒并掰开安瓿:常规消毒安瓿颈部及砂轮,在安瓿颈部划一锯痕,再次消毒后放于治疗台左上方	2		
	4.取出注射器,抽吸药液(不余、不漏、不污染)	5		
	5.将抽吸好的药液,排气到针梗部位后,置于无菌盘内	2		
	6.整理用物,洗手	1		
注射 药液 (40分)	1.携物至床旁,核对腕带或床头卡,询问病人姓名并解释	3		
	2.协助病人取合适体位,遮挡病人:如侧卧时上腿伸直,下腿弯曲,俯卧时足尖相对,足跟分开	4		
	3.选择注射部位,常用部位为臀大肌(口述两种定位方法)	6		
	4.消毒皮肤2次,方法正确,消毒范围为穿刺点周围直径大于5 cm,待干	4		
	5.核对药液与病人,排尽空气,准备干棉签夹在左手上	6		
	6.进针:一只手绷紧皮肤,另一只手持注射器以中指固定针栓,将针头迅速垂直刺入肌内2.5~3 cm(针头的2/3,消瘦者和小儿酌减)	6		
	7.推药:抽无回血后,缓慢匀速推药,观察病人反应;根据药液性质,选择推药速度,做到"两快一慢"	6		
	8.拔针:注射完毕,快速拔针,局部按压片刻	3		
	9.与执行单各项内容查对	2		
病人 教育 (5分)	1.向病人讲解药物注射后可能出现的反应,如有不适立即告知医护人员	3		
	2.嘱病人注射后休息片刻,穿刺部位如有红肿、硬结等及时告知医护人员	2		
整理 (10分)	1.整理床单位,协助病人取舒适体位	3		
	2.按垃圾分类处理用物	4		
	3.洗手、脱口罩,记录	3		
综合 评价 (10分)	1.严格执行无菌技术操作原则和注射原则	2		
	2.程序正确,动作规范,操作熟练,按时完成	3		
	3.与病人沟通有效,体现以病人为中心原则,态度和蔼、充满人文关怀	5		

考核资源:①治疗车上层,注射盘、安尔碘、75%乙醇、无菌棉签、无菌纱布包(内含3块无菌纱布)、砂轮、弯盘、注射器、药液、手消毒液、医嘱单、执行单。②治疗车下层,锐器盒、医疗垃圾桶、生活垃圾桶。

（三）注意事项

1.肌内注射部位的选择：应选择肌肉较厚，离大神经、大血管较远的部位。最常用的部位是臀大肌，其次为臀中肌、臀小肌、股外侧肌及上臂三角肌。2岁以下的婴幼儿不宜选用臀大肌注射。

2.切勿把针梗全部刺入，以防针梗从根部衔接处折断。万一针头折断，应保持局部与肢体不动，速用血管钳夹住断端拔出，如全部埋入肌肉，需请外科医生手术取出。

3.长期肌内注射的患者，注射部位应交替更换，以减少硬结的发生。

4.两种药液同时注射时，要注意配伍禁忌，在不同部位注射。根据药液的量、黏度和刺激性的强弱选择合适的注射器和针头。

（四）健康教育

如患者长期、多次注射出现局部硬结时，教会病人进行热敷、理疗等处理方法。

【问题分析与能力提升】

王女士，女，25岁，主诉：左侧下颌智齿冠周炎反复发作。医嘱：在2%利多卡因10 mL局麻下行智齿拔除术，并于术前进行肌内注射止血敏0.5 g(2 mL)。请问：①为什么做臀大肌注射时要避开内角？②不同的注射部位的优缺点有哪些？③接种流感疫苗时应选哪个部位接种？

实验实训五　四肢浅静脉注射技术

实验学时:2学时。**实验类型**:技能型实验。**教学目标**:①能正确复述四肢浅静脉注射技术的目的、方法及注意事项。②能正确复述四肢浅静脉注射技术的常用注射部位。③能正确完成四肢浅静脉注射技术。④在注射过程中能与病人进行良好的沟通和交流,提供必要的人文关怀,并能准确指导病人配合操作。**实验目的**:药物不宜口服、皮下或肌内注射时,需要迅速发挥药效者;因药物浓度高、刺激性大、量多而不宜采取其他注射方法;做诊断性检查,如肝、胆囊、肾等X射线射片前,由静脉注入药物;用于静脉营养治疗。

【操作流程与考核标准】

（一）操作流程与操作规范

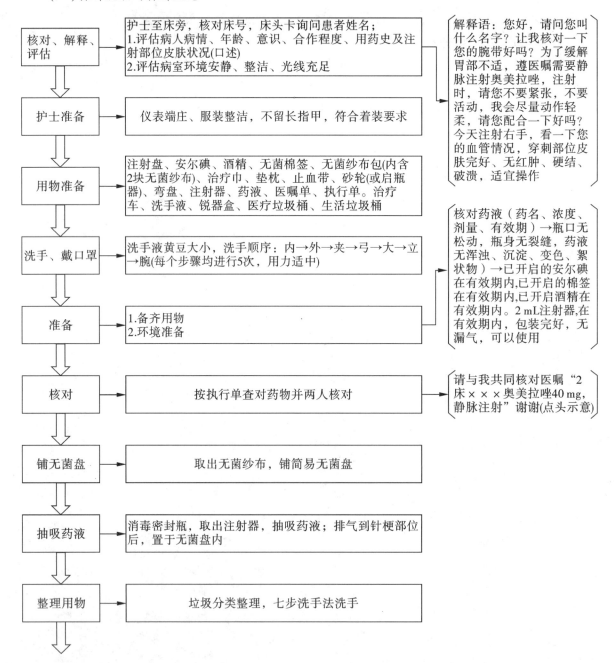

核对、解释、评估 → 护士至床旁,核对床号,床头卡询问患者姓名;
1.评估病人病情、年龄、意识、合作程度、用药史及注射部位皮肤状况(口述)
2.评估病室环境安静、整洁、光线充足

解释语:您好,请问您叫什么名字?让我核对一下您的腕带好吗?为了缓解胃部不适,遵医嘱需要静脉注射奥美拉唑,注射时,请您不要紧张,不要活动,我会尽量动作轻柔,请您配合一下好吗?今天注射右手,看一下您的血管情况,穿刺部位皮肤完好、无红肿、硬结、破溃,适宜操作

护士准备 → 仪表端庄、服装整洁,不留长指甲,符合着装要求

用物准备 → 注射盘、安尔碘、酒精、无菌棉签、无菌纱布包(内含2块无菌纱布)、治疗巾、垫枕、止血带、砂轮(或启瓶器)、弯盘、注射器、药液、医嘱单、执行单。治疗车、洗手液、锐器盒、医疗垃圾桶、生活垃圾桶

洗手、戴口罩 → 洗手液黄豆大小,洗手顺序:内→外→夹→弓→大→立→腕(每个步骤均进行5次,用力适中)

核对药液(药名、浓度、剂量、有效期)→瓶口无松动,瓶身无裂缝,药液无浑浊、沉淀、变色、絮状物)→已开启的安尔碘在有效期内,已开启的棉签在有效期内,已开启酒精在有效期内。2 mL注射器,在有效期内,包装完好,无漏气,可以使用

准备 → 1.备齐用物
2.环境准备

核对 → 按执行单查对药物并两人核对

请与我共同核对医嘱"2床×××奥美拉唑40 mg,静脉注射"谢谢(点头示意)

铺无菌盘 → 取出无菌纱布,铺简易无菌盘

抽吸药液 → 消毒密封瓶,取出注射器,抽吸药液;排气到针梗部位后,置于无菌盘内

整理用物 → 垃圾分类整理,七步洗手法洗手

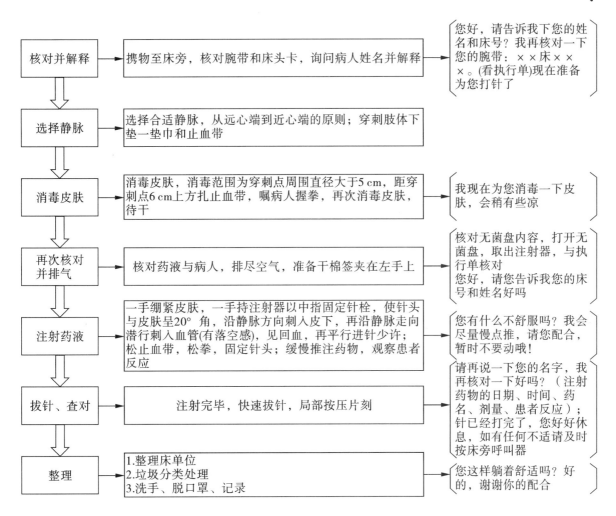

（二）考核标准

项目	操作要点	分值	得分	扣分及说明
仪表 （3分）	仪表端庄,服装整洁,不留长指甲,按要求着装	3		
评估 （12分）	1.核对医嘱单及执行单	2		
	2.携执行单至床旁,评估环境(病室),核对病人腕带或床头卡、询问病人姓名	2		
	3.评估病人病情、年龄、意识、合作程度、用药史及注射部位皮肤状况(口述)	4		
	4.向病人解释注射药物的目的、配合及注意事项	4		
准备 （5分）	1.洗手、戴口罩	2		
	2.备齐用物,放置合理,便于操作,符合要求,检查用物	2		
	3.环境准备:环境安静、整洁、光线充足(治疗室)	1		

项目	操作要点	分值	得分	扣分及说明
抽吸药液(15分)	1. 按执行单查对药物并两人核对	2		
	2. 取出无菌纱布,铺简易无菌盘	3		
	3. 按要求消毒已开启的密封瓶	2		
	4. 取出注射器,抽吸药液(不余、不漏、不污染)	5		
	5. 将抽吸好的药液,排气到针梗部位后,置于无菌盘内	2		
	6. 整理用物,洗手	1		
注射药液(40分)	1. 携物至床旁,核对腕带或床头卡,询问病人姓名并解释	3		
	2. 协助病人取合适体位	4		
	3. 选择合适静脉,穿刺部位肢体下垫一垫巾及止血带	6		
	4. 消毒皮肤,消毒范围为穿刺点周围直径大于5 cm,距穿刺点6 cm上方扎止血带	4		
	5. 嘱病人握拳,使静脉充盈,再次消毒,待干;再次核对药液与病人,排尽空气,准备干棉签夹在左手上	6		
	6. 进针:一只手绷紧皮肤,另一只手持注射器以中指固定针栓,使针头与皮肤成20°角,沿静脉方向刺入皮下,再沿静脉走向潜行刺入血管(有落空感),见回血,再平行进针少许	9		
	7. 松止血带,松拳,固定针头;缓慢推注药物,观察病人反应;根据药液性质,选择推药速度,做到"两快一慢"	3		
	8. 拔针:注射完毕,快速拔针,局部按压片刻	3		
	9. 与执行单各项内容查对	2		
病人教育(5分)	1. 向病人讲解药物注射后可能出现的反应,如有不适立即告知医护人员	3		
	2. 嘱病人注射后休息片刻,穿刺部位如有红肿、硬结等及时告知医护人员	2		
整理(10分)	1. 整理床单位,协助病人取舒适体位	3		
	2. 按垃圾分类处理用物	4		
	3. 洗手、脱口罩,记录	3		
综合评价(10分)	1. 严格执行无菌技术操作原则和注射原则	2		
	2. 程序正确,动作规范,操作熟练,按时完成	3		
	3. 与病人沟通有效,体现以病人为中心原则,态度和蔼、充满人文关怀	5		

考核资源:①治疗车上层,注射盘、安尔碘、乙醇、无菌棉签、无菌纱布包(内含2块无菌纱布)、治疗巾、垫枕、止血带、砂轮(或启瓶器)、弯盘、注射器、药液、医嘱单、执行单、洗手液。②治疗车下层,锐器盒、医疗垃圾桶、生活垃圾桶。

(三)注意事项

1. 需长期静脉给药者,为了保护静脉,应有次序地由远心端到近心端的选择血管进行注射,避开关节和静脉窦。

2. 对组织有强烈刺激的药物,应另备盛有生理盐水的注射器和头皮针,注射时先做穿刺,并注入少量生理盐水,证实针头确在血管内,再取注射器(针头不动),调换抽有药液的注射器进行注射,以防止药物外溢于组织内而发生坏死。

3. 特殊病人的静脉穿刺要点:①肥胖,肥胖者皮下脂肪较厚,静脉位置较深,不明显,但相对固定,注射时在摸清血管走向后由静脉上方进针,进针角度稍加大(30°~40°)。②水肿,可沿静脉解剖位置,用手按揉局部以驱散皮下水分,使静脉充分显露后再行穿刺。③脱水,血管充盈不良,穿刺困难。可做局部热敷、按摩,待血管充盈后再穿刺。④老年,老人皮下脂肪较少,静脉易滑动且脆性较大,针头难以刺入或易穿破血管对侧。注射时,可用手指分别固定穿刺段血管上下端,再沿静脉走向穿刺。

(四)健康教育

1. 教育病人在拔针后按压注射部位上方片刻,直至无出血。

2. 教育病人在注射后不要按揉注射局部,保持注射部分干燥、清洁,避免感染。

3. 向病人讲解药物注射后可能出现的反应,如有不适立即告知医护人员。

4. 嘱病人注射后休息片刻,穿刺部位如有红肿、硬结等及时告知医护人员。

【问题分析与能力提升】

2 床,张某,女,40 岁,胃溃疡病人,胃酸分泌较多,主诉上腹部不适,医嘱:奥美拉唑 40 mg,静脉注射,qd。请问:①简述常用的静脉注射部位。②举例说明特殊病人的静脉注射要点。③天气寒冷时静脉注射需要注意什么?

实验实训六　小儿头皮静脉注射技术

实验学时:2学时。实验类型:技能型实验。教学目标:①能正确复述小儿头皮静脉注射技术的目的、方法及注意事项。②能正确复述小儿头皮静脉注射技术的常用注射部位。③能正确完成小儿头皮静脉注射技术。④在注射过程中能与患儿及家长进行良好的沟通和交流,提供必要的人文关怀,并能准确指导病人配合操作。实验目的:药物不宜口服、皮下或肌内注射时,需要迅速发挥药效者;因药物浓度高、刺激性大、量多而不宜采取其他注射方法;做诊断性检查,如肝、胆囊、肾等X线射片前,由静脉注入药物;用于静脉营养治疗。

【操作流程与考核标准】

(一)操作流程与操作规范

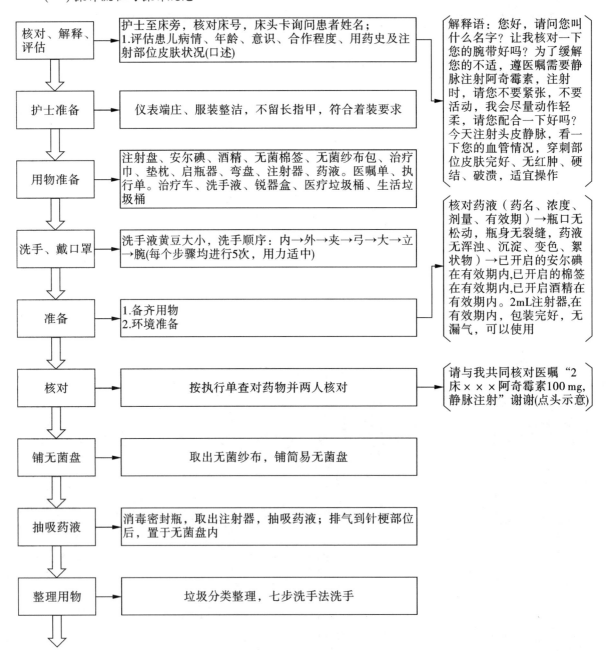

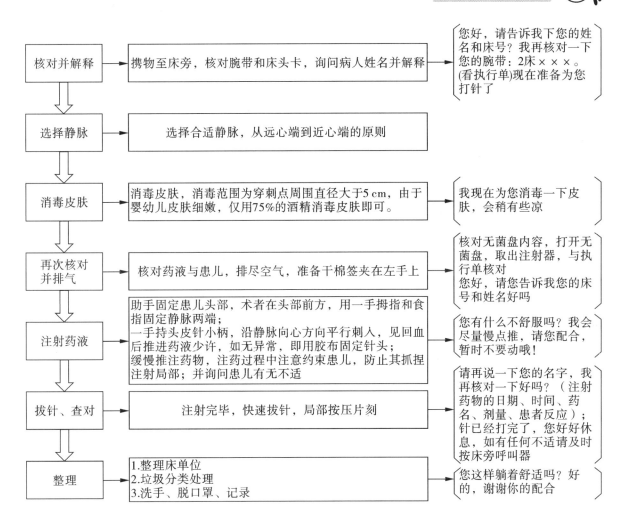

（二）考核标准

项目	操作要点	分值	得分	扣分及说明
仪表（3分）	仪表端庄,服装整洁,不留长指甲,按要求着装	3		
评估（12分）	1.核对医嘱单及执行单	2		
	2.携执行单至床旁,评估环境(病室),核对病人腕带或床头卡、询问患儿姓名	2		
	3.评估患儿病情、年龄、意识、合作程度、用药史及注射部位皮肤状况(口述)	4		
	4.向患儿及家长解释注射药物的目的、配合及注意事项	4		
准备（5分）	1.洗手、戴口罩	2		
	2.备齐用物,放置合理,便于操作,符合要求,检查用物	2		
	3.环境准备:环境安静、整洁、光线充足(治疗室)	1		

项目	操作要点	分值	得分	扣分及说明
抽吸药液（15分）	1. 按执行单查对药物并2人核对	2		
	2. 取出无菌纱布,铺简易无菌盘	3		
	3. 按要求消毒已开启的密封瓶	2		
	4. 取出注射器,抽吸药液(不余、不漏、不污染)	5		
	5. 将抽吸好的药液,排气到针梗部位后,置于无菌盘内	2		
	6. 整理用物,洗手	1		
注射药液（40分）	1. 携物至床旁,核对腕带或床头卡,询问病人姓名并解释	3		
	2. 协助病人取合适体位	4		
	3. 选择合适静脉,嘱助手协助固定患儿头部	6		
	4. 消毒皮肤,消毒范围为穿刺点周围直径大于5 cm	4		
	5. 助手固定患儿头部,术者在头部前方,用一手拇指和示指固定静脉两端	6		
	6. 进针:一手持头皮针小柄,沿静脉向心方向平行刺入,见回血后推进药液少许,如无异常,即用胶布固定针头	9		
	7. 缓慢注射药物,注药过程中注意约束患儿,防止其抓捏注射局部;并观察患儿有无不良反应	3		
	8. 拔针:注射完毕,快速拔针,局部按压片刻	3		
	9. 与执行单各项内容查对	2		
病人教育（5分）	1. 向患儿家长讲解药物注射后可能出现的反应,如有不适立即告知医护人员	3		
	2. 嘱患儿注射后休息片刻,穿刺部位如有红肿、硬结等及时告知医护人员	2		
整理（10分）	1. 整理床单位,患儿取舒适体位	3		
	2. 按垃圾分类处理用物	4		
	3. 洗手、脱口罩,记录	3		
综合评价（10分）	1. 严格执行无菌技术操作原则和注射原则	2		
	2. 程序正确,动作规范,操作熟练,按时完成	3		
	3. 与患儿及家长沟通有效,体现以病人为中心原则,态度和蔼、充满人文关怀	5		

考核资源:①治疗车上层,注射盘、安尔碘、乙醇、无菌棉签、无菌纱布包、治疗巾、垫枕、止血带、启瓶器、弯盘、注射器、药液、手消毒液、医嘱单、执行单。②治疗车下层,锐器盒、医疗垃圾桶、生活垃圾桶。

（三）注意事项

1. 需长期静脉给药者,为了保护静脉,应有计划的选择血管进行注射。

2. 根据病情及药物性质,掌握注入药物的速度,并随时听取患儿的主诉,观察局部及病情变化。

3. 注射局部疼痛隆起,回抽未见回血,表明针头刺入血管外,应拔出针头重新更换针头和穿刺部位。

4. 对组织有强烈刺激的药物,应另备盛有生理盐水的注射器和头皮针,注射时先做穿刺,并注入少量生理盐水,证实针头确在血管内,再取注射器(针头不动),调换抽有药液的注射器进行注射,以防止药物外溢于组织内而发生坏死。

(四)健康教育

1. 教育患儿家长在拔针后按压注射部位上方片刻,直至无出血。

2. 指导患儿在注射后不要按揉注射局部,保持注射部分干燥、清洁,避免感染。

3. 向患儿家长讲解药物注射后可能出现的反应,如有不适立即告知医护人员。

4. 嘱患儿注射后休息片刻,穿刺部位如有红肿、硬结等及时告知医护人员。

【问题分析与能力提升】

2 床,张某,女,2 岁,10 kg,小儿支原体肺炎,听诊痰鸣音较重,体温 38.5 ℃,医嘱:阿奇霉素 10 mg/(kg·d),1 次/d,静脉注射。请问:①常用的头皮静脉注射部位有哪些?②举例说明肥胖或水肿患儿的头皮静脉注射要点。③如何确定针头是否在血管内?

实验实训七 破伤风过敏试验法与脱敏注射法

实验学时:2学时。**实验类型:**技能型实验。**教学目标:**①能正确配置破伤风抗毒素皮试液。②能正确观察皮试结果,检验其是否对破伤风抗毒素过敏。③能对破伤风过敏的病人实施脱敏注射。④操作过程中能够正确执行无菌操作原则和"三查七对"制度。⑤在注射过程中能与病人进行良好沟通,并进行健康教育。**实验目的:**进行破伤风过敏试验,以观察有无过敏反应,对过敏病人进行脱敏注射。

【操作流程与考核标准】

(一)操作流程与操作规范

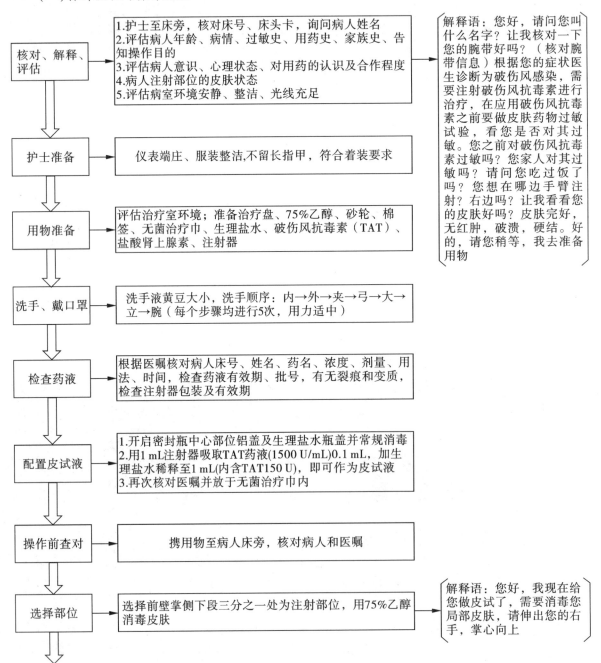

核对、解释、评估 →
1.护士至床旁,核对床号、床头卡,询问病人姓名
2.评估病人年龄、病情、过敏史、用药史、家族史、告知操作目的
3.评估病人意识、心理状态、对用药的认识及合作程度
4.病人注射部位的皮肤状态
5.评估病室环境安静、整洁、光线充足

解释语:您好,请问您叫什么名字?让我核对一下您的腕带好吗?(核对腕带信息)根据您的症状医生诊断为破伤风感染,需要注射破伤风抗毒素进行治疗,在应用破伤风抗毒素之前要做皮肤药物过敏试验,看您是否对其过敏。您之前对破伤风抗毒素过敏吗?您家人对其过敏吗?请问您吃过饭了吗?您想在哪边手臂注射?右边吗?让我看看您的皮肤好吗?皮肤完好,无红肿,破溃,硬结。好的,请您稍等,我去准备用物

护士准备 → 仪表端庄、服装整洁,不留长指甲,符合着装要求

用物准备 → 评估治疗室环境;准备治疗盘、75%乙醇、砂轮、棉签、无菌治疗巾、生理盐水、破伤风抗毒素(TAT)、盐酸肾上腺素、注射器

洗手、戴口罩 → 洗手液黄豆大小,洗手顺序:内→外→夹→弓→大→立→腕(每个步骤均进行5次,用力适中)

检查药液 → 根据医嘱核对病人床号、姓名、药名、浓度、剂量、用法、时间,检查药液有效期、批号,有无裂痕和变质,检查注射器包装及有效期

配置皮试液 →
1.开启密封瓶中心部位铝盖及生理盐水瓶盖并常规消毒
2.用1 mL注射器吸取TAT药液(1500 U/mL)0.1 mL,加生理盐水稀释至1 mL(内含TAT150 U),即可作为皮试液
3.再次核对医嘱并放于无菌治疗巾内

操作前查对 → 携用物至病人床旁,核对病人和医嘱

选择部位 → 选择前臂掌侧下段三分之一处为注射部位,用75%乙醇消毒皮肤

解释语:您好,我现在给您做皮试了,需要消毒您局部皮肤,请伸出您的右手,掌心向上

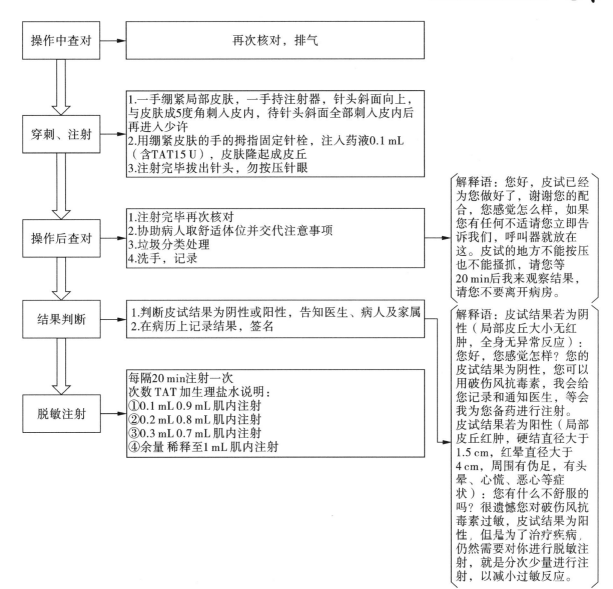

（二）考核标准

项目	操作要点	分值	得分	扣分及说明
仪表 （3分）	仪表端庄，服装整洁，不留长指甲，按要求着装	3		
评估 （12分）	1.核对医嘱单及执行单	2		
	2.携执行单至床旁，核对病人腕带或床头卡、询问病人姓名	2		
	3.评估病人病情、年龄、意识、合作程度、用药史、过敏史、家族史及注射部位皮肤状况（口述）	4		
	4.向病人解释注射药物的目的、配合方法及注意事项	3		
	5.评估环境：安静、整洁、明亮、适于操作（病室）	1		

项目	操作要点	分值	得分	扣分及说明
操作前准备（5分）	1. 洗手、戴口罩	2		
	2. 备齐用物,放置合理,便于操作,符合要求	2		
	3. 环境准备:环境安静、整洁、光线充足(治疗室)	1		
准备药液（15分）	1. 按执行单查对药物并2人核对	4		
	2. 取出无菌纱布,铺简易无菌盘	4		
	3. 皮试液配置:用1 mL注射器吸取TAT药液(1 500 U/mL)0.1 mL,加生理盐水稀释至1 mL(内含TAT150 U),即可作为皮试液。抽吸适量皮试液置于无菌盘内	4		
	4. 再次查对药物名称、剂量等	3		
皮内注射（20分）	1. 携物至床旁,核对腕带或床头卡,询问病人姓名并解释	2		
	2. 协助病人取舒适体位,选择注射部位 常用部位为前臂掌侧下段(口述)	2		
	3. 消毒皮肤,方法正确,范围大于5 cm,待干	2		
	4. 核对药液与病人,排尽空气	2		
	5. 注射:一只手绷紧皮肤,另一只手持注射器,针尖斜面朝上,针头与皮肤呈5°角刺入皮内,待针尖斜面进入皮内后,放平注射器,固定针栓;注入0.1 mL使局部形成一皮丘;注射完毕,迅速拔针,勿按压	8		
	6. 看表计时,20 min后观察结果	2		
	7. 查对配制皮试液药名与执行单各项内容准确无误	2		
病人教育（5分）	1. 嘱病人勿离开病区,勿揉搓抓挠穿刺部位	3		
	2. 告知病人如有不适及时告诉医护人员	2		
脱敏注射（20分）	如病人对TAT过敏,则需进行脱敏注射法,方法如下: 次数　TAT　　加生理盐水　　说明 1　0.1 mL　0.9 mL　肌内注射 2　0.2 mL　0.8 mL　肌内注射 3　0.3 mL　0.7 mL　肌内注射 4　余量　稀释至1 mL　肌内注射	20		
整理（10分）	1. 整理床单位,协助病人取舒适体位	2		
	2. 按垃圾分类处理用物	4		
	3. 洗手、脱口罩,记录	4		
综合评价（10分）	1. 严格执行无菌技术操作原则和注射原则	2		
	2. 按药物要求配制皮试液,剂量准确,现配现用	2		
	3. 配备抢救药品及物品,及时处理过敏反应	2		
	4. 与病人沟通有效,体现以病人为中心原则,态度和蔼,充满人文关怀	4		

考核资源:①治疗车上层,治疗盘、75%乙醇、无菌棉签、乙醇棉球小罐、无菌纱布包(内含2块无菌纱布)、注射器(1 mL,5 mL)、TAT原液、生理盐水、0.1%盐酸肾上腺素、洗手液、医嘱单、执行单。②治疗车下层,锐器盒、医疗垃圾桶、生活垃圾桶。

（三）注意事项

1.结果阴性,方可把所需剂量全部注射完;结果为阳性,则需进行脱敏注射,同时需要注意按照抢救过敏性休克的要求准备好急救物品。

2.脱敏注射过程中,应密切观察病人的反应。如发现病人有面色苍白、发绀、荨麻疹及头晕、心跳加快或过敏性休克时,应立即停止注射并配合医生进行抢救。若过敏反应轻微,可等症状消退后,酌情将剂量减少、注射次数增加,在密切观察病人的情况下,使脱敏注射顺利完成。

3.其余注意事项同皮内注射技术(药物过敏试验)。

（四）健康教育

1.嘱病人在皮试及脱敏注射过程中,均勿离开病区,勿揉搓抓挠穿刺部位。

2.告知病人如有不适及时告诉医护人员。

【问题分析与能力提升】

张某,男,51岁。主诉:1个月余前左脚外伤。半月前自觉伤口局部疼痛,红肿,未引起注意。2 d前突然无法张口,说话困难,随之出现颈背僵硬伴四肢抽搐,全身冷汗,呼吸急促,被家人急送入院。体检:神志清楚,T 39.3 ℃,P 102 次/min,R 30 次/min,BP 115/75 mmHg。医生诊断为破伤风感染。医嘱:呼吸机辅助呼吸、镇静、抗感染、破伤风抗毒素皮试、肌内注射等。请问:①破伤风抗毒素皮试结果如何判断? ②破伤风脱敏注射法的原理是什么? ③脱敏注射时护士应如何进行观察和护理病人?

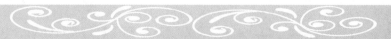

第十一单元　静脉输液与输血技术

实验实训一　静脉输液法

实验学时:2学时。**实验类型**:技能型实验。**教学目标**:①能正确说出静脉输液的目的及注意事项。②在静脉输液过程中能严格执行三查七对制度。③能严格遵守无菌技术操作原则,无污染。④在静脉输液过程中能与病人进行良好的沟通交流,并正确指导病人。⑤能正确说出输液过程中常见故障及排除方法。⑥能正确说出常见的输液反应及护理措施。**实验目的**:补充水分及电解质,预防和纠正水、电解质及酸碱平衡紊乱;增加循环血量,改善微循环,维持血压及微循环灌注量;供给营养物质,促进组织修复,增加体重,维持正氮平衡;输入药物,治疗疾病。

【操作流程与考核标准】

（一）操作流程与操作规范

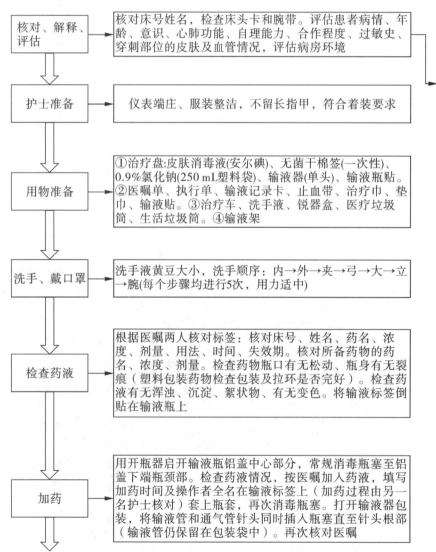

| 核对、解释、评估 | 核对床号姓名,检查床头卡和腕带。评估患者病情、年龄、意识、心肺功能、自理能力、合作程度、过敏史、穿刺部位的皮肤及血管情况,评估病房环境 |

解释语:您好,请告诉我您的床号和姓名。周阿姨,由于您腹泻需要补液,现在遵医嘱给您输液。您这样躺着舒服吗?让我看看您的血管,请您抬手(取止血带和治疗巾放于病人腕下),扎这根血管可以吗?输液时间长,您需要去卫生间吗?请您稍等,我去准备一下药液

| 护士准备 | 仪表端庄、服装整洁,不留长指甲,符合着装要求 |

| 用物准备 | ①治疗盘:皮肤消毒液(安尔碘)、无菌干棉签(一次性)、0.9%氯化钠(250 mL塑料袋)、输液器(单头)、输液瓶贴。②医嘱单、执行单、输液记录卡、止血带、治疗巾、垫巾、输液贴。③治疗车、洗手液、锐器盒、医疗垃圾筒、生活垃圾筒。④输液架 |

| 洗手、戴口罩 | 洗手液黄豆大小,洗手顺序:内→外→夹→弓→大→立→腕(每个步骤均进行5次,用力适中) |

| 检查药液 | 根据医嘱两人核对标签:核对床号、姓名、药名、浓度、剂量、用法、时间、失效期。核对所备药物的药名、浓度、剂量。检查药物瓶口有无松动、瓶身有无裂痕(塑料包装药物检查包装及拉环是否完好)。检查药液有无浑浊、沉淀、絮状物、有无变色。将输液标签倒贴在输液瓶上 |

静脉输液法

| 加药 | 用开瓶器启开输液瓶铝盖中心部分,常规消毒瓶塞至铝盖下端瓶颈部。检查药液情况,按医嘱加入药液,填写加药时间及操作者全名在输液标签上(加药过程由另一名护士核对)套上瓶套,再次消毒瓶塞。打开输液器包装,将输液管和通气管针头同时插入瓶塞直至针头根部(输液管仍保留在包装袋中)。再次核对医嘱 |

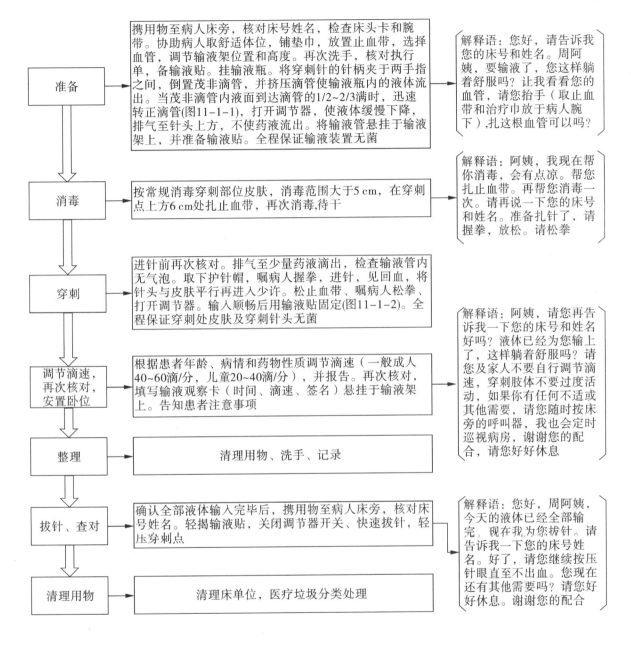

准备	携用物至病人床旁，核对床号姓名，检查床头卡和腕带。协助病人取舒适体位，铺垫巾，放置止血带，选择血管，调节输液架位置和高度。再次洗手，核对执行单、备输液贴。挂输液瓶。将穿刺针的针柄夹于两手指之间，倒置茂非滴管，并挤压滴管使输液瓶内的液体流出。当茂非滴管内液面到达滴管的1/2~2/3满时，迅速转正滴管(图11-1-1)，打开调节器，使液体缓慢下降，排气至针头上方，不使药液流出。将输液管悬挂于输液架上，并准备输液贴。全程保证输液装置无菌	解释语：您好，请告诉我您的床号和姓名。周阿姨，要输液了，您这样躺着舒服吗？让我看看您的血管，请您抬手（取止血带和治疗巾放于病人腕下），扎这根血管可以吗？
消毒	按常规消毒穿刺部位皮肤，消毒范围大于5 cm，在穿刺点上方6 cm处扎止血带，再次消毒,待干	解释语：阿姨，我现在帮你消毒，会有点凉。帮您扎止血带。再帮您消毒一次。请再说一下您的床号和姓名。准备扎针了，请握拳，放松。请松拳
穿刺	进针前再次核对。排气至少量药液滴出，检查输液管内无气泡。取下护针帽，嘱病人握拳，进针，见回血，将针头与皮肤平行再进入少许。松止血带、嘱病人松拳、打开调节器。输入顺畅后用输液贴固定(图11-1-2)。全程保证穿刺处皮肤及穿刺针头无菌	
调节滴速，再次核对，安置卧位	根据患者年龄、病情和药物性质调节滴速（一般成人40~60滴/分，儿童20~40滴/分），并报告。再次核对，填写输液观察卡（时间、滴速、签名）悬挂于输液架上。告知患者注意事项	解释语：阿姨，请您再告诉我一下您的床号和姓名好吗？液体已经为您输上了，这样躺着舒服吗？请您及家人不要自行调节滴速，穿刺肢体不要过度活动，如果你有任何不适或其他需要，请您随时按床旁的呼叫器，我也会定时巡视病房，谢谢您的配合，请您好好休息
整理	清理用物、洗手、记录	
拔针、查对	确认全部液体输入完毕后，携用物至病人床旁，核对床号姓名。轻揭输液贴，关闭调节器开关、快速拔针，轻压穿刺点	解释语：您好，周阿姨，今天的液体已经全部输完，现在我为您拔针。请告诉我一下您的床号姓名。好了，请您继续按压针眼直至不出血。您现在还有其他需要吗？请您好好休息。谢谢您的配合
清理用物	清理床单位，医疗垃圾分类处理	

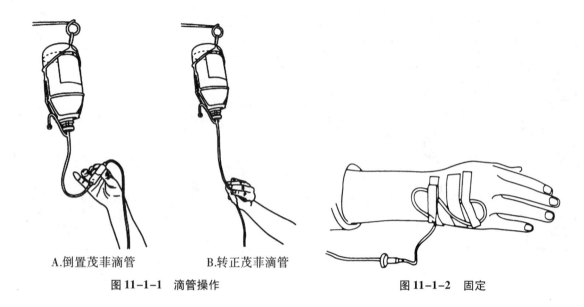

A.倒置茂菲滴管　　　　B.转正茂菲滴管

图 11-1-1　滴管操作　　　　　　　　　图 11-1-2　固定

（二）考核标准

项目	操作要点	分值	得分	扣分及说明
仪表（3分）	仪表端庄,服装整洁,不留长指甲,按要求着装	3		
评估（12分）	1.核对医嘱单与执行单	2		
	2.携带执行单、止血带至病人床旁,核对病人腕带或床头卡、询问病人姓名	2		
	3.了解病人身体状况,告知并解释输液的目的,取得合作,询问二便,为输液做好准备	2		
	4.评估病人病情、年龄、意识、心肺功能、自理能力、合作程度、过敏史、穿刺部位的皮肤及血管情况(口述)	4		
	5.环境准备:光线充足,环境整洁宽敞,适宜操作(口述),备好输液架	2		
操作前准备（15分）	1.洗手、戴口罩	2		
	2.备齐用物,放置合理,便于操作,符合无菌原则要求	3		
	3.按执行单查对药物并核对(两人核对)	4		
	4.填写并粘贴输液瓶贴(在药液标签旁倒贴),打开瓶盖中心,进行常规消毒、待干,按要求加药,加药方法正确(根据需要戴瓶套)	2		
	5.检查输液器包装、有效期与质量,打开输液器包装,将输液器针头插入瓶塞至根部	2		
	6.再次核对医嘱	2		

项目	操作要点	分值	得分	扣分及说明
操作过程（50分）	1. 携用物至床旁,核对床号、床头卡、询问病人姓名	3		
	2. 调节输液架适宜位置和高度	2		
	3. 协助病人取舒适卧位,穿刺部位下铺垫巾,放好止血带,暴露穿刺部位,选择血管,再次洗手	5		
	4. 将输液器从包装内取出,旋紧头皮针连接处,进行排气（首次排气原则上不滴出药液）,准备输液帖	5		
	5. 常规消毒注射部位皮肤,范围大于 5 cm,待干;在穿刺点上方 6 cm 处扎止血带,再次消毒注射部位皮肤,核对药液与病人相符,排气至少量药液滴出	6		
	6. 检查输液管内有无气泡,取下护针帽,嘱病人握拳、固定血管、进针、见回血后再将针头沿血管方向潜行少许	10		
	7. 穿刺成功,松止血带,嘱病人松拳,松调节器,点滴通畅后用输液贴固定	4		
	8. 根据病人年龄、病情和药物性质调节滴速（一般成人 40～60 滴/min,儿童 20～40 滴/min）	5		
	9. 再次核对,填写输液单各项内容,告知病人注意事项:不可随意调节滴数,告知病人穿刺肢体避免过度活动,出现异常情况告知医护人员（口述）	5		
	10. 整理用物及病人床单位,安置病人舒适体位,放置呼叫器于易取处,洗手摘口罩	5		
操作后（5分）	1. 整理用物,按垃圾分类处理用物	2		
	2. 洗手、记录	3		
输液完毕（5分）	1. 核对解释,揭去输液贴,关闭调节器,迅速拔针,轻压穿刺点	3		
	2. 嘱病人按压片刻至无出血,并告知相关事项（口述）	2		
综合评价（10分）	1. 程序正确,操作规范、娴熟	2		
	2. 无菌观念强,无污染,符合无菌操作原则	2		
	3. 态度严谨,动作敏捷,操作细心准确	2		
	4. 一次排气成功,一次穿刺成功、查对到位	2		
	5. 操作过程中沟通有效,能做到关心病人,以病人为中心,确保安全	2		

考核资源:①治疗车上层,治疗盘:皮肤消毒液(安尔碘)、无菌干棉签、0.9%氯化钠注射液 250 mL、输液器、输液瓶贴、医嘱单、执行单、输液记录卡、止血带、治疗巾、垫巾、输液贴、手消毒液。②治疗车下层,锐器盒、医疗垃圾筒、生活垃圾筒。另备输液架。

（三）注意事项

1. 严格执行无菌操作及查对制度,预防感染及差错事故的发生。根据病情需要合理安排输液顺序,并根据治疗原则,按急、缓及药物半衰期等情况合理分配药物。对需要长期输液的病人,要注意保护和合理使用静脉,一般从远端小静脉开始穿刺(抢救时可例外)。

2. 输液前要排尽输液管及针头内的空气,药液滴尽前要及时更换输液瓶(袋)或拔针,严防造成空气栓塞。注意药物的配伍禁忌,对于刺激性或特殊药物,应在确认针头已刺入静脉内时再注射。

严格掌握输液的速度。对有心、肺、肾疾病的病人,老年病人、婴幼儿及输注高渗、含钾或升压药液的病人,要适当减慢输液速度;对严重脱水、心肺功能良好者可适当加快输液速度。

3.输液过程中要加强巡视,注意观察下列情况:①滴入是否通畅,针头或输液管有无漏液,针头有无脱出、阻塞或移位,输液管有无扭曲、受压。②有无溶液外溢,注射局部有无肿胀或疼痛。有些药物如甘露醇、去甲肾上腺素等外溢后会引起局部组织坏死,如发现上述情况,应立即停止输液并通知医生予以处理。③密切观察病人有无输液反应,如病人出现心悸、畏寒、持续性咳嗽等情况,应立即减慢或停止输液,并通知医生,及时处理。④每次观察巡视后,应做好记录(记录在输液巡视卡或护理记录单上)。

(四)健康教育

1.向患者说明年龄、病情及药物性质是决定输液速度的主要因素,嘱患者不可自行随意调节输液滴速以免发生意外。

2.向患者介绍常见输液反应的症状及防治方法,告知患者一旦出现输液反应的表现,应及时使用呼叫器。

3.对于需要长期输液的患者,护士应做好患者的心理护理,消除焦虑和厌烦情绪。

【问题分析与能力提升】

周女士,32岁。主诉:腹痛、腹泻伴发热2 d。诊断:急性胃肠炎。医嘱:0.9%氯化钠注射液100 mL+头孢克肟2 g,静脉滴注,bid;5%葡萄糖注射液500 mL+10%氯化钠注射液20 mL,静脉滴注,qd。请问:①溶液不滴常见于哪些情况?如何处理?②茂非滴管内液面过高或过低如何处理?③调节滴速时,应考虑哪些因素?如何调节?④常见的输液反应有哪些?其中最常见的输液反应是哪一种?

实验实训二 静脉留置针输液法

实验学时:3 学时。实验类型:技能型实验。教学目标:①正确说出静脉留置针操作的目的、注意事项。②能正确进行静脉留置针输液的操作。③正确进行静脉留置针封管。④对带有静脉留置针的病人进行正确护理。

实验目的:补充水分及电解质,预防和纠正水、电解质及酸碱平衡紊乱;增加循环血量,改善微循环,维持血压及微循环灌注量;供给营养物质,促进组织修复,增加体重,维持正氮平衡;输入药物,治疗疾病。

【操作流程与考核标准】

(一)操作流程与操作规范

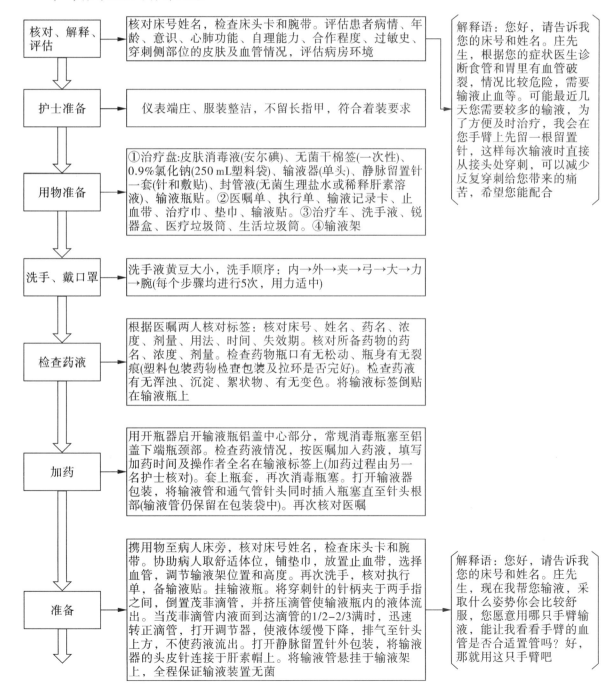

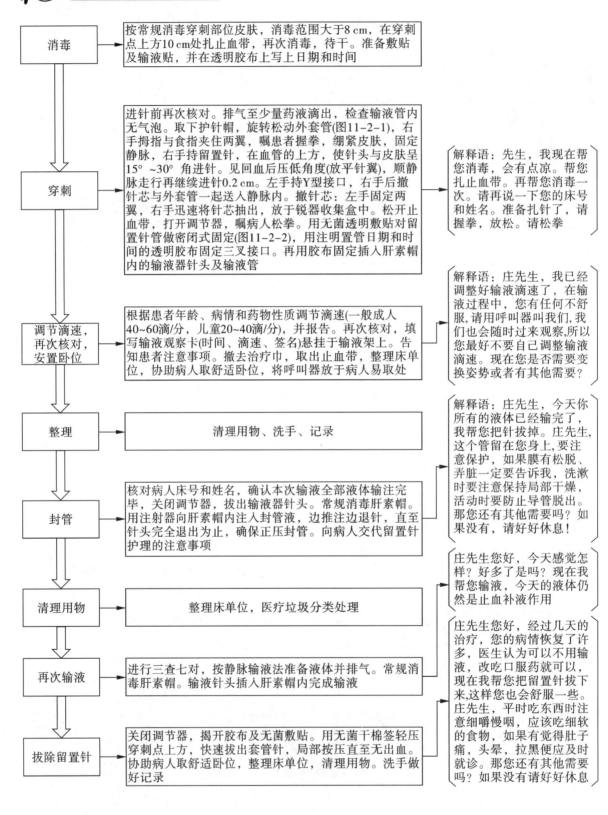

消毒 → 按常规消毒穿刺部位皮肤，消毒范围大于8 cm，在穿刺点上方10 cm处扎止血带，再次消毒，待干。准备敷贴及输液贴，并在透明胶布上写上日期和时间

穿刺 → 进针前再次核对。排气至少量药液滴出，检查输液管内无气泡。取下护针帽，旋转松动外套管(图11-2-1)，右手拇指与食指夹住两翼，嘱患者握拳，绷紧皮肤，固定静脉，右手持留置针，在血管的上方，使针头与皮肤呈15°~30°角进针。见回血后压低角度(放平针翼)，顺静脉走行再继续进针0.2 cm。左手持Y型接口，右手后撤针芯与外套管一起送入静脉内。撤针芯：左手固定两翼，右手迅速将针芯抽出，放于锐器收集盒中。松开止血带，打开调节器，嘱病人松拳。用无菌透明敷贴对留置针管做密闭式固定(图11-2-2)，用注明置管日期和时间的透明胶布固定三叉接口。再用胶布固定插入肝素帽内的输液器针头及输液管

→ 解释语：先生，我现在帮您消毒，会有点凉。帮您扎止血带。再帮您消毒一次。请再说一下您的床号和姓名。准备扎针了，请握拳，放松。请松拳

调节滴速，再次核对，安置卧位 → 根据患者年龄、病情和药物性质调节滴速(一般成人40~60滴/分，儿童20~40滴/分)，并报告。再次核对，填写输液观察卡(时间、滴速、签名)悬挂于输液架上。告知患者注意事项。撤去治疗巾，取出止血带，整理床单位，协助病人取舒适卧位，将呼叫器放于病人易取处

→ 解释语：庄先生，我已经调整好输液滴速了，在输液过程中，您有任何不舒服，请用呼叫器叫我们，我们也会随时过来观察，所以您最好不要自己调整输液滴速。现在您是否需要变换姿势或者有其他需要？

整理 → 清理用物、洗手、记录

封管 → 核对病人床号和姓名，确认本次输液全部液体输注完毕，关闭调节器，拔出输液器针头。常规消毒肝素帽。用注射器向肝素帽内注入封管液，边推注边退针，直至针头完全退出为止，确保正压封管。向病人交代留置针护理的注意事项

→ 解释语：庄先生，今天你所有的液体已经输完了，我帮您把针拔掉。庄先生，这个管留在您身上，要注意保护，如果膜有松脱、弄脏一定要告诉我，洗漱时要注意保持局部干燥，活动时要防止导管脱出。那您还有其他需要吗？如果没有，请好好休息！

清理用物 → 整理床单位，医疗垃圾分类处理

→ 庄先生您好，今天感觉怎样？好多了是吗？现在我帮您输液，今天的液体仍然是止血补液作用

再次输液 → 进行三查七对，按静脉输液法准备液体并排气。常规消毒肝素帽。输液针头插入肝素帽内完成输液

→ 庄先生您好，经过几天的治疗，您的病情恢复了许多，医生认为可以不用输液，改吃口服药就可以，现在我帮您把留置针拔下来,这样您也会舒服一些。

拔除留置针 → 关闭调节器，揭开胶布及无菌敷贴。用无菌干棉签轻压穿刺点上方，快速拔出套管针，局部按压直至无出血。协助病人取舒适卧位，整理床单位，清理用物。洗手做好记录

→ 庄先生，平时吃东西时注意细嚼慢咽，应该吃细软的食物，如果有觉得肚子痛，头晕，拉黑便应及时就诊。那您还有其他需要吗？如果没有请好好休息

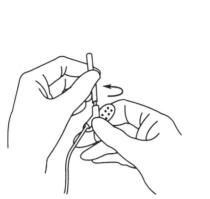
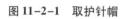
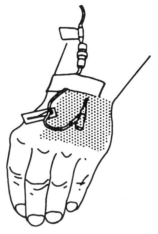

图 11-2-1　取护针帽　　　　　　　图 11-2-2　固定

（二）考核标准

项目	操作要点	分值	得分	扣分及说明
仪表 (3分)	仪表端庄,服装整洁,不留长指甲,按要求着装	3		
评估 (12分)	1. 核对医嘱单与执行单	2		
	2. 携带执行单、止血带至病人床旁,核对病人腕带或床头卡、询问病人姓名	2		
	3. 了解病人身体状况,告知并解释输液及留置针使用的目的,取得合作,询问二便,为穿刺做好准备	2		
	4. 评估病人病情、年龄、意识、心肺功能、自理能力、合作程度、过敏史、穿刺部位的皮肤及血管情况(口述)	4		
	5. 环境准备:光线充足,环境整洁宽敞,适宜操作(口述),备好输液架	2		
操作前 准备 (17分)	1. 洗手、戴口罩	2		
	2. 备齐用物,放置合理,便于操作,符合无菌原则要求	3		
	3. 按执行单查对药物并两人核对(两人核对)	4		
	4. 填写并粘贴输液瓶贴(在药液标签旁倒贴),打开瓶盖中心,进行常规消毒、待干,按要求加药,加药方法正确(根据需要戴瓶套)	3		
	5. 检查输液器包装、有效期与质量,打开输液器包装,将输液器针头插入瓶塞至根部	3		
	6. 再次核对医嘱	2		

项目	操作要点	分值	得分	扣分及说明
操作过程（47分）	1. 携用物至床旁,核对床号、床头卡,询问病人姓名	3		
	2. 调节输液架位置和高度	1		
	3. 协助病人取舒适卧位,穿刺部位下铺垫巾,放好止血带,暴露穿刺部位,选择血管,再次洗手	5		
	4. 将输液器从包装内取出,旋紧头皮针连接处,进行排气(首次排气原则上不滴出药液),打开静脉留置针外包装,将输液器的头皮针连接于肝素帽上。准备敷贴及输液贴,并在透明胶布上写上日期和时间	3		
	5. 常规消毒注射部位皮肤,消毒直径大于 8 cm,待干;在穿刺点上方 10 cm 处扎止血带,再次消毒注射部位皮肤,待干。核对药液与病人相符,排气至少量药液滴出	6		
	6. 检查输液管内有无气泡,取下护针帽,旋转松动外套管,右手拇指与示指夹住两翼,嘱病人握拳,绷紧皮肤,固定静脉,右手持留置针,在血管的上方,使针头与皮肤呈15°～30°角进针。见回血后压低角度(放平针翼),顺静脉走行再继续进针0.2 cm。左手持 Y 形接口,右手后撤针芯与外套管一起送入静脉内。撤针芯:左手固定两翼,右手迅速将针芯抽出,放于锐器盒中	10		
	7. 穿刺成功,松开止血带,打开调节器,嘱病人松拳;用无菌透明敷贴对留置针管做密闭式固定,用注明置管日期和时间的透明胶布固定三叉接口;再用胶布固定插入肝素帽内的输液器针头及输液管	4		
	8. 根据病人年龄、病情和药物性质调节滴速(一般成人 40～60 滴/min,儿童 20～40 滴/min)	5		
	9. 再次核对,填写输液记录卡各项内容,告知病人注意事项:不可随意调节滴数,告知病人穿刺肢体避免过度活动,出现异常情况告知医护人员(口述)	5		
	10. 整理用物及病人床单位,安置病人舒适体位,放置呼叫器于易取处,洗手摘口罩	5		
操作后（5分）	1. 整理用物,按垃圾分类处理用物	2		
	2. 洗手、记录	3		
输液完毕封管（6分）	1. 核对病人床号和姓名,确认本次输液全部液体输注完毕,关闭调节器,拔出输液器针头	2		
	2. 常规消毒肝素帽。用注射器向肝素帽内注入封管液,边推注边退针,直至针头完全退出为止,确保正压封管	2		
	3. 向病人交代留置针护理的注意事项,协助病人取舒适卧位;清理用物,洗手	2		
再次输液（2分）	进行三查七对,按静脉输液法准备液体并排气。常规消毒肝素帽。输液针头插入肝素帽内完成输液	2		
拔除留置针（3分）	关闭调节器。揭开胶布及无菌敷贴。用无菌干棉签轻压穿刺点上方,快速拔出套管针,局部按压直至无出血。协助病人取舒适卧位,整理床单位,清理用物,洗手做好记录	3		

项目	操作要点	分值	得分	扣分及说明
综合评价（5分）	1. 程序正确，操作规范、娴熟	1		
	2. 无菌观念强，无污染，符合无菌操作原则	1		
	3. 态度严谨，动作敏捷，操作细心准确	1		
	4. 一次排气成功，一次穿刺成功、查对到位	1		
	5. 操作过程中沟通有效，能做到关心病人，以病人为中心，确保安全	1		

考核资源：①治疗车上层，治疗盘（内置皮肤消毒液、无菌干棉签、0.9%氯化钠注射液250 mL、输液器、静脉留置针一套、封管液）、输液瓶贴、医嘱单、执行单、输液记录卡、止血带、治疗巾、垫巾、输液贴、手消毒液。②治疗车下层，锐器盒、医疗垃圾筒、生活垃圾筒。另备输液架。

（三）注意事项

1. 严格执行无菌操作及查对制度，预防感染及差错事故的发生。

2. 静脉留置针输液法应严格掌握留置时间，一般留置针可保留3~5 d，最好不超过7 d时间。

（四）健康教育

1. 向患者说明可进行适当的运动，但应避免剧烈运动和提重物。

2. 如有深色回血至延长管，立即上举手臂使延长管高于穿刺点，或及时通知护士。

3. 如患者需要淋浴，可在留置针外面包裹一层保鲜膜，防止进水。但不可让穿刺部位长时间浸在水中。穿脱衣时，不要将导管勾出，先穿穿刺侧手臂，后脱穿刺侧手臂。有留置针脱出，要压迫穿刺点并及时告知医护人员前来处理。保持穿刺部位清洁干燥，如贴膜不牢固，要告知护士处理。有注射局部皮肤或全身不适及时告知医护人员。

【问题分析与能力提升】

庄先生，52岁。主诉："原发性肝癌"术后4年，呕血6 h。6 h前因进食青枣后，呕吐鲜血，共呕血2次，量约1 000 mL。伴头晕、乏力，发病以来小便较少。检查：急性面容，面色稍苍白，甲床苍白，四肢皮温较低。T 36.0 ℃，P 96次/min，R 19次/min，BP 92/60 mmHg。诊断：食管胃底静脉曲张伴破裂出血。诊疗计划：给予禁食、补液、扩容、止血、降低门静脉内压力、制酸、保肝等治疗。医嘱：周围静脉置管护理。请问：①常用的静脉留置针的封管液有哪些？其主要原理是什么？②留置针留在病人身上时有哪些注意事项？

实验实训三　微量注射泵/输液泵的使用

实验学时:2 学时。**实验类型**:技能型实验。**教学目标**:①能正确连接、安装微量注射泵/输液泵。②能正确识别微量注射泵/输液泵报警的原因并进行正确处理。③能正确使用微量注射泵/输液泵,正确调节输注液量、速度。④能正确说出微量注射泵/输液泵使用的目的及注意事项。⑤能与病人进行良好的沟通交流,并正确指导病人。**实验目的**:准确控制输液速度,使药物速度均匀、用量准确并安全地进入病人体内。

【操作流程与考核标准】

(一)操作流程与操作规范

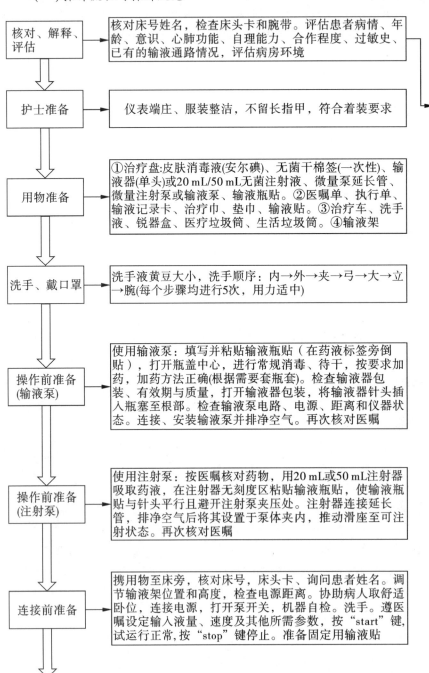

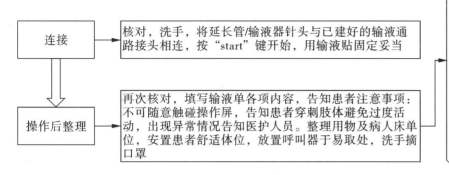

解释语:周阿姨,现在药物正缓慢输入体内,您的左手可以放在棉被里保暖,左手尽量少活动,以免输液管道脱落或者不小心把管道弄折;(告知家属)请您不要随意搬动或调节微量泵,如果在输液过程中有不舒服的感觉,或者听到机器发出"滴、滴、滴"的报警声音后,请按呼叫器,我会尽快过来处理的。周阿姨,您不要紧张,好好休息

(二)考核标准

项目	操作要点	分值	得分	扣分及说明
仪表 (3分)	仪表端庄,服装整洁,不留长指甲,按要求着装	3		
评估 (12分)	1.核对医嘱单与执行单	2		
	2.携带执行单至病人床旁,核对病人腕带或床头卡、询问病人姓名	2		
	3.了解病人身体状况,告知并解释微量注射泵/输液泵使用的目的,取得合作,询问二便,为输注做好准备	2		
	4.评估病人病情、年龄、意识、心肺功能、自理能力、合作程度、过敏史、已有的输液通路情况(口述)	4		
	5.环境准备:光线充足,环境整洁宽敞,适宜操作(口述),备好输液架(按需)	2		
操作前准备 (32分)	1.洗手、戴口罩	2		
	2.备齐用物,放置合理,便于操作,符合无菌原则要求	4		
	3. 按执行单查对药物并两人核对(两人核对)	4		
	4.使用输液泵:填写并粘贴输液瓶贴(在药液标签旁倒贴),打开瓶盖中心,进行常规消毒、待干,按要求加药,加药方法正确(根据需要套瓶套)。检查输液器包装、有效期与质量,打开输液器包装,将输液器针头插入瓶塞至根部。检查输液泵电路、电源、距离和仪器状态。连接、安装输液泵并排净空气	10		
	5.使用微量注射泵:按医嘱核对药物,用20 mL或50 mL注射器吸取药液,在注射器无刻度区粘贴输液瓶贴,使输液瓶贴与针头平行且避开注射泵夹压处。注射器连接延长管,排净空气后将其设置于泵体夹内,推动滑座至可注射状态	10		
	6.再次核对医嘱	2		

项目	操作要点	分值	得分	扣分及说明
操作过程（45分）	1. 携用物至床旁,核对床号、床头卡、询问病人姓名	3		
	2. 调节输液架位置和高度,检查电源距离	2		
	3. 协助病人取舒适卧位,连接电源,打开泵开关,机器自检。洗手	5		
	4. 遵医嘱设定输入液量、速度及其他所需参数,按"start"键,试运行正常,按"stop"键停止。准备固定用输液贴	10		
	5. 核对,洗手,将延长管/输液器针头与已建好的输液通路接头相连,按"start"键开始,用输液贴固定妥当。	10		
	6. 再次核对,填写输液单各项内容,告知病人注意事项:不可随意触碰操作屏,告知病人穿刺肢体避免过度活动,出现异常情况告知医护人员(口述)	10		
	7. 整理用物及病人床单位,安置病人舒适体位,放置呼叫器于易取处,洗手摘口罩	5		
综合评价（8分）	1. 程序正确,操作规范、娴熟	2		
	2. 无菌观念强,无污染,符合无菌操作原则	2		
	3. 态度严谨,动作敏捷,操作细心	1		
	4. 使用注射泵/输液泵方法正确	2		
	5. 操作过程中沟通有效,能做到关心病人,以病人为中心,确保安全	1		

考核资源:①治疗车上层,治疗盘(内置皮肤消毒液、无菌干棉签、输液器或20 mL/50 mL无菌注射器、微量泵延长管)、微量注射泵或输液泵、输液瓶贴、医嘱单、执行单、输液记录卡、治疗巾、垫巾、输液贴、手消毒液。②治疗车下层,锐器盒、医疗垃圾筒、生活垃圾筒。按需备输液架。

（三）注意事项

1. 正确设定输注速度及其他必需参数,防止设定错误延误治疗。护士随时查看泵的工作状态,及时排除报警、故障,防止液体输入失控。注意观察穿刺部位皮肤情况,防止发生液体外渗,出现外渗及时给予相应处理。严格遵守无菌技术操作原则和三查七对原则。

2. 特殊用药需有特殊标记,避光药物需用避光泵管。使用中,如需更改输液速度,则先按停止键,重新设置后再按启动键;更换药液时,应暂停输注,更换完毕复查无误后,再按启动键。

3. 持续使用时,每24 h更换输液泵(输液管)管道及注射器。依据产品使用说明书制定输液泵预防性维护周期。

（四）健康教育

1. 告知病人,有护士不在场的情况下,一旦输液泵出现报警,应及时按呼叫器求救护士以便及时处理出现的问题。

2. 病人、家属不要随意搬动输液泵,防止输液泵电源线因牵拉而脱落。

3. 病人输液侧肢体不要剧烈活动,防止输液管道被牵拉脱出。

4. 告知病人,输液泵内有蓄电池,病人如需如厕,可以按呼叫器请护士帮忙暂时拔掉电源线,返回后再重新插好。

【问题分析与能力提升】

周女士,45岁,因"突发头痛4 h"急诊收住神经外科。检查:T 36.3°,P 96次/min,BP 160/95 mmHg,颈项强直。病人神志清楚,检查配合。诊断:自发性蛛网膜下腔出血。医嘱:绝对卧床休息,监测生命体征、吸氧等对症处理;尼莫通10 mg微量泵泵入,速度为每小时2 mL。请问:①输液泵"occlusion"键报警的原因有哪些? ②如何处理"low battery"报警? ③微量泵有哪些优点?

实验项目四　经外周静脉置入中心静脉导管技术

实验学时:3 学时。**实验类型**:技能型实验。**教学目标**:①能正确说出经外周静脉置入中心静脉导管(PICC)操作技术的目的与注意事项。②能配合 PICC 专科护士进行 PICC 置管操作。③能正确进行 PICC 管道维护。④能对 PICC 置管病人进行正确健康指导。**实验目的**:为需长期静脉输液、反复输血或血制品的病人提供静脉通道;静脉输注刺激性或毒性药物,如化疗药物;静脉输注高渗透性或黏稠性液体,如胃肠外营养液,脂肪乳等;测量中心静脉压。

【操作流程与考核标准】

(一)操作流程与操作规范

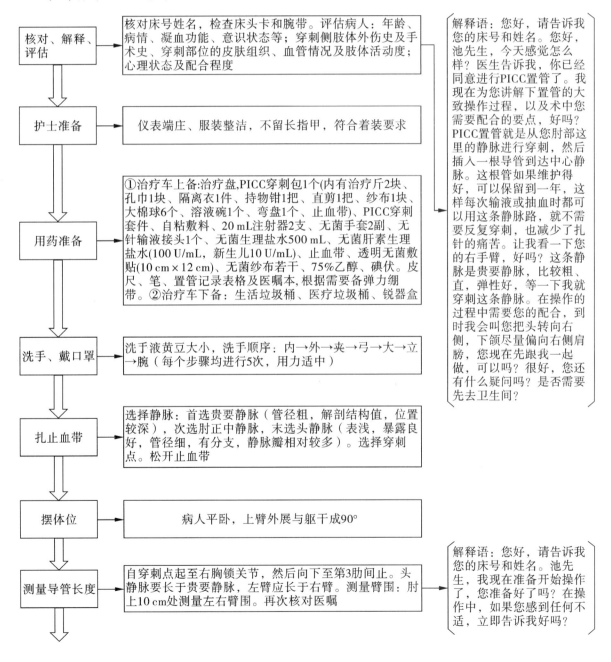

| 核对、解释、评估 | 核对床号姓名,检查床头卡和腕带。评估病人:年龄、病情、凝血功能、意识状态等;穿刺侧肢体外伤史及手术史、穿刺部位的皮肤组织、血管情况及肢体活动度;心理状态及配合程度 | 解释语:您好,请告诉我您的床号和姓名。您好,池先生,今天感觉怎么样?医生告诉我,你已经同意进行PICC置管了。我现在为您讲解下置管的大致操作过程,以及术中您需要配合的要点,好吗?PICC置管就是从您肘部这里的静脉进行穿刺,然后插入一根导管到达中心静脉。这根管如果维护得好,可以保留到一年,这样每次输液或抽血时都可以用这条静脉路,就不需要反复穿刺,也减少了扎针的痛苦。让我看一下您的右手臂,好吗?这条静脉是贵要静脉,比较粗、直、弹性好,等一下我就穿刺这条静脉。在操作的过程中需要您的配合,到时我会叫您把头转向右侧,下颌尽量偏向右侧肩膀,您现在先跟我一起做,可以吗?很好,您还有什么疑问吗?是否需要先去卫生间? |

护士准备 → 仪表端庄、服装整洁,不留长指甲,符合着装要求

用药准备 → ①治疗车上备:治疗盘,PICC穿刺包1个(内有治疗斤2块、孔巾1块、隔离衣1件、持物钳1把、直剪1把、纱布1块、大棉球6个、溶液碗1个、弯盘1个、止血带)、PICC穿刺套件、自粘敷料、20 mL注射器2支、无针输液接头1个、无菌生理盐水500 mL、无菌肝素生理盐水(100 U/mL,新生儿10 U/mL)、止血带、透明无菌敷贴(10 cm×12 cm)、无菌纱布若干、75%乙醇、碘伏。皮尺、笔、置管记录表格及医嘱本,根据需要备弹力绷带。②治疗车下备:生活垃圾桶、医疗垃圾桶、锐器盒

洗手、戴口罩 → 洗手液黄豆大小,洗手顺序:内→外→夹→弓→大→立→腕(每个步骤均进行5次,用力适中)

扎止血带 → 选择静脉:首选贵要静脉(管径粗,解剖结构值,位置较深),次选肘正中静脉,末选头静脉(表浅,暴露良好,管径细,有分支,静脉瓣相对较多)。选择穿刺点。松开止血带

摆体位 → 病人平卧,上臂外展与躯干成90°

| 测量导管长度 | 自穿刺点起至右胸锁关节,然后向下至第3肋间止。头静脉要长于贵要静脉,左臂应长于右臂。测量臂围:肘上10 cm处测量左右臂围。再次核对医嘱 | 解释语:您好,请告诉我您的床号和姓名。池先生,我现在准备开始操作了,您准备好了吗?在操作中,如果您感到任何不适,立即告诉我好吗? |

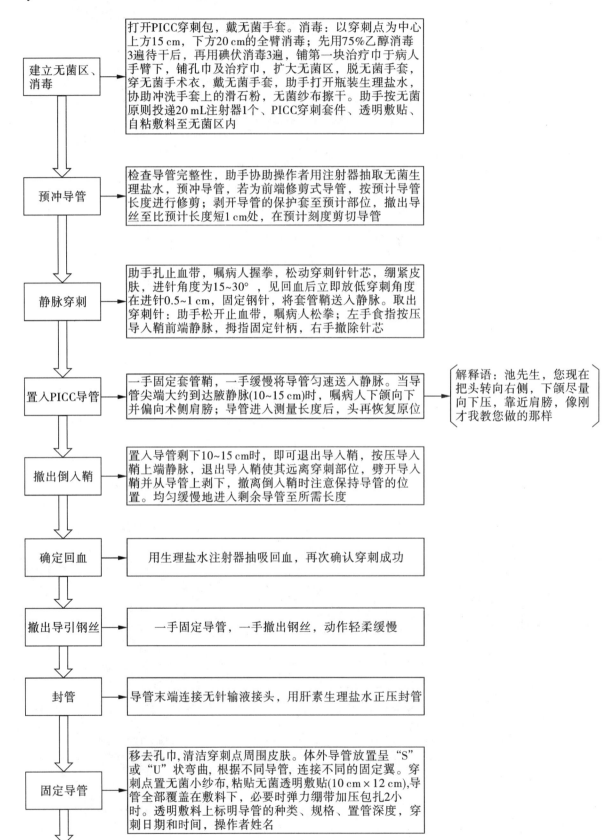

建立无菌区、消毒 → 打开PICC穿刺包，戴无菌手套。消毒：以穿刺点为中心上方15 cm，下方20 cm的全臂消毒；先用75%乙醇消毒3遍待干后，再用碘伏消毒3遍，铺第一块治疗巾于病人手臂下，铺孔巾及治疗巾，扩大无菌区，脱无菌手套，穿无菌手术衣，戴无菌手套，助手打开瓶装生理盐水，协助冲洗手套上的滑石粉，无菌纱布擦干。助手按无菌原则投递20 mL注射器1个、PICC穿刺套件、透明敷贴、自粘敷料至无菌区内

预冲导管 → 检查导管完整性，助手协助操作者用注射器抽取无菌生理盐水，预冲导管，若为前端修剪式导管，按预计导管长度进行修剪；剥开导管的保护套至预计部位，撤出导丝至比预计长度短1 cm处，在预计刻度剪切导管

静脉穿刺 → 助手扎止血带，嘱病人握拳，松动穿刺针针芯，绷紧皮肤，进针角度为15~30°，见回血后立即放低穿刺角度在进针0.5~1 cm，固定钢针，将套管鞘送入静脉。取出穿刺针：助手松开止血带，嘱病人松拳；左手食指按压导入鞘前端静脉，拇指固定针柄，右手撤除针芯

置入PICC导管 → 一手固定套管鞘，一手缓慢将导管匀速送入静脉。当导管尖端大约到达腋静脉(10~15 cm)时，嘱病人下颌向下并偏向术侧肩膀；导管进入测量长度后，头再恢复原位

解释语：池先生，您现在把头转向右侧，下颌尽量向下压，靠近肩膀，像刚才我教您做的那样

撤出倒入鞘 → 置入导管剩下10~15 cm时，即可退出导入鞘，按压导入鞘上端静脉，退出导入鞘使其远离穿刺部位，劈开导入鞘并从导管上剥下，撤离倒入鞘时注意保持导管的位置。均匀缓慢地进入剩余导管至所需长度

确定回血 → 用生理盐水注射器抽吸回血，再次确认穿刺成功

撤出导引钢丝 → 一手固定导管，一手撤出钢丝，动作轻柔缓慢

封管 → 导管末端连接无针输液接头，用肝素生理盐水正压封管

固定导管 → 移去孔巾,清洁穿刺点周围皮肤。体外导管放置呈"S"或"U"状弯曲，根据不同导管，连接不同的固定翼。穿刺点置无菌小纱布，粘贴无菌透明敷贴(10 cm×12 cm),导管全部覆盖在敷料下，必要时弹力绷带加压包扎2小时。透明敷料上标明导管的种类、规格、置管深度，穿刺日期和时间，操作者姓名

解释语： PICC导管已经成功置入了，但这根管道需要很好的维护。这不会影响您正常生活，但要注意不要用右手提重物，不要做甩手动作；不可在右手测血压和静脉穿刺；衣服袖口不可过紧；洗澡的时候局部先用保鲜膜将导管包起来，两端固定好，就可以进行沐浴了，但不要盆浴和泡浴。请您注意观察穿刺点及周围皮肤的情况，如果有出血、红肿或发现右臂出现肿胀，请马上告诉我们。我们也会经常过来观察，定期更换敷料等。您还有什么问题吗？

操作后整理 → 协助病人取舒适体位，整理床单位。向病人讲解可能出现的并发症、日常护理及注意事项等。处理用物，洗手。拍胸部X线片确定导管尖端位置，导管型号、规格、批号；置入导管长度、X线片显示导管位置；所穿刺静脉名称、臂围；穿刺过程描述

(二)考核标准

1.经外周静脉置入中心静脉导管(PICC)

项目		操作要点	分值	得分	扣分及说明
仪表 (3分)		仪表端庄,服装整洁,不留长指甲,按要求着装,戴圆帽	3		
评估 (10分)		1.核对医嘱单与执行单	1		
		2.携带执行单及止血带至病人床旁,核对病人腕带或床头卡、询问病人姓名	1		
		3.向病人解释PICC置管的目的、过程及配合要点,确认是否已签署知情同意书	3		
		4.评估病人:年龄、病情、凝血功能、意识状态等;穿刺侧肢体外伤史及手术史、穿刺部位的皮肤组织、血管情况及肢体活动度;心理状态及配合程度	4		
		5.环境准备:光线充足,环境整洁宽敞,适宜操作(口述)	1		
操作前准备 (10分)	选择静脉及穿刺点 (6分)	1.洗手、戴口罩	2		
		2.备齐用物,放置合理,便于操作,符合无菌原则要求	2		
		3.扎止血带。选择静脉:首选贵要静脉(管径粗,解剖结构直,位置较深),次选肘正中静脉,末选头静脉(表浅,暴露良好,管径细,有分支,静脉瓣相对较多)。肢体首选右侧。选择穿刺点。松开止血带	2		
	测量定位 (4分)	1.摆体位:病人平卧,上臂外展与躯干呈90度	1		
		2.测量导管长度:自穿刺点起至右胸锁关节,然后向下至第3肋间止。头静脉要长于贵要静脉,左臂应长于右臂。测量臂围:肘上10 cm处测量左右臂围	2		
		3.再次核对医嘱	1		

项目		操作要点	分值	得分	扣分及说明
操作过程（72分）	建立无菌区、消毒（13分）	1. 打开PICC穿刺包,戴无菌手套	2		
		2. 消毒:以穿刺点为中心上方15 cm,下方20 cm的全臂消毒;先用75%乙醇消毒3遍待干后,再用碘伏消毒3遍	3		
		3. 铺第一块治疗巾于病人手臂下	1		
		4. 铺孔巾及治疗巾,扩大无菌区,脱无菌手套	2		
		5. 穿无菌手术衣,戴无菌手套,助手打开瓶装生理盐水,协助冲洗手套上的滑石粉,无菌纱布擦干	3		
		6. 助手按无菌原则投递20 mL注射器1个、PICC穿刺套件、透明敷贴、自粘敷料至无菌区内	2		
	预冲导管（6分）	1. 检查导管完整性	1		
		2. 助手协助操作者用注射器抽取无菌生理盐水,预冲导管。若为前端修剪式导管,按预计导管长度进行修剪;剥开导管的保护套至预计部位,撤出导丝至比预计长度短1 cm处,在预计刻度剪切导管	5		
	静脉穿刺（11分）	1. 助手扎止血带,嘱病人握拳	1		
		2. 松动穿刺针针芯,绷紧皮肤,进针角度为15～30°,见回血后立即放低穿刺角度在进针0.5～1.0 cm,固定钢针,将套管鞘送入静脉	5		
		3. 取出穿刺针:助手松开止血带,嘱病人松拳;左手示指按压导入鞘前端静脉,拇指固定针柄,右手撤除针芯	5		
	置入PICC导管（5分）	1. 一只手固定套管鞘,另一只手缓慢将导管匀速送入静脉	2		
		2. 当导管尖端大约到达腋静脉（10～15 cm）时,嘱病人下颌向下并偏向术侧肩膀;导管进入测量长度后,头再恢复原位	3		
	撤出倒入鞘（8分）	1. 置入导管剩下10～15 cm时,即可退出导入鞘,按压导入鞘上端静脉,退出导入鞘使其远离穿刺部位	3		
		2. 劈开导入鞘并从导管上剥下,撤离倒入鞘时注意保持导管的位置	3		
		3. 均匀缓慢地进入剩余导管至所需长度	2		
	确定回血（2分）	用生理盐水注射器抽吸回血,再次确认穿刺成功	2		
	撤出导引钢丝（2分）	一手固定导管,一手撤出钢丝,动作轻柔缓慢	2		
	封管（3分）	导管末端连接无针输液接头,用肝素生理盐水正压封管	3		
	固定导管（10分）	1. 移去孔巾,清洁穿刺点周围皮肤	1		
		2. 体外导管放置呈"S"或"U"状弯曲,根据不同导管,连接不同的固定翼	2		
		3. 穿刺点置无菌小纱布,粘贴无菌透明敷贴（10 cm×12 cm）,导管全部覆盖在敷料下,必要时弹力绷带加压包扎2 h	4		
		4. 透明敷料上标明导管的种类、规格、置管深度,穿刺日期和时间,操作者姓名	3		
	整理宣教（5分）	1. 协助病人取舒适体位,整理床单位	1		
		2. 宣教:向病人讲解可能出现的并发症、日常护理及注意事项等	3		
		3. 处理用物,洗手	1		
	确定导管位置（2分）	拍胸部X线片确定导管尖端位置	2		
	记录（5分）	导管型号、规格、批号;置入导管长度、X线片显示导管位置;所穿刺静脉名称、臂围;穿刺过程描述	5		

项目	操作要点	分值	得分	扣分及说明
综合评价（5分）	1. 程序正确，操作规范、娴熟	1		
	2. 无菌观念强，无污染，符合无菌操作原则	1		
	3. 态度严谨，动作敏捷，操作细心准确	1		
	4. 一次穿刺成功、查对到位	1		
	5. 操作过程中沟通有效，能做到关心病人，以病人为中心，确保安全	1		

考核资源：①治疗车上层，治疗盘，PICC 穿刺包 1 个（内有治疗巾 2 块、孔巾 1 块、隔离衣 1 件、持物钳 1 把、直剪 1 把、纱布 1 块、大棉球 6 个、溶液碗 1 个、弯盘 1 个、止血带）、PICC 穿刺套件、自粘敷料、20 mL 注射器 2 支、无菌手套 2 副、无针输液接头 1 个、无菌生理盐水 500 mL、无菌肝素生理盐水（100 U/mL，新生儿 10 U/mL）、止血带、透明无菌敷贴（10 cm×12 cm）、无菌纱布若干、75% 乙醇、碘伏。皮尺、笔、置管记录表格及医嘱本，根据需要备弹力绷带。②治疗车下层，生活垃圾桶，医疗垃圾桶，锐器盒。

2. B 超引导下穿刺 PICC

项目	操作要点	分值	得分	扣分及说明
仪表（3分）	仪表端庄，服装整洁，不留长指甲，按要求着装，戴圆帽	3		
评估（15分）	1. 核对医嘱单与执行单	1		
	2. 携带执行单及止血带至病人床旁，核对病人腕带或床头卡、询问病人姓名	1		
	3. 向病人解释 PICC 置管的目的、过程及配合要点，确认是否已签署知情同意书，填写置管前评估表	3		
	4. 评估病人：年龄、病情、凝血功能、意识状态等；穿刺侧肢体外伤史及手术史、穿刺部位的皮肤组织、血管情况及肢体活动度；心理状态及配合程度	9		
	5. 环境准备：光线充足，环境整洁宽敞，适宜操作（口述）	1		
操作前准备（15分）	1. 衣帽整齐、规范洗手，戴口罩	3		
	2. 备齐用物，放置合理，便于操作，符合无菌原则要求	4		
	3. 患者准备：清洗患者双上肢、腋下及颈部皮肤，更换清洁病员服，戴圆帽、口罩，更换专用拖鞋	8		

项目	操作要点	分值	得分	扣分及说明
操作流程质量（67 分）	1. 将用物推至患者床旁，核对床号、姓名，询问患者需求并协助解决，取舒适卧位	5		
	2. 使用 B 超探测评估血管状况，预测长度；记号笔在肘窝处做好标记，从标记处沿静脉走行到右胸锁关节长度加 4～5 cm，助手记录预测长度，测量肘窝以上 10 cm 处臂围并记录	3		
	3. 开无菌包，戴无菌手套	3		
	4. 助手抬高患者手臂，消毒三次侧手臂；以穿刺点为中心，先涂擦 3 遍乙醇溶液，再涂擦 3 遍活力碘，消毒面积上至肘窝，下至近腕关节处，左右至整个臂围	3		
	5. 铺 70 cm×70 cm 无菌治疗巾，助手协助患者手臂尽量外展，充分暴露预穿刺部位，手臂放至无菌巾上待干	2		
	6. 脱手套，戴第二双无菌手套，穿无菌手术衣	3		
	7. 铺 100 cm×155 cm 无菌治疗巾将患者全身覆盖在无菌巾下，再铺孔巾，暴露穿刺部位	3		
	8. 助手协助将各种无菌物品置于无菌区	3		
	9. 检查、预冲导管	4		
	10. 物品摆放合理，准备好无菌超声探头	2		
	11. 助手系止血带，嘱患者握拳	2		
	12. 在 B 超引导下穿刺，B 超清晰显示针尖进入血管后，穿刺针尾端可见回血溢出，送入导丝	8		
	13. 松止血带，松拳，导丝送入 15～20 cm，退出穿刺针	6		
	14. 在穿刺点旁给予 2% 利多卡因 0.2 mL 局部浸润麻醉	1		
	15. 助手以无菌方式投入增强型三向瓣膜式 PICC 套件、无针输液接头	3		
	16. 用扩皮刀沿导丝钝性扩皮 0.2～0.3 cm，沿导丝送置管鞘，将导丝和扩张器一并退出，并轻压置管鞘上方止血	2		
	17. 送导管至预测刻度后，将置管鞘轻轻退出，调整导管至肘窝标记处	2		
	18. 查对插管长度，修剪导管长度，安装连接器	3		
	19. 连接肝素帽或正压接头，抽回血，冲管	3		
	20. 清洁穿刺点及周围皮肤、导管	3		
	21. 固定导管，标识相关内容	3		

　　考核资源：①治疗车上层，治疗盘，增强型三项瓣膜式 PICC 套件、巴德 PICC 穿刺包、巴德改良塞丁格套件、250 mL 生理盐水、2% 利多卡因 1 支、20 mL 注射器 2 支、无菌手套 2 副、无针输液接头 1 个、1 mL 注射器 1 支、无菌输液接头 1 个、B 超仪、B 超套件、藻酸盐敷料 1 张、弹力绷带、止血带、无菌纱布若干、0.5%～1.0% 活力碘、75% 乙醇。剪刀、测量尺、笔、记号笔、置管记录表格及医嘱本、维护手册。②治疗车下层，生活垃圾桶、医疗垃圾桶、锐器盒。

3. 中心静脉导管维护

项目	操作要点	分值	得分	扣分及说明
准备及评估（10分）	1. 衣帽整洁,规范手卫生,戴口罩	2		
	2. 环境清洁,无污染	2		
	3. 物品准备符合要求,摆放符合无菌要求	6		
操作前准备（15分）	核对病人及上次换药日期,查看维护手册,判断是否需要更换接头,询问是否有酒精过敏	2		
	协助病人取舒适卧位,上肢外展,评估穿刺点情况,向病人解释维护目的	6		
	测量病人双侧臂围(成人肘上 10 cm,儿童肘上 5 cm)并记录于维护本上	3		
	洗手,铺治疗巾;乙醇棉签(过敏使用其他消毒剂代替)螺旋式用力摩擦消毒接头两遍,每次>15 s	4		
操作（54分）	冲管:抽取 20 mL 生理盐水与导管接头连接,抽回血判断导管功能,见回血,脉冲式注入生理盐水,10 mL 注射器抽取肝素封管液(0～10 单位/mL)/生理盐水 5～6 mL(小儿酌减)与正压接头连接、预冲、溢出少许液体排净空气	15		
	更换接头:导管尾端采取夹闭或尾端向下,防止空气进入,取下原有接头,乙醇棉签螺旋式用力摩擦消毒导管尾端开口处两遍,每次>15 s,待干,更换接头,脉冲式冲管后余 0.5～1 mL 肝素盐水/生理盐水正压封管	15		
	去除旧敷料:固定导管,采用 0°角或 180°角逆导管方向去除贴膜,不可垂直撕拉	3		
	洗手,观察穿刺点有无红肿、渗血、渗液、导管是否脱出或进入体内	2		
	75% 乙醇去除胶布痕迹(酒精过敏可用生理盐水代替),避开穿刺点皮肤 0.5～1 cm 消毒 3 遍(顺时针、逆时针、顺时针),不能接触导管;待干	6		
	碘伏棉签消毒皮肤 3 遍(顺时针、逆时针、顺时针)、先在穿刺点处适当按压>15 s,消毒范围:以穿刺点为中心上下直径 20 cm,左右至臂缘,消毒导管并去除导管上胶布痕迹;待干;必要时安装思乐扣	6		
	导管外露部分呈 U 形或钝角固定;或根据外露长度来固定,保证导管不出现折叠情况	2		
	敷料中央对准穿刺点无张力覆盖导管并给予塑形,边按压边揭除敷料边框	2		
	胶布固定:用一条胶布粘贴在透明敷料与皮肤交界处,取第 2 条胶布交叉加强固定导管,第 3 条胶布固定于交叉胶布上(注明更换时间/置管时间、臂围、导管长度/外露长度如 38/0 cm,签名,不能直接贴在导管上)	3		
	撤去治疗巾,洗手	2		
操作后（6分）	告知病人下次维护时间,做好宣教;整理床单位,分类处理用物	3		
	洗手,记录(记录护理记录单,PICC 护理手册记录并交病人妥善保管)	3		

项目	操作要点	分值	得分	扣分及说明
综合评价（15分）	1. 符合无菌原则,无污染	5		
	2. 操作有序,方法正确	3		
	3. 告知病人更换贴膜的目的、重要性及间隔时间	4		
	4. 告知留置导管期间的注意事项	3		

考核资源:①治疗车上层,棉签、碘伏、75%乙醇、20 mL注射器1具、10 mL注射器1具、10 mm×12 mm敷贴1张、无纺布透气胶带、0.9%生理盐水10 mL 2支、肝素钠封管液1瓶、正压接头或分隔膜接头1个、无菌手套1双(备用)、一次性治疗巾(隔湿)、独立包装的施乐扣固定器(备用)、手消液、皮尺1个。②治疗车下层,生活垃圾桶、医疗垃圾桶、锐器盒。

（三）注意事项

1. 护士需取得PICC操作的资质后,方可进行独立穿刺。

2. 置管部位皮肤有感染或损伤、有放疗史、血栓形成史、外伤史、血管外科手术史或接受乳腺癌根治和腋下淋巴结清扫术后者,上腔静脉压迫综合征病人,禁止在此置管。

3. 根据病人情况选择导管型号,成人通常选择4Fr;儿童3Fr;婴儿1.9Fr。

4. 操作前做好解释工作,使病人放松,以确保穿刺时静脉的最佳状态。

5. 穿刺前了解静脉走向及静脉情况,避免在瘢痕及静脉瓣处穿刺。

6. 穿刺置管过程应严格无菌操作。

7. 行静脉穿刺时,注意避免穿刺过深而损伤神经;注意避免穿刺入动脉;避免损伤静脉内膜、外膜,以免发生机械性静脉炎或渗漏。

8. 新生儿置管后体外导管固定牢固,必要时给予穿刺侧上肢适当约束。

（四）健康教育

1. 指导患者进行适当的功能锻炼,如置管侧肢体做松握拳、屈伸等动作,以促进静脉回流,减轻水肿。但应避免置管侧上肢过度外展、旋转及屈肘运动。可以从事一般性日常工作、家务劳动、体育锻炼,但需避免使用置管侧手臂提过重的物体,不做引体向上、托举哑铃等持重锻炼。

2. 携此导管可以沐浴,但应避免盆浴、泡浴。沐浴前用塑料保鲜膜在肘弯处缠绕两至三圈,上下边缘用胶布贴紧,沐浴后检查贴膜下有无进水。如有进水,及时请护士换药。

3. 应尽量避免物品及躯体压迫置管侧肢体。禁止牵拉导管,以防导管断裂或脱出体外。

4. 携带三向瓣膜式PICC患者治疗间歇每7 d由专业护理人员对PICC代管进行冲、换贴膜、换肝素帽等维护,携带末端开口式PICC患者需要每日冲管,注意不要遗忘。

5. 携带PICC患者若得了感冒,在换药时应戴上口罩避免感染。

6. 注意观察导管的肝素帽有无脱落、导管体外部分在手臂弯曲时有无打折、破损,若有发生及时联系医生和护士。

【PICC管道维护】

1. 更换接头。每周更换1次或2次,最长不超过7 d。如输注血液或胃肠外营养液,需24 h更换一次。

2. 冲、封管

(1)遵循SASH原则:S—生理盐水;A—药物注射;S—生理盐水;H—肝素盐水。

(2)冲管:用生理盐水冲管,采用脉冲式方法。

(3)封管:①封管液,10~100 U/mL肝素盐水;②封管液量,两倍于导管+辅助延长管容积;③方法,正压式封管法。

3.维护注意事项

(1)保持穿刺部位的清洁干燥,穿刺一天后更换无菌透明敷料,以后每 3~7 d 更换一次。当病人出汗多,穿刺处局部皮肤感染,出现敷料污染、脱落时、破损时,应缩短敷料更换时间,必要时随时更换。

(2)输入化疗药物、氨基酸、脂肪乳等高渗、强刺激性药物或输血前后,应及时冲管。

(3)禁止使用小于 10 mL 注射器给药及冲、封管,因为其可产生较大压力,如遇导管阻塞可致导管破裂。

(4)常规 PICC 导管不能用于高压注射泵推注造影剂。

(5)禁止将导管体外部分人为移入体内。

(6)注意观察有无穿刺点感染、机械性静脉炎、化学性静脉炎、导管感染、导管阻塞、导管脱出移位、导管断裂、血栓形成等并发症发生的征象,及时处理。

【问题分析与能力提升】

池先生,45 岁,教师。主诉:面色苍白伴头晕、乏力 1 个月。体格检查:T 38.0 ℃,P 84 次/min,R 20 次/min,BP 110/65 mmHg。双下肢皮肤见散在针尖一样出血点,压之不褪色。左耳前、颈部、腹股沟可触及多发肿大淋巴结,直径 0.5~1.0 cm 不等,光滑、质地中等,无压痛。咽稍充血,双侧扁桃体 Ⅱ 度肿大。胸骨中下段压痛。门诊查血常规:白细胞 $101.3×10^9$/L,血红蛋白 76 g/L,血小板 $43×10^9$/L。以"急性白血病待分型"收入院。住院后骨髓象示急性淋巴细胞白血病。诊断为急性淋巴细胞白血病,呼吸道感染。病人准备进行化疗,医嘱:PICC 置管术。请问:①如何指导 PICC 置管病人的管道日常维护? ②PICC 置管术中的并发症有哪些? 如何处理? ③PICC 置管后的并发症有哪些? 如何处理?

实验实训五　静脉输血法

实验学时:2学时。**实验类型**:技能型实验。**教学目标**:①能正确说出静脉输血的目的及原则。②在静脉输血过程中能严格执行"三查八对"制度。③能严格遵守无菌技术操作原则,无污染。④能正确说出常见的输血反应及护理措施。**实验目的**:①补充血容量,增加有效循环血量,改善心肌功能和全身血液灌注。②纠正贫血,增加血红蛋白含量,促进携氧功能。③补充血浆蛋白,改善营养状况。④补充各种凝血因子和血小板,改善凝血功能。⑤补充抗体、补体等血液成分,增强机体免疫力。⑥排除有害物质。

【操作流程与考核标准】

(一)操作流程与操作规范

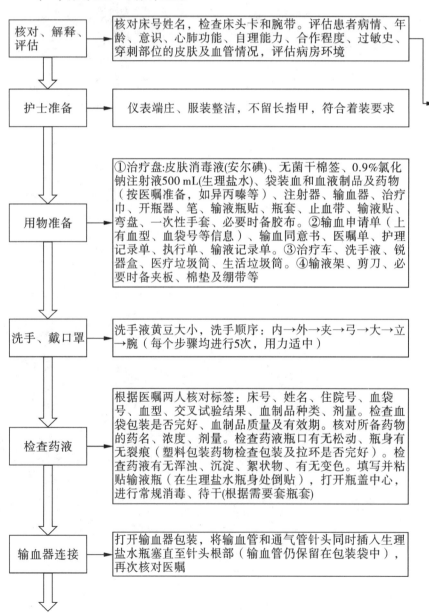

核对、解释、评估	核对床号姓名,检查床头卡和腕带。评估患者病情、年龄、意识、心肺功能、自理能力、合作程度、过敏史、穿刺部位的皮肤及血管情况,评估病房环境
护士准备	仪表端庄、服装整洁,不留长指甲,符合着装要求
用物准备	①治疗盘:皮肤消毒液(安尔碘)、无菌干棉签、0.9%氯化钠注射液500 mL(生理盐水)、袋装血和血液制品及药物(按医嘱准备,如异丙嗪等)、注射器、输血器、治疗巾、开瓶器、笔、输液瓶贴、瓶套、止血带、输液贴、弯盘、一次性手套、必要时备胶布。②输血申请单(上有血型、血袋号等信息)、输血同意书、医嘱单、护理记录单、执行单、输液记录单。③治疗车、洗手液、锐器盒、医疗垃圾筒、生活垃圾筒。④输液架、剪刀、必要时备夹板、棉垫及绷带等
洗手、戴口罩	洗手液黄豆大小,洗手顺序:内→外→夹→弓→大→立→腕(每个步骤均进行5次,用力适中)
检查药液	根据医嘱两人核对标签:床号、姓名、住院号、血袋号、血型、交叉试验结果、血制品种类、剂量。检查血袋包装是否完好、血制品质量及有效期。核对所备药物的药名、浓度、剂量。检查药液瓶口有无松动、瓶身有无裂痕(塑料包装药物检查包装及拉环是否完好)。检查药液有无浑浊、沉淀、絮状物、有无变色。填写并粘贴输液瓶(在生理盐水瓶身处倒贴),打开瓶盖中心,进行常规消毒、待干(根据需要套瓶套)
输血器连接	打开输血器包装,将输血管和通气管针头同时插入生理盐水瓶塞直至针头根部(输血管仍保留在包装袋中),再次核对医嘱

解释语:您好,请告诉我您的床号和姓名。孙先生,由于您大量失血需要补充血容量,现在遵医嘱给您输血。您这样躺着舒服吗? 让我看看您的血管,请您抬手(取止血带和治疗巾放于病人腕下),扎这根血管可以吗? 输液时间长,您需要去卫生间吗? 请您稍等,我去准备一下药液

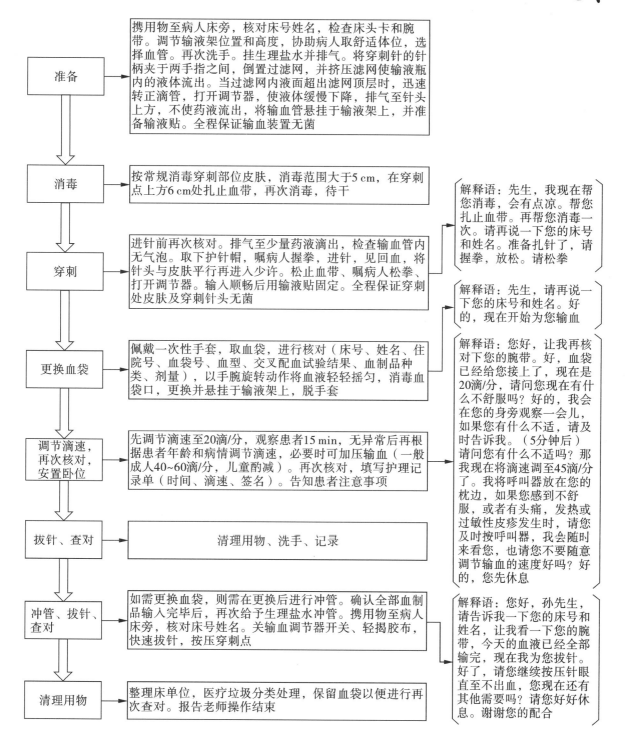

| 准备 | 携用物至病人床旁，核对床号姓名，检查床头卡和腕带。调节输液架位置和高度，协助病人取舒适体位，选择血管。再次洗手。挂生理盐水并排气。将穿刺针的针柄夹于两手指之间，倒置过滤网，并挤压滤网使输液瓶内的液体流出。当过滤网内液面超出滤网顶层时，迅速转正滴管，打开调节器，使液体缓慢下降，排气至针头上方，不使药液流出，将输血管悬挂于输液架上，并准备输液贴。全程保证输血装置无菌 |

| 消毒 | 按常规消毒穿刺部位皮肤，消毒范围大于5 cm，在穿刺点上方6 cm处扎止血带，再次消毒，待干 |

解释语：先生，我现在帮您消毒，会有点凉。帮您扎止血带。再帮您消毒一次。请再说一下您的床号和姓名。准备扎针了，请握拳，放松。请松拳

| 穿刺 | 进针前再次核对。排气至少量药液滴出，检查输血管内无气泡。取下护针帽，嘱病人握拳，进针，见回血，将针头与皮肤平行再进入少许。松止血带、嘱病人松拳、打开调节器。输入顺畅后用输液贴固定。全程保证穿刺处皮肤及穿刺针头无菌 |

解释语：先生，请再说一下您的床号和姓名。好的，现在开始为您输血

| 更换血袋 | 佩戴一次性手套，取血袋，进行核对（床号、姓名、住院号、血袋号、血型、交叉配血试验结果、血制品种类、剂量），以手腕旋转动作将血液轻轻摇匀，消毒血袋口，更换并悬挂于输液架上，脱手套 |

解释语：您好，让我再核对下您的腕带。好，血袋已经给您接上了，现在是20滴/分，请问您现在有什么不舒服吗？好的，我会在您的身旁观察一会儿，如果您有什么不适，请及时告诉我。（5分钟后）请问您有什么不适吗？那我现在将滴速调至45滴/分了。我将呼叫器放在您的枕边，如果您感到不舒服，或者有头痛，发热或过敏性皮疹发生时，请您及时按呼叫器，我会随时来看您，也请您不要随意调节输血的速度好吗？好的，您先休息

| 调节滴速，再次核对，安置卧位 | 先调节滴速至20滴/分，观察患者15 min，无异常后再根据患者年龄和病情调节滴速，必要时可加压输血（一般成人40~60滴/分，儿童酌减）。再次核对，填写护理记录单（时间、滴速、签名）。告知患者注意事项 |

| 拔针、查对 | 清理用物、洗手、记录 |

| 冲管、拔针、查对 | 如需更换血袋，则需在更换后进行冲管。确认全部血制品输入完毕后，再次给予生理盐水冲管。携用物至病人床旁，核对床号姓名。关输血调节器开关、轻揭胶布，快速拔针，按压穿刺点 |

解释语：您好，孙先生，请告诉我一下您的床号和姓名，让我看一下您的腕带，今天的血液已经全部输完，现在我为您拔针。好了，请您继续按压针眼直至不出血，您现在还有其他需要吗？请您好好休息。谢谢您的配合

| 清理用物 | 整理床单位，医疗垃圾分类处理，保留血袋以便进行再次查对。报告老师操作结束 |

（二）考核标准

项目	操作要点	分值	得分	扣分及说明
仪表 （3分）	仪表端庄,服装整洁,不留长指甲,按要求着装	3		

项目	操作要点	分值	得分	扣分及说明
评估 (12分)	1. 核对医嘱单与执行单	2		
	2. 携带执行单、止血带至病人床旁,核对病人腕带或床头卡,询问病人姓名	2		
	3. 了解病人身体状况,告知并解释输血的目的,取得合作,询问二便,为输血做好准备	2		
	4. 评估病人病情、年龄、意识、心肺功能、自理能力、合作程度、过敏史、穿刺部位的皮肤及血管情况(口述)	4		
	5. 环境准备:光线充足,环境整洁宽敞,适宜操作(口述),备好输液架	2		
操作前 准备 (15分)	1. 洗手、戴口罩	2		
	2. 备齐用物,放置合理,便于操作,符合无菌原则要求	3		
	3. 根据医嘱两人核对:床号、姓名、住院号、血袋号、血型、交叉试验结果、血制品种类、剂量。检查血袋包装是否完好、血制品质量及有效期。核对所备药物的药名、浓度、剂量。	4		
	4. 填写并粘贴输液瓶贴(在生理盐水瓶身处倒贴),打开瓶盖中心,进行常规消毒、待干(根据需要套瓶套)	2		
	5. 打开输血器包装,将输血管和通气管针头同时插入生理盐水瓶塞直至针头根部(输血管仍保留在包装袋中)	2		
	6. 再次核对医嘱	2		
操作 过程 (50分)	1. 携用物至床旁,核对床号、床头卡、询问病人姓名	3		
	2. 调节输液架位置和高度	1		
	3. 协助病人取舒适卧位,穿刺部位下铺垫巾,放好止血带,暴露穿刺部位,选择血管再次洗手	5		
	4. 将输血器从包装内取出,旋紧头皮针连接处,进行排气(首次排气原则上不滴出药液),准备输液帖	3		
	5. 常规消毒注射部位皮肤,范围大于5 cm,待干;在穿刺点上方6 cm处扎止血带,再次消毒注射部位皮肤,核对药液与病人相符,排气至少量药液滴出	6		
	6. 检查输血管内有无气泡,取下护针帽,嘱病人握拳,固定血管、进针,见回血后再将针头沿血管方向潜行少许	10		
	7. 穿刺成功,松止血带,嘱病人松拳,松调节器,点滴通畅后用输液贴固定	4		
	8. 戴一次性手套,取血袋,进行核对(床号、姓名、住院号、血袋号、血型、交叉配血试验结果、血制品种类、剂量),以手腕旋转动作将血液轻轻摇匀,消毒血袋口,更换并悬挂于输液架上,脱手套。	5		
	9. 先调节滴速至20滴/min,观察病人15 min,无异常后再根据病人年龄和病情调节滴速,必要时可加压输血(一般成人40~60滴/min,儿童酌减)。再次核对,填写护理记录单(时间、滴速、签名)。告知病人注意事项。	8		
	10. 整理用物及病人床单位,安置病人舒适体位,放置呼叫器于易取处,洗手摘口罩	5		

项目	操作要点	分值	得分	扣分及说明
操作后（5分）	1. 整理用物,按垃圾分类处理用物	2		
	2. 洗手、记录	3		
输血完毕（5分）	1. 核对解释,揭去输液贴,关闭调节器,迅速拔针,轻压穿刺点	3		
	2. 嘱病人按压片刻至无出血,并告知相关事项(口述)	2		
综合评价（10分）	1. 程序正确,操作规范、娴熟	2		
	2. 无菌观念强,无污染,符合无菌操作原则	2		
	3. 态度严谨,动作敏捷,操作细心准确	1		
	4. 一次排气成功,一次穿刺成功、严格执行查对制度	3		
	5. 操作过程中沟通有效,能做到关心病人,以病人为中心,确保安全	2		

考核资源:①治疗车上层,治疗盘(内置皮肤消毒、无菌干棉签、0.9%氯化钠注射液500 mL、袋装血或血液制品及药物、注射器、输血器)、治疗巾、开瓶器、笔、输液瓶贴、瓶套、止血带、输液贴、弯盘、一次性手套、手消毒液、胶布、输血申请单(上有血型、血袋号等信息)、输血同意书、护理记录单、医嘱单、执行单、输液记录卡。②治疗车下层,锐器盒、医疗垃圾筒、生活垃圾筒。③另备输液架、剪刀,必要时备夹板、棉垫及绷带等。

(三)注意事项

1. 在取血和输血过程中,要严格执行无菌操作及查对制度。在输血前,一定由2名护士根据需查对的项目再次进行查对,避免差错事故的发生。输血前后及两袋血之间需要滴注少量生理盐水,以防发生不良反应。血液内不可随意加入其他药品,如钙剂、酸性及碱性药品、高渗或低渗液体,以防血液凝集或溶解。

2. 输血过程中,一定要加强巡视,观察有无输血反应的征象,并询问患者有无不适。一旦出现输血反应,应立刻停止输血,并按输血反应进行处理。严格掌握输血速度,对年老体弱、严重贫血、心衰患者应谨慎,滴速宜慢。

3. 输完的血袋保留24 h,以备患者在输血后发生输血反应时检查分析原因。

(四)健康教育

1. 向患者说明输血速度调节的依据,告知患者勿擅自调节滴数。

2. 向患者介绍常见输血反应的症状和防治方法。并告知患者,一旦出现不适症状,应及时使用呼叫器。

3. 向患者介绍输血的适应证和禁忌证。

4. 向患者介绍有关血型的知识及做血型鉴定及交叉配血试验的意义。

【问题分析与能力提升】

孙先生,30岁,因外伤被送至神经外科病房。体格检查:T 36.2 ℃,P 112次/min,R 24次/min,BP 80/40 mmHg。意识不清,血红蛋白70 g/L,红细胞压积15%。诊断:开放性颅脑损伤,失血性休克。医嘱:全血400 mL静脉滴注,0.9%氯化钠注射液500 mL输血前后冲管,立即执行。请问:①常见的血制品种类有哪些?②静脉输血操作过行程中"三查八对"包含哪些内容?③输血过程中有哪些注意事项?④常见的输血反应及护理措施有哪些?

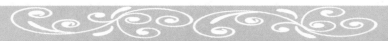

第十二单元　标本采集技术

实验实训一　外周静脉血标本采集技术

实验学时:2 学时。实验类型:技能型实验。教学目标:①能根据不同的检验目的选择合适的试管。②采集的血标本符合要求,无凝血和溶血现象发生。③能掌握不同标本的送检时间。④操作过程中能严格执行查对制度并遵守无菌操作技术原则。实验目的:采集全血标本;采集血清标本;采集血浆标本;采集血培养标本。

【操作流程与考核标准】

（一）操作流程与操作规范

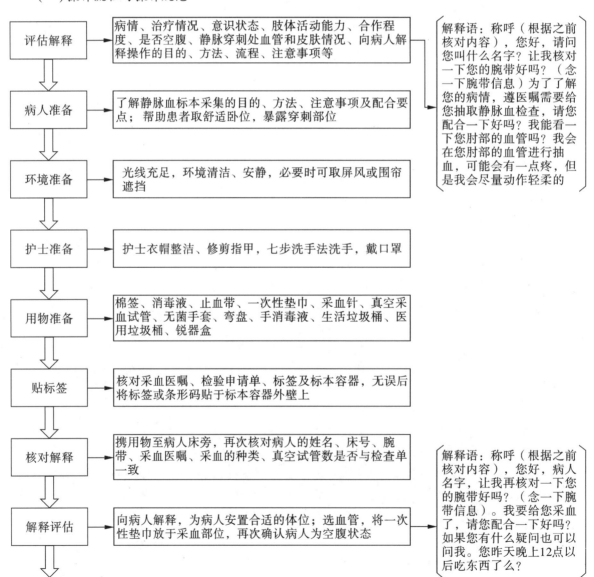

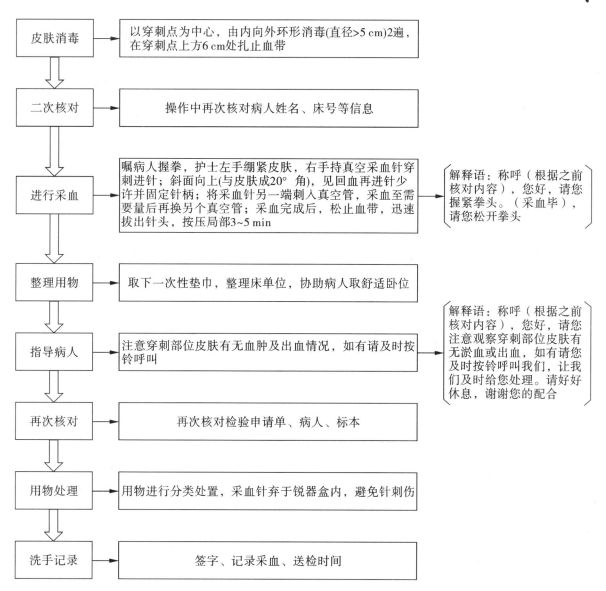

（二）考核标准

项目	操作要点	分值	得分	扣分及说明
仪表 （3分）	仪表端庄,服装整洁,不留长指甲,按要求着装	3		
评估 （12分）	1. 核对医嘱单及执行单	2		
	2. 携执行单至床旁,核对病人腕带或床头卡,询问病人姓名	2		
	3. 评估病人病情、年龄、意识、肢体活动能力、合作程度、采血部位的皮肤状况、静脉充盈度及管壁弹性(口述)	4		
	4. 向病人解释静脉采血的目的、方法、注意事项及配合要点	3		
	5. 评估环境:安静、整洁、明亮、适于操作(病室)	1		

项目	操作要点	分值	得分	扣分及说明
操作步骤（60分）	1. 洗手、戴口罩	4		
	2. 备齐用物，放置合理，便于操作，符合要求	4		
	3. 核对采血医嘱、检验申请单、标签及标本容器，无误后将标签或条形码贴于标本容器外壁上	8		
	4. 携用物至病人床旁，再次核对病人的姓名、床号、腕带、采血医嘱、采血的种类、真空试管数是否与检查单一致	8		
	5. 向病人解释，为病人安置合适的体位；选血管，将一次性垫巾放于采血部位下，再次确认病人为空腹状态	8		
	6. 以穿刺点为中心，由内向外环形消毒（直径>5 cm）两遍，在穿刺点上方6 cm处扎止血带	4		
	7. 操作中再次核对病人姓名、床号等信息	4		
	具体步骤 8. 嘱病人握拳，左手绷紧皮肤，右手持真空采血针穿刺进针；斜面向上（与皮肤成20°角），见回血再进针少许并固定针柄；将采血针另一端刺入真空管，采血至需要量后再换另一真空管	10		
	9. 采血完成后，松止血带，迅速拔出针头，按压局部3~5 min	2		
	10. 取下一次性垫巾，整理床单位，协助病人取舒适卧位	4		
	11. 再次核对检验申请单、病人信息、血标本	4		
病人教育（5分）	1. 指导病人：注意穿刺部位皮肤有无血肿及出血情况，如有及时按铃呼叫处理	3		
	2. 告知病人如有不适及时告诉医护人员	2		
整理（10分）	1. 整理床单位，协助病人取舒适体位	2		
	2. 按垃圾分类处理用物	4		
	3. 洗手、脱口罩，记录	4		
综合评价（10分）	1. 严格执行无菌技术操作原则	4		
	2. 举止端庄，仪表大方，遵循查对制度，操作规范熟练有序	2		
	3. 操作过程中进行有效沟通，充分体现人文关怀，病人满意	2		
	4. 有效应变，动作轻柔，记录字迹工整，符合要求	2		

考核资源：①治疗车上层：治疗盘、采血针、真空采血试管、安尔碘溶液、无菌棉签、弯盘、止血带、手套、治疗巾、试管架、手消毒液、医嘱单、执行单、检验单。②治疗车下层：锐器盒、医疗垃圾桶、生活垃圾桶。

（三）注意事项

1. 操作过程中要严格执行查对制度，避免差错事故的发生。操作过程中要严格遵守无菌操作技术原则，防止标本污染。

2. 血标本做生化检验，需在空腹时采取，应事先通知患者，避免因进食而影响检验结果。因此，在操作前，应确认病人为空腹状态后再进行静脉采血操作。

3. 根据不同的检验目的选择标本容器，计算所需采血量。一般血培养采血量为5 mL，亚急性感染性心内膜炎病人,为提高培养阳性率,采血量增至 10 ~ 15 mL。

4.严禁在输液、输血的针头处抽取血标本,以免影响检验结果,应在对侧肢体采取。若女性病人做了乳腺切除术,应在手术对侧手臂采血。

(四)健康教育

1.向病人或家属说明采集血液标本的目的与配合要求。

2.向病人解释空腹采血的意义,嘱其在采血前空腹。采血后,压迫止血的时间不宜过短。

3.向病人或家属说明如在采集标本前病人已使用抗生素,应向医护人员说明。

【问题分析与能力提升】

病人,朱某,35 岁男性,以"乙型病毒性肝炎、肝功能减退"收治入院,医嘱:明日复查肝功能。请问,护士应如何采集血标本? 请问:①同时抽取不同种类的血标本,血液注入的顺序如何? ②如果采血过程中,突然发现真空采血管无负压怎么处理? ③为了避免体位和运动对检验结果的影响,静脉血标本最好于起床后多长时间采集?

实验实训二　股静脉采血法

实验学时:2 学时。**实验类型**:技能型实验。**教学目标**:①能正确复述股静脉采血的目的及注意事项。②能准确定位股静脉。③能正确执行股静脉采血。④在静脉穿刺过程中能够正确执行无菌操作原则和"三查七对"制度。**实验目的**:进行股静脉穿刺,采取血标本。

【操作流程与考核标准】

(一)操作流程与操作规范

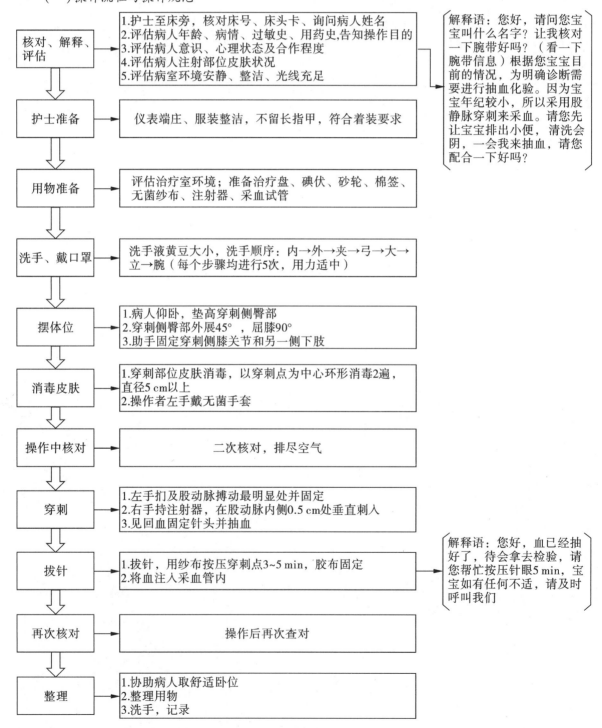

核对、解释、评估	→	1.护士至床旁,核对床号、床头卡、询问病人姓名 2.评估病人年龄、病情、过敏史、用药史,告知操作目的 3.评估病人意识、心理状态及合作程度 4.评估病人注射部位皮肤状况 5.评估病室环境安静、整洁、光线充足
护士准备	→	仪表端庄、服装整洁,不留长指甲,符合着装要求
用物准备	→	评估治疗室环境;准备治疗盘、碘伏、砂轮、棉签、无菌纱布、注射器、采血试管
洗手、戴口罩	→	洗手液黄豆大小,洗手顺序:内→外→夹→弓→大→立→腕(每个步骤均进行5次,用力适中)
摆体位	→	1.病人仰卧,垫高穿刺侧臀部 2.穿刺侧臀部外展45°,屈膝90° 3.助手固定穿刺侧膝关节和另一侧下肢
消毒皮肤	→	1.穿刺部位皮肤消毒,以穿刺点为中心环形消毒2遍,直径5 cm以上 2.操作者左手戴无菌手套
操作中核对	→	二次核对,排尽空气
穿刺	→	1.左手扪及股动脉搏动最明显处并固定 2.右手持注射器,在股动脉内侧0.5 cm处垂直刺入 3.见回血固定针头并抽血
拔针	→	1.拔针,用纱布按压穿刺点3~5 min,胶布固定 2.将血注入采血管内
再次核对	→	操作后再次查对
整理	→	1.协助病人取舒适卧位 2.整理用物 3.洗手,记录

解释语:您好,请问您宝宝叫什么名字?让我核对一下腕带好吗?(看一下腕带信息)根据您宝宝目前的情况,为明确诊断需要进行抽血化验。因为宝宝年纪较小,所以采用股静脉穿刺来采血。请您先让宝宝排出小便,清洗会阴,一会我来抽血,请您配合一下好吗?

解释语:您好,血已经抽好了,待会拿去检验,请您帮忙按压针眼5 min,宝宝如有任何不适,请及时呼叫我们

（二）考核标准

项目	操作要点	分值	得分	扣分及说明
仪表（3分）	仪表端庄,服装整洁,不留长指甲,按要求着装	3		
评估（12分）	1. 核对医嘱单及执行单	2		
	2. 携执行单至床旁,核对病人腕带或床头卡、询问病人姓名	2		
	3. 评估病人病情、年龄、意识、合作程度、过敏史、股静脉有无红肿、炎症、破溃等（口述）	4		
	4. 向病人解释股静脉采血的目的、配合及注意事项	3		
	5. 评估环境:安静、整洁、明亮,适于操作(病室)	1		
操作前准备（10分）	1. 洗手、戴口罩	2		
	2. 备齐用物,铺简易无菌盘,放置合理,便于操作,符合要求	7		
	3. 环境准备:环境安静、整洁、光线充足(治疗室)	1		
静脉采血（50分）	1. 携物至床旁,核对腕带或床头卡,询问病人姓名并解释	5		
	2. 协助病人取舒适体位,选择注射部位:腹股沟中内1/3 交界处,股动脉搏动最明显处内侧 0.5 cm(口述)	7		
	3. 以穿刺点为中心,由内向外环形消毒(直径>5 cm)两遍待干,左手戴无菌手套	6		
	4. 再次核对病人	4		
	5. 穿刺:左手扪及股动脉搏动最明显处并固定,右手持注射器,针头与皮肤呈90°或45°,在股动脉内侧 0.5 cm 处刺入,抽动活塞见有暗红色回血,提示针头进入股静脉,固定针头抽出血液	18		
	6. 抽血完毕,拔出针头,用无菌纱布加压止血 3～5 min,然后用胶布固定;将血液注入试管	5		
	7. 再次查对血标本和病人	5		
病人教育（5分）	1. 嘱病人加压按压注射部位,暂时避免活动	3		
	2. 告知病人如有不适及时告诉医护人员	2		
整理（10分）	1. 整理床单位,协助病人取舒适体位	2		
	2. 按垃圾分类处理用物	4		
	3. 洗手、脱口罩,记录	4		
综合评价（10分）	1. 严格执行无菌技术操作原则和注射原则	2		
	2. 严格执行三查七对制度	2		
	3. 穿刺成功,准确抽出静脉血	2		
	4. 与病人沟通有效,体现以病人为中心原则,态度和蔼、充满人文关怀	4		

考核资源:①治疗车上层,治疗盘、皮肤消毒液、无菌棉签、无菌纱布包(含2块无菌纱布)、2 mL 注射器、无菌手套、手消毒液、医嘱单、执行单。②治疗车下层,锐器盒、医疗垃圾桶、生活垃圾桶。

（三）注意事项

1. 严格执行查对制度和无菌操作原则。

2. 如抽出鲜红色血液提示针头刺入股动脉，立即拔出针头，并加压止血 5～10 min，防止出现血肿；病人休息后再重新更换针头，在另一侧肢体消毒、穿刺股静脉。

3. 穿刺过程中注意观察患儿面色和呼吸情况，如有异常立即停止操作。

4. 注射完毕后应无菌干棉球加压止血 3～5 min，以免局部出现血肿。

（四）健康教育

1. 教育患儿家属在拔针后按压注射部位上方加压按压 3～5 min，直至无出血为止。

2. 教育患儿在注射后不要按揉注射局部，保持注射部分干燥、清洁，避免感染。

3. 向患儿讲解药物注射后可能出现的反应，如有不适立即告知医护人员。

4. 嘱患儿注射后休息片刻，穿刺部位如有红肿、硬结等及时告知医护人员。

【问题分析与能力提升】

患儿，女，3 岁。以"发热 3 d"为主诉入院。3 d 前无明显诱因出现发热，T 39 ℃，伴有头痛，无呕吐，咳嗽，咳痰等。体格检查，P 118 次/min，R 32 次/min，体重 10 kg，精神萎靡，发育正常，营养中等，全身浅表淋巴结未触及，双肺呼吸音增粗，腹软，神经系统检查未见异常。门诊以发热待查收入院，医嘱急查血常规、生化和血培养。请问：①股静脉垂直穿刺与斜刺法有何异同？②股静脉穿刺过程中，如误入股动脉该如何处理？

实验实训三 动脉血标本采集技术

实验学时:2学时。**实验类型**:技能型实验。**教学目标**:①能够进行动脉血标本采集。②掌握不同动脉的穿刺方法及技巧。③操作过程中能严格执行查对制度并遵守无菌操作技术原则。**实验目的**:采集动脉血进行血气分析,为诊断和治疗呼吸衰竭提供依据;监测病人氧合指标,有无酸碱平衡、缺氧、二氧化碳潴留、电解质改变等情况;为指导氧疗、调节机械通气的各项参数提供依据。

【操作流程与考核标准】

(一)操作流程与操作规范

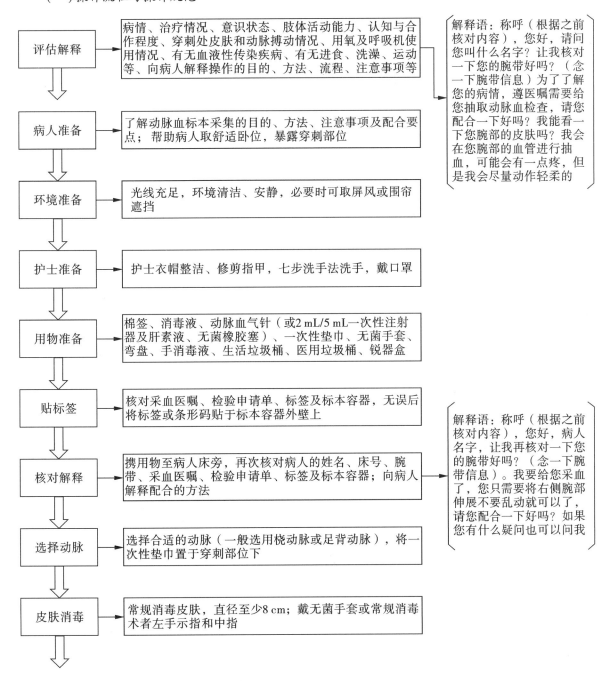

| 评估解释 | 病情、治疗情况、意识状态、肢体活动能力、认知与合作程度、穿刺处皮肤和动脉搏动情况、用氧及呼吸机使用情况、有无血液性传染疾病、有无进食、洗澡、运动等;向病人解释操作的目的、方法、流程、注意事项等 |

解释语:称呼(根据之前核对内容),您好,请问您叫什么名字?让我核对一下您的腕带好吗?(念一下腕带信息)为了了解您的病情,遵医嘱需要给您抽取动脉血检查,请您配合一下好吗?我能看一下您腕部的皮肤吗?我会在您腕部的血管进行抽血,可能会有一点疼,但是我会尽量动作轻柔的

| 病人准备 | 了解动脉血标本采集的目的、方法、注意事项及配合要点;帮助病人取舒适卧位,暴露穿刺部位 |

| 环境准备 | 光线充足,环境清洁、安静,必要时可取屏风或围帘遮挡 |

| 护士准备 | 护士衣帽整洁、修剪指甲,七步洗手法洗手,戴口罩 |

| 用物准备 | 棉签、消毒液、动脉血气针(或2 mL/5 mL一次性注射器及肝素液、无菌橡胶塞)、一次性垫巾、无菌手套、弯盘、手消毒液、生活垃圾桶、医用垃圾桶、锐器盒 |

| 贴标签 | 核对采血医嘱、检验申请单、标签及标本容器,无误后将标签或条形码贴于标本容器外壁上 |

解释语:称呼(根据之前核对内容),您好,病人名字,让我再核对一下您的腕带好吗?(念一下腕带信息)。我要给您采血了,您只需要将右侧腕部伸展不要乱动就可以了,请您配合一下好吗?如果您有什么疑问也可以问我

| 核对解释 | 携用物至病人床旁,再次核对病人的姓名、床号、腕带、采血医嘱、检验申请单、标签及标本容器;向病人解释配合的方法 |

| 选择动脉 | 选择合适的动脉(一般选用桡动脉或足背动脉),将一次性垫巾置于穿刺部位下 |

| 皮肤消毒 | 常规消毒皮肤,直径至少8 cm;戴无菌手套或常规消毒术者左手示指和中指 |

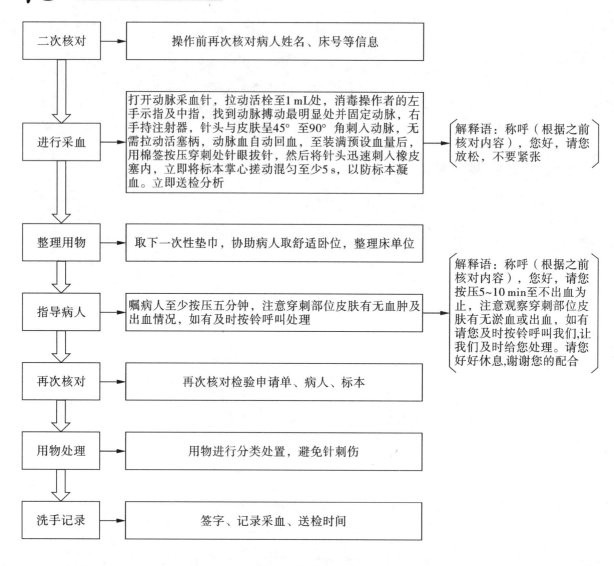

（二）考核标准

项目	操作要点	分值	得分	扣分及说明
仪表（3分）	仪表端庄,服装整洁,不留长指甲,按要求着装	3		
评估（12分）	1.核对医嘱单及执行单	2		
	2.了解病人身心状况、吸氧状况或呼吸机参数情况	2		
	3.评估病人局部部位皮肤及动脉血管情况（口述）	4		
	4.向病人解释目的及方法,取得合作	3		
	5.评估环境安静、整洁、明亮、适于操作（病室）	1		
操作步骤（60分）	1.洗手、戴口罩	2		
	2.备齐用物,放置合理,便于操作,符合要求	3		

项目	操作要点	分值	得分	扣分及说明
操作步骤（60分）	3.核对采血医嘱、检验申请单、标签及标本容器,无误后将标签或条形码贴于标本容器外壁上	5		
	4.携用物至床旁,查对、解释,取得合作	5		
	5.选择合适的动脉(一般选用桡动脉或足背动脉),将一次性垫巾置于穿刺部位下	5		
	6.由内向外消毒皮肤两遍,直径至少8 cm;戴无菌手套或常规消毒术者左手示指和中指	11		
	7.检查、打开动脉采血针,拉动活栓至1 mL处	6		
	8.找到动脉搏动最明显处并固定动脉,右手持注射器,针头与皮肤呈45°至90°角刺入动脉	8		
	9.至装满预设血量后,用棉签按压穿刺处针眼拔针,然后将针头迅速刺入橡皮塞内	5		
	10.立即将标本掌心缓慢搓动混匀至少5 s,以防标本凝血	5		
	11.取下一次性垫巾,再次核对检验申请单、病人、标本;立即送检分析(口述)	5		
病人教育（5分）	1.嘱病人按压穿刺部位至少5 min至不出血为止	3		
	2.注意穿刺部位皮肤有无血肿及出血情况,如有及时按铃呼叫处理	2		
整理（10分）	1.整理床单位,协助病人取舒适体位	2		
	2.按垃圾分类处理用物	4		
	3.洗手、脱口罩,记录	4		
综合评价（10分）	1.严格执行无菌技术操作原则	4		
	2.动作轻巧、准确,操作熟练、规范	2		
	3.与病人沟通有效,体现以病人为中心原则,态度和蔼、充满人文关怀	4		

考核资源:①治疗车上层,治疗盘、安尔碘溶液、无菌棉签、无菌棉球、动脉采血针或1 mL注射器、肝素、橡胶塞、手消毒液、医嘱单、检验单、执行单。②治疗车下层,锐器盒、医疗垃圾桶、生活垃圾桶。

(三)注意事项

1.消毒面积应较静脉穿刺大,严格执行无菌操作技术,预防感染。

2.病人穿刺部位应当压迫止血至不出血为止,防止皮下血肿的发生。抗凝机制不好的病人,加压时间应适当延长,并密切观察穿刺部位有无出血迹象。

3.若病人饮热水、洗澡、运动,则需休息30 min后再取血,避免影响检查结果。

4.动脉血标本要及时送检(15分钟内)。

(四)健康教育

向病人说明动脉血标本采集的目的、方法、注意事项及配合要点。

【问题分析与能力提升】

病人,李某,75岁女性,以"Ⅱ型呼吸衰竭、慢性阻塞性肺疾病"收治入院,病人呼吸急促、咳黄色浓痰,SPO₂85%,医嘱:动脉血气分析。请问:①动脉采血的注意事项有哪些? ②采动脉血的最佳部位是哪里? ③抽动脉血前后应做哪些工作?

实验实训四　尿液标本采集技术

实验学时:2学时。**实验类型:**技能型实验。**教学目标:**掌握不同尿标本采集技术;掌握不同尿标本防腐剂的使用。**实验目的:**①泌尿系统疾病的筛查与鉴别。②其他系统疾病的辅助诊断与观察。③安全用药的监护。④中毒与职业病的防护。⑤健康体检。⑥运动员兴奋剂检查。

【操作流程与考核标准】

（一）操作流程与操作规范

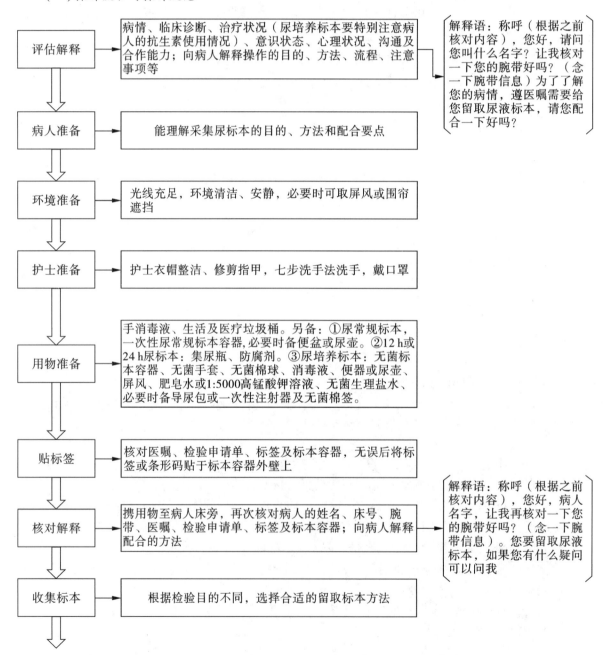

| 评估解释 | 病情、临床诊断、治疗状况（尿培养标本要特别注意病人的抗生素使用情况）、意识状态、心理状况、沟通及合作能力；向病人解释操作的目的、方法、流程、注意事项等 |

解释语：称呼（根据之前核对内容），您好，请问您叫什么名字？让我核对一下您的腕带好吗？（念一下腕带信息）为了了解您的病情，遵医嘱需要给您留取尿液标本，请您配合一下好吗？

| 病人准备 | 能理解采集尿标本的目的、方法和配合要点 |

| 环境准备 | 光线充足，环境清洁、安静，必要时可取屏风或围帘遮挡 |

| 护士准备 | 护士衣帽整洁、修剪指甲，七步洗手法洗手，戴口罩 |

| 用物准备 | 手消毒液、生活及医疗垃圾桶。另备：①尿常规标本，一次性尿常规标本容器，必要时备便盆或尿壶。②12 h或24 h尿标本：集尿瓶、防腐剂。③尿培养标本：无菌标本容器、无菌手套、无菌棉球、消毒液、便器或尿壶、屏风、肥皂水或1:5000高锰酸钾溶液、无菌生理盐水、必要时备导尿包或一次性注射器及无菌棉签。 |

| 贴标签 | 核对医嘱、检验申请单、标签及标本容器，无误后将标签或条形码贴于标本容器外壁上 |

| 核对解释 | 携用物至病人床旁，再次核对病人的姓名、床号、腕带、医嘱、检验申请单、标签及标本容器；向病人解释配合的方法 |

解释语：称呼（根据之前核对内容），您好，病人名字，让我再核对一下您的腕带好吗？（念一下腕带信息）。您要留取尿液标本，如果您有什么疑问可以问我

| 收集标本 | 根据检验目的不同，选择合适的留取标本方法 |

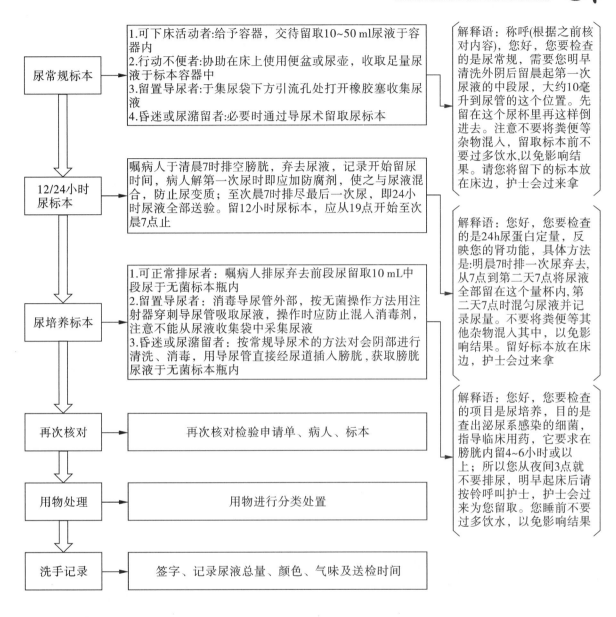

尿常规标本
1.可下床活动者:给予容器,交待留取10~50 ml尿液于容器内
2.行动不便者:协助在床上使用便盆或尿壶,收取足量尿液于标本容器中
3.留置导尿者:于集尿袋下方引流孔处打开橡胶塞收集尿液
4.昏迷或尿潴留者:必要时通过导尿术留取尿标本

解释语:称呼(根据之前核对内容),您好,您要检查的是尿常规,需要您明早清洗外阴后留晨起第一次尿液的中段尿,大约10毫升到尿管的这个位置。先留在这个尿杯里再这样倒进去。注意不要将粪便等杂物混入,留取标本前不要过多饮水,以免影响结果。请您将留下的标本放在床边,护士会过来拿

12/24小时尿标本
嘱病人于清晨7时排空膀胱,弃去尿液,记录开始留尿时间,病人解第一次尿时即应加防腐剂,使之与尿液混合,防止尿变质;至次晨7时排尽最后一次尿,即24小时尿液全部送验。留12小时尿标本,应从19点开始至次晨7点止

解释语:您好,您要检查的是24h尿蛋白定量,反映您的肾功能,具体方法是:明晨7时排一次尿弃去,从7点到第二天7点将尿液全部留在这个量杯内,第二天7点时混匀尿液并记录尿量。不要将粪便等其他杂物混入其中,以免影响结果。留好标本放在床边,护士会过来拿

尿培养标本
1.可正常排尿者:嘱病人排尿弃去前段尿留取10 mL中段尿于无菌标本瓶内
2.留置导尿者:消毒导尿管外部,按无菌操作方法用注射器穿刺导尿管吸取尿液,操作时应防止混入消毒剂,注意不能从尿液收集袋中采集尿液
3.昏迷或尿潴留者:按常规导尿术的方法对会阴部进行清洗、消毒,用导尿管直接经尿道插入膀胱,获取膀胱尿液于无菌标本瓶内

解释语:您好,您要检查的项目是尿培养,目的是查出泌尿系感染的细菌,指导临床用药,它要求在膀胱内留4~6小时或以上;所以您从夜间3点就不要排尿,明早起床后请按铃呼叫护士,护士会过来为您留取。您睡前不要过多饮水,以免影响结果

再次核对 → 再次核对检验申请单、病人、标本

用物处理 → 用物进行分类处置

洗手记录 → 签字、记录尿液总量、颜色、气味及送检时间

(二)考核标准

项目	操作要点	分值	得分	扣分及说明
仪表 (3分)	仪表端庄,服装整洁,不留长指甲,按要求着装	3		
评估 (12分)	1.核对医嘱单及执行单	2		
	2.携执行单至床旁,核对病人腕带或床头卡、询问病人姓名;女性病人确认其是否在月经期,如在月经期,则不宜留取尿标本	4		
	3.病人病情、意识、生活自理能力、排尿情况及配合程度	2		
	4.向病人解释留取尿液标本的目的、方法、注意事项及配合要点	3		
	5.评估环境:安静、整洁、明亮、适于操作(病室)	1		

项目	操作要点	分值	得分	扣分及说明
操作步骤（60分）	1.洗手、戴口罩	4		
	2.备齐用物,放置合理,便于操作,符合要求	4		
	3.核对医嘱、检验申请单、标签及标本容器,无误后将标签或条形码贴于标本容器外壁上	8		
	4.携用物至病人床旁,再次核对病人的姓名、床号、腕带、医嘱、检验申请单、标签及标本容器;向病人解释配合的方法	8		
	5.酌情关闭门窗,用屏风遮挡病人	4		
	6.指导病人正确留取尿液标本 (1)尿常规标本:①可下床的病人给予容器,交代正确留取清晨第一次(中段)尿液约10~50 mL于容器内,放置于指定位置;②行动不便的病人,协助其在床上使用便器后,留取足量尿液于容器内送检;③尿潴留的病人在必要时可通过导尿术留取尿液标本;④留置尿管的病人,护士先放空尿袋内的尿液,待重新有尿液排出后再打开尿袋下方的开关留取尿液标本送检	8		
	(2)12 h或24 h尿标本:①将检验申请单标签或条形码贴于集尿瓶上,注明留取尿液的起止时间;②留取12 h尿标本,嘱病人于晚7:00排空膀胱后开始留取尿液至次晨7:00留取最后一次尿液;若留取24 h尿标本,嘱病人于晨7:00排空膀胱后,开始留取尿液,至次晨7:00留取最后一次尿液	8		
	(3)尿培养标本:①中段尿留取法:屏风遮挡,协助病人取坐位或平卧位,放好便器,戴手套,协助(或按要求)对成年男性和女性分别用肥皂水或1∶5000高锰酸钾水溶液清洗尿道口和外阴部,再用消毒液冲洗尿道口,无菌生理盐水冲去消毒液,然后排尿弃去前段尿液,收集中段尿5~10 mL;②导尿术留取法:按导尿术要求分别清洁、消毒外阴、尿道口,再按照导尿术引流尿液,见尿后弃去前段尿液,接中段尿5~10 mL;③留置导尿管术留取法:留置导尿时,用无菌消毒法消毒导尿管外部及导尿管口,用无菌注射器通过导尿管抽吸尿液送检。	8		
	7.注明留取时间并观察尿液的颜色、性质、量等	3		
	8.手消毒液消毒双手,待干,再次核对检验申请单、病人、标本	2		
	9.按要求将尿标本及时送检	3		
病人教育（5分）	1.指导病人正确留取标本	3		
	2.告知病人如有不适及时告诉医护人员	2		
整理（10分）	1.整理床单位,协助病人取舒适体位	2		
	2.按垃圾分类处理用物	4		
	3.洗手、脱口罩,记录	4		

项目	操作要点	分值	得分	扣分及说明
综合评价（10分）	1.注意保护病人隐私	4		
	2.举止端庄、仪表大方，遵循查对制度，操作规范熟练有序	2		
	3.操作过程中进行有效沟通，充分体现人文关怀，病人满意	2		
	4.有效应变，动作轻柔，记录字迹工整，符合要求	2		

考核资源：①尿常规标本：一次性尿常规标本容器、屏风、纸巾、手套、手消毒液，必要时备便盆或尿壶。12 h 或 24 h 尿标本：集尿瓶（容量 3 000～5 000 mL）、防腐剂。尿培养标本：无菌标本容器、无菌手套、无菌棉球、消毒液、便器或尿壶、屏风、肥皂水或 1：5000 高锰酸钾水溶液、无菌生理盐水，必要时备导尿包或一次性注射器及无菌棉球。②医嘱单、执行单、检验单。③治疗车、医疗垃圾桶、生活垃圾桶。

（三）注意事项

1.收集尿液的容器一般为塑料容器，应保持清洁、干燥，仅供一次性使用。

2.在尿液收集过程中应避免阴道分泌物、月经、粪便的污染。尿液标本在运送途中必须置于有盖容器内，避免外溢、倾翻。留尿后 1 h 内送检，不能立即送检的标本应放 2～8 ℃冰箱保存，但不得超过 6 h。

3.尿常规标本不少于 5 mL，对于留尿困难的病人（如尿路感染病人、新生儿等）不少于 3 mL。

（四）健康教育

1.留取前根据检验目的不同向病人介绍尿标本留取的目的、方法及注意事项。

2.向病人说明正确留取尿标本对检验结果的重要性，教会留取方法，确保检验结果的准确性。

【问题分析与能力提升】

病人，黄某，38 岁女性，以"急性肾功能衰竭"收治入院，病人尿量减少，呈酱油色，遵医嘱予急查尿常规。请问：①常用的尿液防腐剂有哪几种？②留置导尿的病人如何采集尿液标本？③留取尿液标本前应嘱病人怎么做？

实验实训五　粪便标本采集技术

实验学时:2学时。**实验类型:**技能型实验。**教学目标:**掌握不同粪便标本采集技术。**实验目的:**①常规标本:用于检查粪便的性状、颜色、细胞等。②培养标本:用于检查粪便中的致病菌。③隐血标本:用于检查粪便内肉眼不能察见的微量血液。④寄生虫及虫卵标本:用于检查粪便中的寄生虫成虫、幼虫及虫卵并计数。

【操作流程与考核标准】

(一)操作流程与操作规范

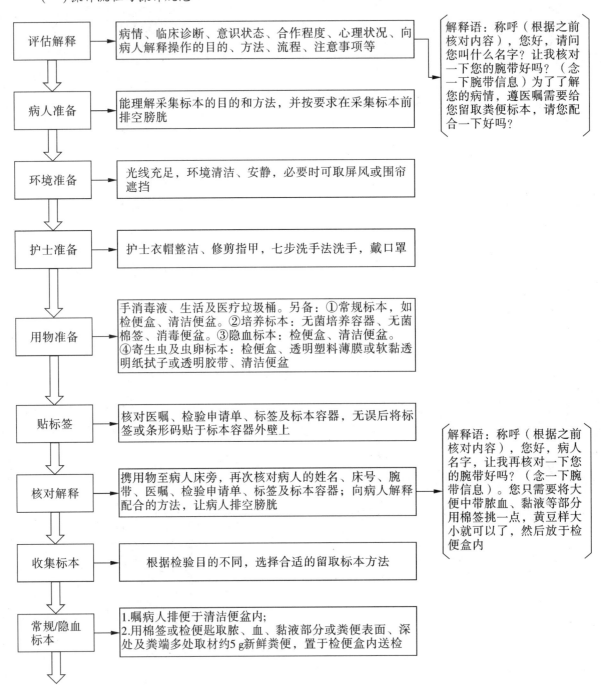

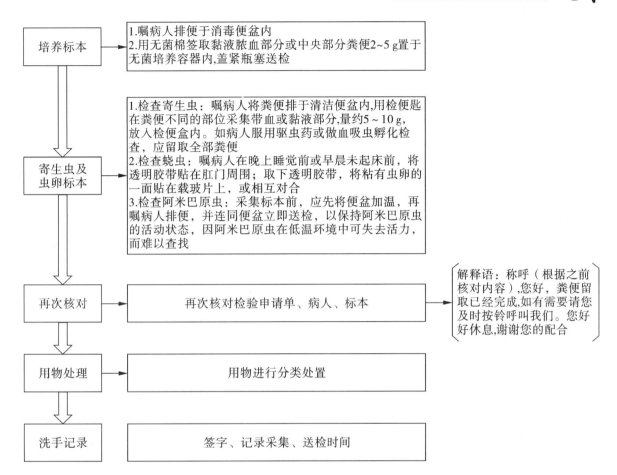

（二）考核标准

项目	操作要点	分值	得分	扣分及说明
仪表 （3分）	仪表端庄,服装整洁,不留长指甲,按要求着装	3		
评估 （12分）	1.核对医嘱单及执行单	2		
	2.携执行单至床旁,核对病人腕带或床头卡、询问病人姓名	2		
	3.评估病人病情、临床诊断、意识状态、合作程度、心理状况(口述)	4		
	4.向病人及家属解释留取标本的目的方法和配合要点	3		
	5.评估环境:安静、整洁、明亮、适于操作(病室)	1		

项目	操作要点	分值	得分	扣分及说明
操作步骤（60分）	1.洗手、戴口罩	4		
	2.备齐用物,放置合理,便于操作,符合要求	4		
	3.核对医嘱、检验申请单、标签及标本容器,无误后将标签或条形码贴于标本容器外壁上	8		
	4.携用物至病人床旁,再次核对病人的姓名、床号、腕带、医嘱、检验申请单、标签及标本容器;向病人解释配合的方法	8		
	5.屏风遮挡,让病人排空膀胱	8		
	6.标本采集			
	（1）常规粪标本采集:用棉签取较中央的粪便或脓血黏液部分约5 g,置于检验盒	6		
	（2）培养标本采集:解大便之前用消毒液冲洗肛门,用无菌棉签取粪便中央部分2~5 g,置于培养皿或瓶中盖好。如病人无便意时可用无菌棉签蘸取等渗盐水,由肛门插入6~7 cm,轻轻转动棉签取出粪便少许,插入培养瓶或试管中送检	6		
	（3）隐血标本采集:按常规粪标本留取	6		
	（4）寄生虫及虫卵标本采集:如查阿米巴原虫,便盆需要先加温,因阿米巴原虫在低温下失去活力难以找到,便后连同便盆立即送检;查绦虫有时需多次收集粪便,查找绦虫头;查虫卵则需取大便的不同部位带黏液或脓血部分5~10 g;查蛲虫虫卵,需在病人清晨起床前,将透明胶带贴于肛门周围处,取下黏有虫卵的胶带立即送检	6		
	6.再次核对检验申请单、病人、标本	4		
病人教育（5分）	1.正确指导病人留取粪便标本	3		
	2.告知病人如有不适及时告诉医护人员	2		
整理（10分）	1.整理床单位,协助病人取舒适体位	2		
	2.按垃圾分类处理用物	4		
	3.洗手、脱口罩,记录	4		
综合评价（10分）	1.各种标本留取方法正确,符合要求。	4		
	2.告知到位,操作中关心病人并保护隐私	2		
	3.用过物品处理符合要求	2		
	4.标本送检及时	2		

　　考核资源:①手消毒液、手套、常规标本应备检验盒(内附棉签或检便匙)、清洁便盒;培养标本应备培养皿、试管或无菌培养瓶、无菌棉签、消毒便盒;隐血标本应备检验盒(内附棉签或检便匙)、清洁便盒;寄生虫标本应备检验盒(内附棉签或检便匙)、试管、透明胶带或载玻片、清洁便盆。②医嘱单、执行单、检验单。③治疗车、医疗垃圾桶、生活垃圾桶。

（三）注意事项

1.盛粪便标本的容器必须有盖,有明显标记。

2.不应留取尿壶中或混有尿液的便盆中的粪便标本。粪便标本中也可不混入植物、泥土、污水等异物。不应从卫生纸或衣裤等、纸尿裤等物品上留取标本,不能用棉签有棉絮端挑取标本。

3.采集寄生虫标本时,如病人服用驱虫药或做血吸虫孵化检查,应取黏液、脓、血部分,如需孵化毛蚴应留取不少于 30 g 的粪便,并尽快送检,必要时留取整份粪便送检。

(四)健康教育

1. 留取标本前根据检验目的不同向病人介绍粪便标本留取的方法及注意事项。

2. 向病人说明正确留取标本对检验结果的重要性。

3. 教会病人留取标本的正确方法,确保检验结果的准确性。

【问题分析与能力提升】

病人,李某,38 岁女性,以"持续腹泻 7 d"急诊就诊,病人诉持续腹泻 7 d,水样便,未经治疗,遵医嘱予急查粪常规。请问:①患者腹泻时的水样便应该如何留取? ②给患者做粪便隐血试验时候患者的准备有哪些? ③粪便标本采集的注意事项有哪些?

实验实训六　痰液标本采集技术

实验学时:2 学时。**实验类型**:技能型实验。**教学目标**:掌握不同痰液标本采集技术;掌握不同痰液标本防腐剂的使用。**实验目的**:①常规痰标本:检查痰液中的细菌、虫卵或癌细胞等。②痰培养标本:检查痰液中的致病菌,为选择抗生素提供依据。③24 h 痰标本:检查 24 h 的痰量,并观察痰液的性状,协助诊断或做浓集结核杆菌检查。

【操作流程与考核标准】

(一)操作流程与操作规范

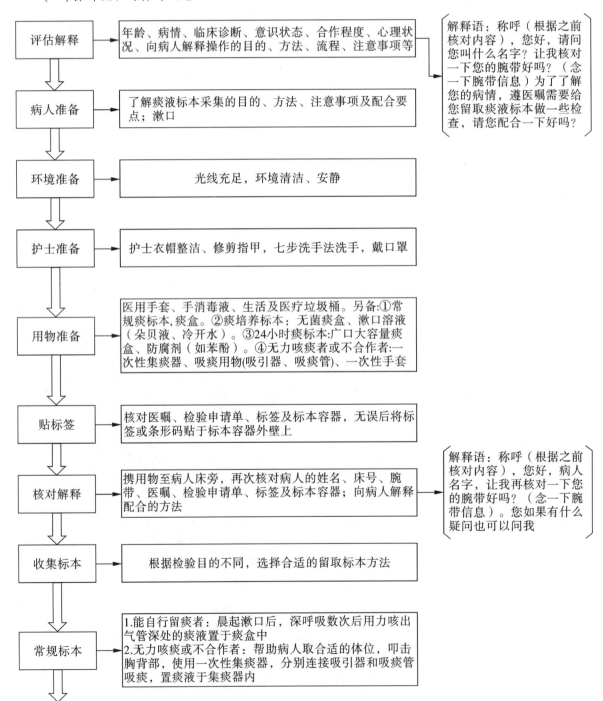

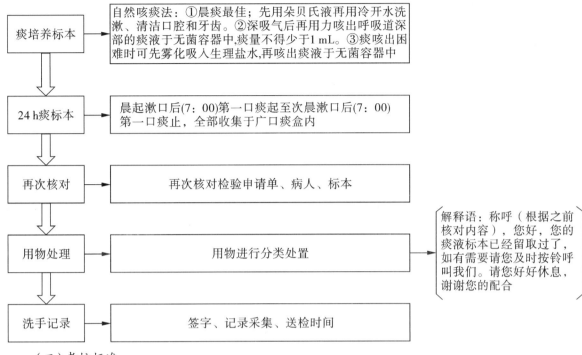

痰培养标本 → 自然咳痰法：①晨痰最佳；先用朵贝氏液再用冷开水洗漱、清洁口腔和牙齿。②深吸气后再用力咳出呼吸道深部的痰液于无菌容器中,痰量不得少于1 mL。③痰咳出困难时可先雾化吸入生理盐水,再咳出痰液于无菌容器中

24 h痰标本 → 晨起漱口后(7：00)第一口痰起至次晨漱口后(7：00)第一口痰止, 全部收集于广口痰盒内

再次核对 → 再次核对检验申请单、病人、标本

用物处理 → 用物进行分类处置

解释语：称呼（根据之前核对内容），您好，您的痰液标本已经留取过了，如有需要请您及时按铃呼叫我们。请您好好休息，谢谢您的配合

洗手记录 → 签字、记录采集、送检时间

（二）考核标准

项目	操作要点	分值	得分	扣分及说明
仪表 (3分)	仪表端庄,服装整洁,不留长指甲,按要求着装	3		
评估 (12分)	1.核对医嘱单及执行单	2		
	2.携执行单至床旁,核对病人腕带或床头卡、询问病人姓名	2		
	3.询问、了解病人身体状况,评估病人能否自行咳嗽咳痰;观察病人口腔黏膜有无异常和咽部情况(口述)	4		
	4.向病人及家属解释留取标本的目的方法和配合要点	3		
	5.评估环境:安静、整洁、明亮、适于操作(病室)	1		
操作步骤 (60分)	1.洗手、戴口罩	4		
	2.备齐用物,放置合理,便于操作,符合要求	4		
	3.核对医嘱、检验申请单、标签及标本容器,无误后将标签或条形码贴于标本容器外壁上	8		
	4.携用物至病人床旁,再次核对病人的姓名、床号、腕带、医嘱、检验申请单、标签及标本容器;向病人解释配合的方法	8		
	5.协助病人清洁口腔,取合适体位	8		
	(1)常规标本:①能自行留痰者:晨起漱口后,深呼吸数次后用力咳出气管深处的痰液置于痰盒中;②无力咳痰或不合作者:帮助病人取合适的体位,叩击胸背部,使用一次性集痰器,分别连接吸引器和吸痰管吸痰,置痰液于集痰器内	8		
	(2)培养标本采集:①自然咳痰法。晨痰最佳;先用朵贝氏液再用冷开水洗漱、清洁口腔和牙齿。②深吸气后再用力咳出呼吸道深部的痰液于无菌容器中,痰量不得少于1 mL。③痰咳出困难时可先雾化吸入生理盐水,再咳出痰液于无菌容器中	8		
	(3)24 h痰标本:晨起漱口后(7:00)第一口痰起至次晨漱口后(7:00)第一口痰止,全部收集于加了防腐剂的广口痰盒内	8		
	6.再次核对检验申请单、病人、标本	4		

项目	操作要点	分值	得分	扣分及说明
病人教育（5分）	1. 正确指导病人留取痰液标本	3		
	2. 告知病人如有不适及时告诉医护人员	2		
整理（10分）	1. 整理床单位,协助病人取舒适体位	2		
	2. 按垃圾分类处理用物	4		
	3. 洗手、脱口罩,记录	4		
综合评价（10分）	1. 采集过程中要注意根据检查目的选择正确的容器	2		
	2. 须采集新鲜、深咳后的痰而非口水,避免口腔正常菌群的污染	4		
	3. 留取24 h痰液时,要注明起止时间。除24 h痰标本外,痰液收集时间宜选择在清晨	2		
	4. 采集后应尽快送检(最好1 h内)	2		

考核资源:①治疗盘、常规痰标本备痰盒;痰培养标本备无菌痰盒、漱口溶液(朵贝液、冷开水);24 h痰标本备广口大容量痰盒、防腐剂(如苯酚);无力咳痰者或不合作者备一次性集痰器、吸痰用物(吸引器、吸痰管)、一次性手套。②医嘱单、执行单、检验单。③治疗车、洗手液、医疗垃圾桶、生活垃圾桶。

（三）注意事项

1. 除24 h痰标本外,收集痰液时间宜选择在清晨,因此时痰量较多,痰内细菌也较多,可提高阳性率。支气管扩张症病人清晨起床后进行体位引流,可采集大量痰标本。

2. 痰标本留取后要立即送检,常规培养的标本在室温放置不能超过2 h。

3. 勿将漱口水、口腔、鼻咽分泌物(如唾液、鼻涕)等混入痰液中。

（四）健康教育

1. 向病人及家属解释痰液标本采集的重要性。

2. 指导痰液标本收集的方法及注意事项。

【问题分析与能力提升】

病人,李某,75岁女性,以"Ⅱ型呼吸衰竭、慢性阻塞性肺疾病"收治入院,病人呼吸急促、咳黄色浓痰,遵医嘱予痰培养。请问:①采集痰液标本的注意事项有哪些? ②无力咳痰或人工辅助呼吸病人如何采集痰液标本? ③痰培养标本采集时的注意事项有哪些?

实验实训七　咽拭子标本采集技术

实验学时:1学时。**实验类型**:技能型实验。**教学目标**:掌握咽拭子标本采集技术。**实验目的**:从咽部及扁桃体采取分泌物做细菌培养或病毒分离,以协助诊断。

【操作流程与考核标准】

(一)操作流程与操作规范

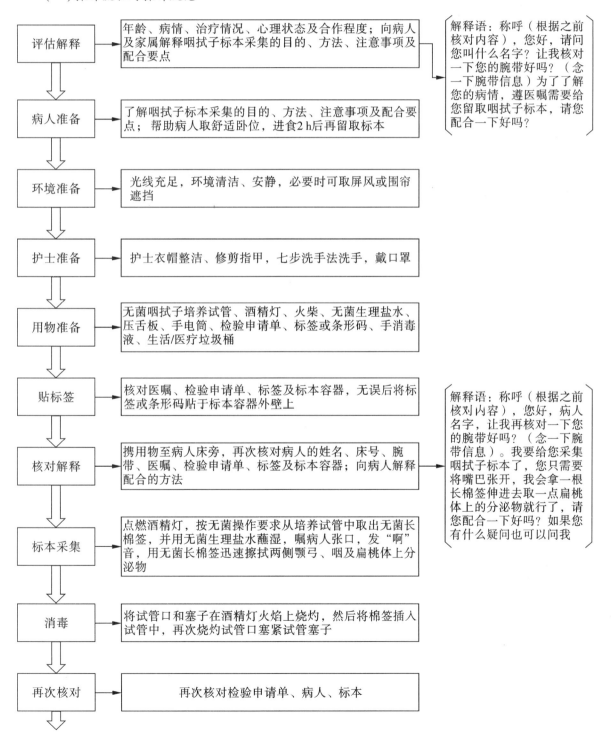

评估解释	→	年龄、病情、治疗情况、心理状态及合作程度;向病人及家属解释咽拭子标本采集的目的、方法、注意事项及配合要点	→	解释语:称呼(根据之前核对内容),您好,请问您叫什么名字?让我核对一下您的腕带好吗?(念一下腕带信息)为了了解您的病情,遵医嘱需要给您留取咽拭子标本,请您配合一下好吗?
病人准备	→	了解咽拭子标本采集的目的、方法、注意事项及配合要点;帮助病人取舒适卧位,进食2h后再留取标本		
环境准备	→	光线充足,环境清洁、安静,必要时可取屏风或围帘遮挡		
护士准备	→	护士衣帽整洁、修剪指甲,七步洗手法洗手,戴口罩		
用物准备	→	无菌咽拭子培养试管、酒精灯、火柴、无菌生理盐水、压舌板、手电筒、检验申请单、标签或条形码、手消毒液、生活/医疗垃圾桶		
贴标签	→	核对医嘱、检验申请单、标签及标本容器,无误后将标签或条形码贴于标本容器外壁上	→	解释语:称呼(根据之前核对内容),您好,病人名字,让我再核对一下您的腕带好吗?(念一下腕带信息)。我要给您采集咽拭子标本了,您只需要将嘴巴张开,我会拿一根长棉签伸进去取一点扁桃体上的分泌物就行了,请您配合一下好吗?如果您有什么疑问也可以问我
核对解释	→	携用物至病人床旁,再次核对病人的姓名、床号、腕带、医嘱、检验申请单、标签及标本容器;向病人解释配合的方法		
标本采集	→	点燃酒精灯,按无菌操作要求从培养试管中取出无菌长棉签,并用无菌生理盐水蘸湿,嘱病人张口,发"啊"音,用无菌长棉签迅速擦拭两侧颚弓、咽及扁桃体上分泌物		
消毒	→	将试管口和塞子在酒精灯火焰上烧灼,然后将棉签插入试管中,再次烧灼试管口塞紧试管塞子		
再次核对	→	再次核对检验申请单、病人、标本		

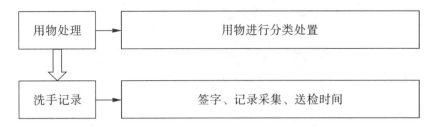

（二）考核标准

项目	操作要点	分值	得分	扣分及说明
仪表 （3分）	仪表端庄,服装整洁,不留长指甲,按要求着装	3		
评估 （12分）	1.核对医嘱单及执行单	2		
	2.携执行单至床旁,核对病人腕带或床头卡、询问病人姓名	2		
	3.评估病人年龄、病情、治疗情况、心理状态及合作程度（口述）	4		
	4.向病人及家属解释留取标本的目的方法和配合要点	3		
	5.评估环境:安静、整洁、明亮、适于操作（病室）	1		
操作 步骤 （60分）	1.洗手、戴口罩	4		
	2.备齐用物,放置合理,便于操作,符合要求	4		
	3.核对医嘱、检验申请单、标签及标本容器,无误后将标签或条形码贴于标本容器外壁上	8		
	5.携用物至病人床旁,再次核对病人的姓名、床号、腕带、医嘱、检验申请单、标签及标本容器;向病人解释配合的方法	8		
	6.点燃酒精灯,按无菌操作要求从培养试管中取出无菌长棉签,并用无菌生理盐水蘸湿	8		
	7.嘱病人张口,发"啊"音,用无菌长棉签迅速擦拭两侧颚弓、咽及扁桃体上分泌物	12		
	8.将试管口和塞子在酒精灯火焰上烧灼,然后将棉签插入试管中,再次烧灼试管口塞紧试管塞子	12		
	9.再次核对检验申请单、病人、标本	4		
病人 教育 （5分）	1.正确留取咽拭子标本	3		
	2.告知病人如有不适及时告诉医护人员	2		
整理 （10分）	1.整理床单位,协助病人取舒适体位	2		
	2.按垃圾分类处理用物	4		
	3.洗手、脱口罩,记录	4		

项目	操作要点	分值	得分	扣分及说明
综合评价（10分）	1.咽拭子标本留取方法正确,符合要求	4		
	2.告知到位,操作中关心病人并保护隐私	2		
	3.用过物品处理符合要求	2		
	4.标本送检及时	2		

考核资源:①治疗车上层:无菌咽拭子培养试管、酒精灯、火柴、无菌生理盐水、手消毒液、压舌板、手电筒、医嘱单、执行单、检验单。②治疗车下层:医疗垃圾桶、生活垃圾桶。

（三）注意事项

1.最好在应用抗生素之前采集标本。避免交叉感染。

2.做真菌培养时,须在口腔溃疡面上采集分泌物,避免接触正常组织,先用一个拭子揩去溃疡或创面浅表分泌物,第2个拭子采集溃疡边缘或底部分泌物。注意无菌长棉签不要触及其他部位,防止污染标本,影响检验结果。

3.避免在进食后2 h内留取标本,以防呕吐。

（四）健康教育

1.向病人及家属解释取咽拭子标本的目的,使其能正确配合。

2.指导配合采集咽拭子标本的方法及注意事项。

【问题分析与能力提升】

病人,王某,12岁女童,以"化脓性扁桃体炎"收入院,遵医嘱予咽拭子标本采集。

请问:咽拭子标本采集的注意事项有哪些?

第十三单元 常用急救技术

实验实训一 简易呼吸器的使用

实验学时:2学时。**实验类型**:技能型实验。**教学目标**:①能正确说出人工呼吸器使用的目的、适应证、禁忌证。②能正确说出人工呼吸器的主要结构、清洁与消毒方法。③能正确说出人工呼吸器使用的注意事项。④能正确使用人工呼吸器。**实验目的**:维持和增加机体通气量;纠正威胁生命的低氧血症。

【操作流程与考核标准】

（一）操作流程与操作规范

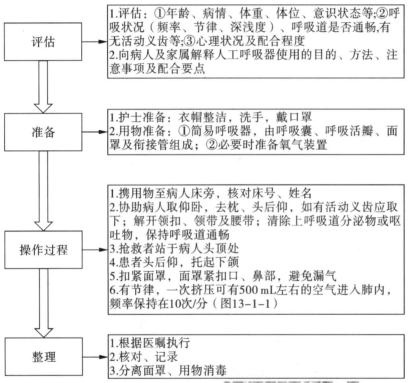

评估 → 1.评估：①年龄、病情、体重、体位、意识状态等;②呼吸状况（频率、节律、深浅度）、呼吸道是否通畅,有无活动义齿等;③心理状况及配合程度
2.向病人及家属解释人工呼吸器使用的目的、方法、注意事项及配合要点

准备 → 1.护士准备：衣帽整洁,洗手,戴口罩
2.用物准备：①简易呼吸器,由呼吸囊、呼吸活瓣、面罩及衔接管组成;②必要时准备氧气装置

操作过程 → 1.携用物至病人床旁,核对床号、姓名
2.协助病人取仰卧,去枕、头后仰,如有活动义齿应取下；解开领扣、领带及腰带；清除上呼吸道分泌物或呕吐物,保持呼吸道通畅
3.抢救者站于病人头顶处
4.患者头后仰,托起下颌
5.扣紧面罩,面罩紧扣口、鼻部,避免漏气
6.有节律,一次挤压可有500 mL左右的空气进入肺内,频率保持在10次/分（图13-1-1）

整理 → 1.根据医嘱执行
2.核对、记录
3.分离面罩、用物消毒

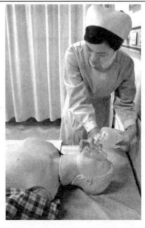

图13-1-1 简易呼吸器的使用

(二)考核标准

项目	操作要点	分值	得分	扣分及说明
准备 (10分)	1.仪表端庄,洗手、衣帽整齐	3		
	2.用物准备齐全	5		
	3.将用物按使用顺序摆放在治疗车上	2		
操作流程质量 (80分)	1.评估病人意识、呼吸及大动脉搏动是否消失:①轻拍病人肩部,并呼唤"喂,怎么了,看病人有无反应,判断意识是否丧失;②掀开盖被,解开衣裤;③判断呼吸是否停止;④触摸颈动脉,看动脉搏动是否消失	20		
	2.立即将病人去枕平卧	4		
	3.疏通气道:站于病人右侧肩部,将病人头偏向一侧,清除病人口鼻咽污物,取出假牙。(口述:使用简易呼吸器辅助人工呼吸)	10		
	4.打开气道: (1)仰头举颏法:左手置于病人的前额,掌根向后方施加压力,右手中指,示指向上向前提起下颌,使病人口张开。 (2)抬颌法:一手将病人头向后仰起,另一手拇示指分别放于病人下颌角处同时向上提起	10		
	5.检查用物,打开面罩充气,连接呼吸囊,检查简易呼吸器功能	6		
	6.站于病人头侧,将连接好简易呼吸器的面罩完全覆盖病人的口鼻,一只手用力将面罩贴紧病人皮肤使之密闭,用力适度,以不漏气为宜,另一只手挤压呼吸囊将气体送入肺部500~600 mL/次。然后松开,重复进行6次,频率10次/min;(一项不符合要求扣3分,密闭无效扣5分,挤压不正确一次扣5分,送气量不够扣5分,频率过快过慢扣5分)	20		
	7.听呼吸音,用颊部感受气流或看胸部是否有呼吸动作,判断自主呼吸是否恢复;口述:自主呼吸恢复,胸廓运动,复苏成功	5		
	8.整理病人床单位,洗手,记录	5		
全程质量 (10分)	1.操作熟练,沉着冷静,手法正确,效果好	4		
	2.关心、体贴病人(做不到不得分)	2		
	3.判断指征和结果方法正确(做不到不得分)	4		

考核资源:纱布2块、弯盘1个、简易呼吸器及麻醉面罩、50 mL注射器1个、治疗盘1个、听诊器,必要时备氧气、吸痰器、吸痰管、四头带。

(三)注意事项

1.动作迅速,把握抢救时机,及时实施抢救。

2.切记清除病人口咽异物,畅通气道。

3.避免过度通气。

【问题分析与能力提升】

马先生,男,57岁,房颤2年余,今晨起床后突然倒地,眼球上翻,小便失禁。护士即刻赶到现场展开抢救。请问:①人工通气的频率、一次通气的容量分别是多少?②机械通气常见的并发症有哪些?

实验实训二　心肺复苏术

实验学时:3学时。**实验类型**:技能型实验。**教学目标**:①能正确复述心肺复苏术的目的及注意事项。②能正确进行呼吸、心搏骤停的判断。③能正确判断心肺复苏是否成功。④能正确执行心肺复苏。**实验目的**:通过实施心肺复苏,促进病人重新建立循环、呼吸功能;保护脑、心、肺等重要脏器的血液供应。

【操作流程与考核标准】

(一)操作流程与操作规范

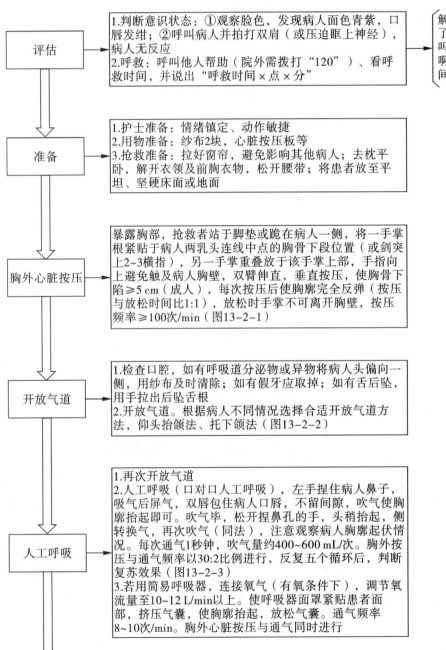

| 评估 | → | 1.判断意识状态:①观察脸色,发现病人面色青紫,口唇发绀;②呼叫病人并拍打双肩(或压迫眶上神经),病人无反应
2.呼救:呼叫他人帮助(院外需拨打"120")、看呼救时间,并说出"呼救时间×点×分" | → | 解释语:1"喂喂,您怎么了?醒一醒,能听到我说话吗?2."医生,快来抢救啊,病人昏过去了……时间:上午9点30分" |

| 准备 | → | 1.护士准备:情绪镇定、动作敏捷
2.用物准备:纱布2块,心脏按压板等
3.抢救准备:拉好窗帘,避免影响其他病人;去枕平卧,解开衣领及前胸衣物,松开腰带;将患者放至平坦、坚硬床面或地面 |

| 胸外心脏按压 | → | 暴露胸部,抢救者站于脚垫或跪在病人一侧,将一手掌根紧贴于病人两乳头连线中点的胸骨下段位置(或剑突上2~3横指),另一手掌重叠放于该手掌上部,手指向上避免触及病人胸壁,双臂伸直,垂直按压,使胸骨下陷≥5 cm(成人),每次按压后使胸廓完全反弹(按压与放松时间比1:1),放松时手掌不可离开胸壁,按压频率≥100次/min(图13-2-1) |

| 开放气道 | → | 1.检查口腔,如有呼吸道分泌物或异物将病人头偏向一侧,用纱布及时清除;如有假牙应取掉;如有舌后坠,用手拉出后坠舌根
2.开放气道。根据病人不同情况选择合适开放气道方法,仰头抬颌法、托下颌法(图13-2-2) |

| 人工呼吸 | → | 1.再次开放气道
2.人工呼吸(口对口人工呼吸),左手捏住病人鼻子,吸气后屏气,双唇包住病人口唇,不留间隙,吹气使胸廓抬起即可。吹气毕,松开捏鼻孔的手,头稍抬起,侧转换气,再次吹气(同法),注意观察病人胸廓起伏情况。每次通气1秒钟,吹气量约400~600 mL/次。胸外按压与通气频率以30:2比例进行,反复五个循环后,判断复苏效果(图13-2-3)
3.若用简易呼吸器,连接氧气(有氧条件下),调节氧流量至10~12 L/min以上。使呼吸器面罩紧贴患者面部,挤压气囊,使胸廓抬起,放松气囊。通气频率8~10次/min。胸外心脏按压与通气同时进行 |

心肺复苏术

```
┌──────────┐     ┌─────────────────────────────────────────────┐
│          │     │ 1.摸颈动脉5~10 s，如果无搏动，继续心肺复苏      │      ┌ 解释语："恢复心跳呼吸
│   评估   │────▶│ 2.如有搏动，判断有无呼吸；如无呼吸，继续人工呼吸 │─────▶│ 时间9点50分"； "不要
│          │     │ 3.如果呼吸、颈动脉搏动均恢复，复苏成功（图13-2- │      │ 害怕，我们都在你身边照
│          │     │ 4）                                          │      │ 看着你的，你很坚强，坚
│          │     │ 4.复苏成功后，记录抢救时间，安慰病人，给予心理支持 │      └ 持住"
│          │     │ 5.遵医嘱诊疗，给予进一步生命支持              │
└──────────┘     └─────────────────────────────────────────────┘
      │
      ▼
┌──────────┐     ┌─────────────────────────────────────────────┐
│          │     │ 1.为病人取舒适体位，未建立人工气道者头偏向一侧   │
│   整理   │────▶│ 2.整理床单位、抢救物品                       │
│          │     │ 3.洗手、记录：在特护单上准确完整记录抢救全过程   │
└──────────┘     └─────────────────────────────────────────────┘
```

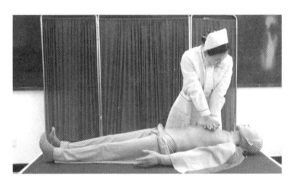

图 13-2-1　胸外心脏按压

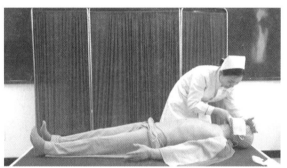

图 13-2-2　开放气道

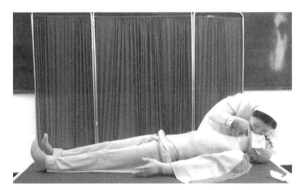

图 13-2-3　口对口人工呼吸

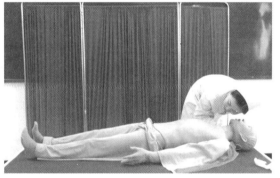

图 13-2-4　评估

（二）考核标准

项目	操作要点	分值	得分	扣分及说明
操作准备 （5分）	着装整洁，动作迅速。 评估环境安全	5		

项目		操作要点	分值	得分	扣分及说明
操作过程(82分)	判断意识与呼救	1.动作:首先轻拍其肩膀呼叫"你怎么啦"判断有无意识	2		
		2."来人啦"!呼叫人去取急救物品、仪器等,记录时间	2		
	判断心跳和呼吸	1.正确判断大动脉搏动情况	2		
		2.判断呼吸,观察病人胸廓有无起伏	2		
	复苏体位	1.硬地板或床板,去枕仰卧位,摆正体位、躯体成一直线,松解上衣	3		
	胸外按压	1.定位:①在胸骨下1/2处,即乳头连线与胸骨交界处;②以一手掌根部放在病者胸骨下1/3与上2/3交界处	8		
		2.方法:两手手指交锁,手指离开胸壁,保持肘关节伸直,按压时双臂垂直向下	8		
		3.深度:成人5~6 cm,对儿童及婴儿则至少胸部前后径的1/3	8		
		4.频率:100~120次/min 按压30次	8		
		5.比例:按压和放松时间1:1,胸廓完全回弹,按压呼吸比30:2	8		
	清除气道	头偏一侧,用手指(婴儿用小指)清除口咽部异物,注意速度要快。取下义齿	3		
	开放气道	用一只手轻抬其下颌,另一只手将头后仰(下颌角与耳垂连线应与床面垂直)	4		
	人工呼吸	保持气道开放:在病人口鼻覆盖纱布捏紧患者鼻翼,吸气后双唇包住患者口唇,吹气,时间>1 s,松手,观察胸廓起伏情况,频率10~12次/min 如用简易呼吸气囊,将简易呼吸器连接氧气,氧流量10~12 L/min(有氧源的情况下)一只手以"EC"法固定面罩,另一只手挤压球囊1/3,潮气量(400~600 mL)/次;频率:8~10次/min	8		
	操作要点	按压与人工呼吸比例为30:2,持续进行5周期2分钟CPR(心脏按压开始、送气结束),再次判断,时间不超过10 s	10		
	有效指征判断	可扪及颈动脉搏动:(口述)瞳孔由大缩小,对光反射恢复,口唇指甲由紫绀变红润,自主呼吸恢复 如未恢复继续5个循环后再判断,直至实施高级生命支持	4		
	复苏后体位,观察	病人侧卧位或平卧头偏一侧	1		
		口述:进行进一步生命支持,注意观察病人意识状态、生命体征及尿量变化	1		
操作后(5分)		整理用物,标准七步洗手法洗手、记录、签字	5		
整体评估(8分)		操作规范,熟练,反应敏捷,呼叫内容清楚流畅 关心体贴病人,注意保暖	8		

考核资源:纱布2块,心脏按压板、心肺复苏模拟人等。

(三)注意事项

1.病人仰卧,评估地面、环境后即刻展开抢救,避免因搬动延误抢救时机。

2.清除口腔分泌物、异物,保证呼吸道通畅。

3.按压部位要准确,力度适宜,避免造成病人胸骨、肋骨骨折。

4.确保按压速度和深度符合要求,减少按压中断,如需安插人工气道或除颤时,按压中断不应超过 10 s。

5.成人使用 1~2 L 的简易呼吸器,如气道开放、无漏气,每次挤压 1 L 简易呼吸器约 1/2~2/3 体积。人工通气时,避免过度通气,损伤病人肺组织。

6.使用简易呼吸器或呼吸机通气时,不暂停心脏按压。

【问题分析与能力提升】

李女士,56 岁,风湿性二尖瓣狭窄入院行开胸心脏手术,术后第 5 天,如厕期间突然晕厥倒地,面色苍白,大小便失禁。病房护士立即赶至病房,即刻实施心肺复苏术。请问:①如何正确判断病人心跳呼吸停止?②判断心肺复苏成功的标志有哪些?

实验实训三　洗胃技术

实验学时:3 学时。**实验类型:**技能型实验。**教学目标:**①能够准确说出洗胃术的适应证、禁忌证和注意事项。②能够说出常见洗胃液种类、性质及其适应证。③能够正确、快速、熟练地对急性中毒病人实施洗胃。**实验目的:**减少毒物吸收;减轻胃黏膜水肿;手术或消化道相关检查前准备。

【操作流程与考核标准】

(一)操作流程与操作规范

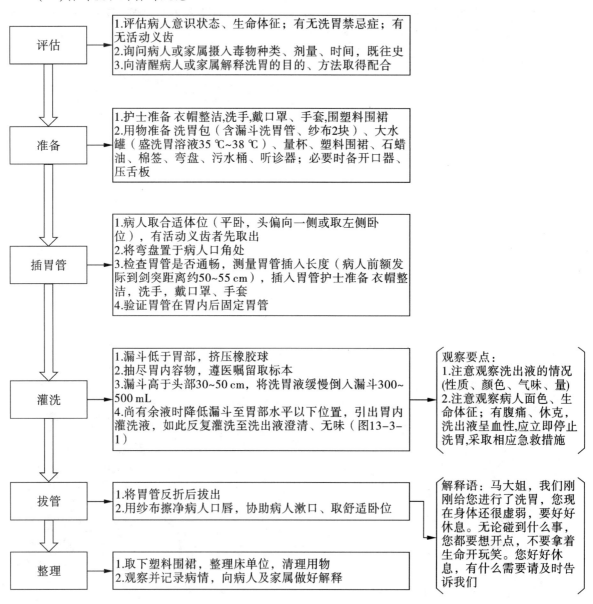

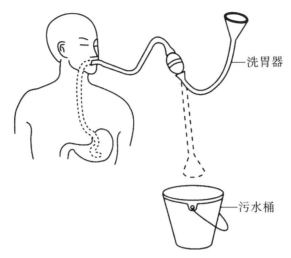

图 13-3-1　胃管洗胃法

(二)考核标准

1. 洗胃技术操作及评分标准(洗胃机洗胃)

项目	操作要求	分值	得分	扣分及说明
仪表(5分)	仪表端庄,服装整洁,不留长指甲,按要求着装	5		
评估(5分)	评估病人中毒的时间、途径,毒物的种类、性质、量,是否呕吐,病人心理状态、生命体征、意识、瞳孔、口腔黏膜及气味,有无禁忌,过敏史,既往史	5		
准备(12分)	1. 规范洗手和手卫生,戴好口罩	3		
	2. 根据病情配制合适的洗胃液,温度符合要求	5		
	3. 检查一次性物品质量,备齐用物,放置合理	4		
操作过程(63分)	1. 确认有效医嘱,认真核对床号、姓名、洗胃液名称,向病人、家属做好解释工作	3		
	2. 正确连接、放置各管道;连接洗胃机电源,打开机器电源总开关,通电检查电源是否正常	5		
	3. 取合适卧位(清醒者取坐位,中毒较重者左侧卧位,昏迷病人平卧位偏向一侧),注意保暖	3		
	4. 胸前铺巾	2		
	5. 戴手套,清洁鼻腔(从口腔插管者需检查及取下活动义齿)	3		
	6. 检查胃管是否通畅,测量插管长度(成人为55～60 cm)做好标记	5		
	7. 用液体石蜡润滑胃管前端后自鼻腔或口腔插管,方法正确	8		
	8. 判断胃管位置,予以固定,留置胃液	6		
	9. 正确连接胃管,按"自控"键机器对胃自行冲洗至洗出液澄清无味为止	7		
	10. 会正确使用"反冲"键	5		
	11. 观察:洗胃过程中随时注意洗出液的性质、颜色、气味、量及病人面色、生命体征变化、腹部体征	3		
	12. 拔管:洗毕反折胃管口,轻柔缓慢拔管,拔管至咽部时,迅速拔出	5		
	13. 协助病人漱口,擦净病人面部污秽,整理床边用物,脱去手套,调整病人体位,交代注意事项	5		
	14. 记录灌洗液名称、液量及洗出液的量、颜色、气味等	3		

项目	操作要求	分值	得分	扣分及说明
操作后 (10分)	1.评估:有无损伤胃黏膜,病人胃内毒物清楚状况,中毒症状有无缓解	5		
	2.正确清理洗胃机及各管道	5		
质量控制 (5分)	1.对病人的态度,与病人的沟通,操作熟练程度	5		

考核资源:洗胃包(含洗胃管、纱布2块)、洗胃机、大水罐(盛洗胃溶液35~38 ℃)、量杯、塑料围裙、石蜡油、棉签、弯盘、污水桶、听诊器;必要时备开口器、压舌板。

2.洗胃技术操作及评分标准(漏斗洗胃)

项目	操作要求	分值	得分	扣分及说明
仪表 (5分)	仪表端庄,服装整洁,不留长指甲,按要求着装	5		
评估 (5分)	评估病人中毒的时间、途径,毒物的种类、性质、量,是否呕吐,病人心理状态、生命体征、意识、瞳孔、口腔黏膜及气味,有无禁忌,过敏史,既往史	5		
准备 (12分)	1.规范洗手和手卫生,戴好口罩	3		
	2.根据病情配制合适的洗胃液,温度符合要求	5		
	3.检查一次性物品质量,备齐用物,放置合理	4		
操作过程 (63分)	1.确认有效医嘱,认真核对床号、姓名、洗胃液名称,向病人、家属做好解释工作	3		
	2.取合适卧位(清醒者取坐位,中毒较重者左侧卧位,昏迷病人平卧位偏向一侧),注意保暖	5		
	3.胸前铺巾	3		
	4.戴手套,清洁鼻腔(从口腔插管者需检查及取下活动义齿)	2		
	5.检查胃管是否通畅,测量插管长度(成人为55~60 cm)做好标记	3		
	6.用液体石蜡润滑胃管前端后自鼻腔或口腔插管,方法正确,判断胃管位置,予以固定。	5		
	7.先将漏斗放置低于胃部的位置,挤压橡胶球,抽尽胃内容物留置胃液。如中毒物质不明,应留取标本送检。	8		
	8.洗胃:将漏斗举高,超过头部约30~50 cm,缓慢倒入洗胃液约300~500 mL,最多不超过500 mL,当漏斗内剩余少量溶液时,迅速将漏斗降低于胃部位置,并倒置于污水桶内,利用虹吸原理,引出胃内灌洗液,如引流不畅,可挤压胃管中端的橡胶球,加压吸引。胃内溶液流完后再举高漏斗注入溶液,如此反复灌洗,直至洗出液澄清无味为止	14		
	9.观察:洗胃过程中随时注意洗出液的性质、颜色、气味、量及病人面色、生命体征变化、腹部体征	7		
	10.拔管:洗毕反折胃管口轻柔缓慢拔管,拔管至咽部时,迅速拔出	5		
	11.协助病人漱口,擦净病人面部污秽,整理床边用物,脱去手套,调整病人体位,交代注意事项	3		
	12.记录灌洗液名称、液量及洗出液的量、颜色、气味等	5		

项目	操作要求	分值	得分	扣分及说明
操作后（10分）	1. 评估：有无损伤胃黏膜，病人胃内毒物清楚状况，中毒症状有无缓解	5		
	2. 正确清理洗胃漏斗及各管道	5		
质量控制（5分）	1. 对病人的态度，与病人的沟通，操作熟练程度	5		

考核资源：洗胃包（含漏斗洗胃管、纱布2块）、大水罐（盛洗胃溶液35~38℃）、量杯、塑料围裙、液体石蜡、棉签、弯盘、污水桶、听诊器；必要时备开口器、压舌板、牙垫。

（三）注意事项

1. 插管时动作要轻快，切勿损伤食管黏膜或误入气管。

2. 当中毒物质不明时，洗胃液可选用温开水或生理盐水，待毒物性质明确后，再采用拮抗药物洗胃。吞服强酸或强碱等腐蚀性药物，禁忌洗胃，以免造成穿孔，可按医嘱给以药物或迅速给以物理性对抗剂，如牛奶、豆浆、蛋清、米汤等保护胃黏膜。

3. 为幽门梗阻病人洗胃时，需记录胃内潴留量，以了解梗阻情况，供临床治疗参考。同时洗胃宜在饭后4~6 h或空腹状态下进行。洗胃前应检查生命体征，如有呼吸道分泌物增多或缺氧，应先吸痰，再插胃管洗胃。伴心搏骤停病人应先行复苏，后洗胃。

4. 洗胃时，注意观察灌入液与排出液量是否相等，排出液的颜色、气味、性质，一旦排出液呈血性或病人感觉腹痛，血压下降，应立即停止洗胃，及时通知医生予以处理。洗胃完毕，胃管宜保留一定时间，以利再次洗胃，尤其是有机磷中毒者，胃管应保留24 h以上，便于反复洗胃。

【问题分析与能力提升】

马女士，女，37岁，病人1 h前与家人争吵，自服农药，出现恶心、呕吐症状，急诊送入医院。查体：T 36.5℃，P 60次/min，R 26次/min，BP 130/80 mmHg，神志不清，呼之不应，压眶反射有反应，皮肤湿冷，肌肉颤动，瞳孔针尖样，光反射存在，肺叩诊呈清音，两肺布满湿啰音，心音正常，律齐，腹平软，肝脾未触及，下肢正常。诊断：急性有机磷中毒。医嘱：生理盐水洗胃。请问：①洗胃的适应证和禁忌证有哪些？②常见的急性中毒的洗胃溶液和注意事项有哪些？

实验实训四　尸体护理

实验学时:2学时。**实验类型**:技能型实验。**教学目标**:①能正确复述尸体护理的目的及注意事项。②能正确执行尸体护理。③能与死者家属进行良好的沟通交流,安慰死者家属。**实验目的**:使尸体整洁,无渗液,维持良好的尸体外观,易于鉴认;安慰家属,减少哀痛。

【操作流程与考核标准】

（一）操作流程与操作规范

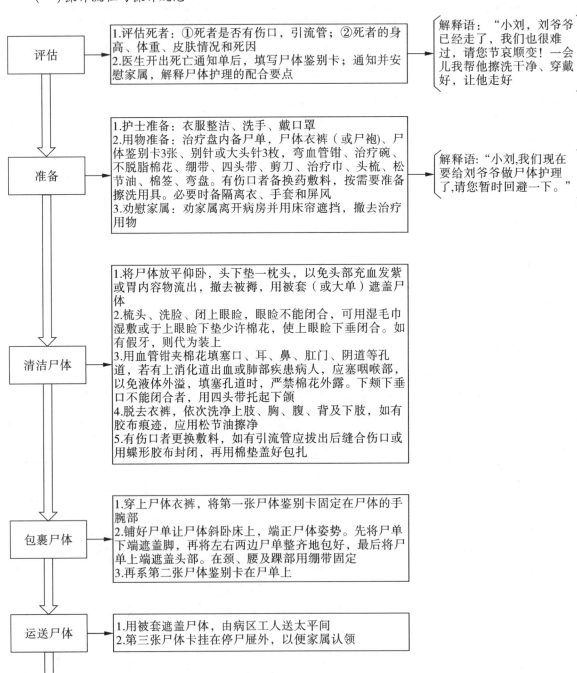

| 整理 | 1.整理病历，在体温单40~42 ℃之间写上死亡时间，按出院手续办理结账，注销各种执行单（治疗、药物、饮食卡等）
2.将遗物清点交给家属，家属不在时，应由二人共同清点，将贵重物品列出清单交护士长保存，以便交还家属或死者工作单位。如死者为传染病，按传染病病人终末消毒处理
3.床单位按出院的清洁消毒方法处理
4.洗手、记录 | 解释语 "小刘，这是刘爷爷的遗物，请您保管好并且清点一下，看有没有遗漏的东西，我们都会怀念刘爷爷的。" |

（二）考核标准

项目	操作要点	分值	得分	扣分及说明
自身准备（5分）	着装：工作衣、帽、鞋穿戴整齐，符合规范	5		
用物准备（10分）	备齐用物，放置合理	10		
操作过程（69分）	1.填尸体识别卡3张，备齐用物携至床旁	4		
	2.劝慰家属，以取得合作	2		
	3.撤去治疗用物。将床放平，使尸体仰卧，脱去衣裤，头下置一枕，留一大单遮盖尸体	8		
	4.洗脸，协助闭合眼睑，如眼睑不能闭合，用湿毛巾敷或于上眼睑垫上少许棉花，使上眼睑下垂，使其闭合。嘴不能紧闭者，轻揉下颌，或用绷带托住。如有义齿代为装上。为死者梳理头发	10		
	5.依次洗净上肢、胸、腹、背及下肢如有胶布痕迹，用松节油擦洗净，有伤口者更换敷料	10		
	6.用棉球填塞鼻、口、耳、阴道、肛门等孔道	7		
	7.穿上干净衣、裤，系一张尸体识别卡于右手腕部，撤去大单	2		
	8.将尸单斜放在平车上，以两端遮盖头部和脚，再将两边整齐地包好，在颈、腰以及踝部用绷带固定，系第2张尸体识别卡在腰部的尸单上	10		
	9.盖大单，将尸体送太平间，置于停尸屉内，系第3张尸体识别卡于停尸屉外，取回大单，连同死者其他被服一起消毒、清洗	8		
	10.清洁、消毒、处理床单位和用物，记录	8		
操作后整理（10分）	1.整理床单位，整洁	5		
	2.用消毒液擦拭床架、床旁桌及椅	5		
综合评价（6分）	程序清楚、动作符合要求、迅速、稳准；陈述问题正确；态度严肃、认真	6		

考核资源：①治疗车上层，治疗盘内备尸单、尸体衣裤（或尸袍）、尸体鉴别卡3张、别针或大头针3枚、弯血管钳、治疗碗、不脱脂棉花、绷带、四头带、剪刀、治疗巾、头梳、松节油、棉签、弯盘。有伤口者备换药敷料，按需要准备擦洗用具。②治疗车下层，生活垃圾桶、医疗垃圾桶。必要时备隔离衣、手套和屏风。

（三）注意事项

1. 医生证明病人确已死亡，应立即尸体护理，以防僵硬。

2. 应以严肃认真态度进行尸体护理。

3. 传染病病人的尸体护理应按隔离技术进行。

4. 安慰家属，劝其勿在病房放声啼哭，以免影响其他病人。

【问题分析与能力提升】

刘先生，84 岁，因患贫血、糖尿病多年，伴恶心呕吐 1 个月，加重 1 天，全身乏力、胸闷入院。入病房后 10∶45 上厕所时突然意识不清，呼之不应，BP 60/30 mmHg，HR 124 次/min，律齐，双侧瞳孔等圆等大，直径 2 mm，光反应灵敏，四肢肌张力稍增高。给予吸氧、多巴胺静脉滴注，心电监护等。至 10∶55 血压降至 30/0 mmHg，HR 降至 68 次/min，呼吸减慢 6 次/min，又予多巴胺、尼可刹米等处理后，病情未能缓解，意识仍不清，双侧瞳孔明显缩小，对光反射消失，血压降为 0，无自主呼吸，至 11∶08 心跳停止，经进一步抢救仍无效，医生宣告生物学死亡。请问：①尸体护理时为什么要抬高头部？②尸体护理时应填塞哪些孔道，填塞时注意什么？③尸体鉴别卡分别固定于何处？④死者遗物应如何处理？

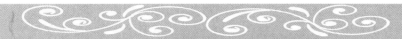

第十四单元　综合性实验

实验实训一　护理学基础综合性实验(一)

实验学时:2学时。实验类型:综合型实验。教学目标:①能初步分析病人资料,并提出相应的护理问题。②能综合应用各项基础护理技能为病人解决问题。

【实验程序】

1.案例讨论

(1)该病人适合哪一级别的护理?病情观察要点有哪些?

(2)目前病人的主要护理问题有哪些?

(3)现阶段需要采取哪些护理措施?

(4)需要准备哪些实验设备及材料?

(5)列出具体的护理措施步骤。

2.学生分组讨论。

3.每组学生派代表发言,教师评析。

4.主要技能操作训练:

(1)实施二级护理:每1~2 h(新标准为每2 h)巡视一次。

(2)病情观察要点:病人意识、面容;体温、脉搏、呼吸、血压;肺部痰液情况。

(3)主要技能操作:下列情境中的各护士分别由不同同学扮演练习。

[情境导入一] "病人年龄70岁,有高血压病史,入院 T 38.6 ℃,BP 140/90 mmHg,遵医嘱每日晨测生命体征",提示需要严密监测生命体征,主要包括体温、脉搏、呼吸、血压(具体方法见第五单元实验项目一:生命体征监测技术)。

护士小李对病人进行每日生命体征测量,首先核对病人的基本信息"您好,张叔叔,我是您的责任护士小李,您昨天的体温和血压都有些高,今天需要再次为您测量,看用药的效果,是否需要调整剂量,请您配合一下好吗?"张叔叔:"好的"。"您刚才是否有剧烈活动?另外,让我查看一下您的腋下是否有汗渍","测量体温期间请勿下床活动,可以吗?""现在为您测量血压,请勿紧张",护士小李测量脉搏后,用眼睛的余光数病人的呼吸频率。"已经为您测量完毕,谢谢您的配合,您请继续休息。"

[情境导入二] "病人入院体温38.6 ℃,遵医嘱肌内注射青霉素80万 U",提示:青霉素用药前均应做皮肤过敏试验(具体方法见第十单元实验项目二:皮内注射技术),若病人无过敏再进行肌内注射(具体方法见第十单元实验项目四:肌内注射技术)。

护士小张携已配好的青霉素皮试液至病人床前,"您好,我是您的责任护士小张,请让我看一下您的腕带可以吗"。张叔叔:"好的"。"由于您的体温较高,遵医嘱需要给您注射青霉素,但是在用药前我需要为您做一个皮试,看您是否有过敏,我就是在您左侧前臂掌侧打一个小皮丘,请不用紧张"。皮试完后,"皮试已经为您做好了,20 min后观察结果,请您不要离开病区,勿揉搓和抓挠按压穿刺部位,如有不适及时告知医护人员"。

[情境导入三] "病人突然出现口唇发绀,血气分析显示 $PaCO_2$ 70 mmHg,PaO_2 55 mmHg",提示:病人缺氧,需要立即进行吸氧(具体方法见第六单元实验项目二:鼻导管吸氧技术)。

护士小赵巡视病房时发现病人口唇发绀,呼吸急促,呼吸困难。护士小赵:"您好,我是您的责任护士小赵,我看您脸色不太好,呼吸也困难",病人点头示意。"那我现在立即为您准备鼻导管吸氧,这是我们的中心供氧装置,不用担心,流量已经为您调节好,我现在为您戴上鼻导管,请不要紧张,正常呼吸就行,现在觉得怎么样",病人表示缓解。"已经为您吸上氧气了,请不要随意调节流量,在病房期间,您和家属都不能抽烟,不能见明火,如果需要下床活动,请按床旁的呼叫器呼叫我,我为您暂时关闭氧气,谢谢您的配合。"

[情境导入四] "查体发现病人胸廓对称呈桶状,胸骨无压痛,肋间隙增宽,双肺可闻及明显湿性啰音",提示:病人痰液较多,不能有效呼吸,需要立即进行吸痰(具体方法见第六单元实验项目二:吸痰技术)。

护士小王查体发现病人双肺可闻及明显湿啰音,呼吸困难,提示慢性阻塞性肺疾病,有肺部感染。"您好,我是您的责任护士小王,我查看您的痰液较多,遵医嘱我给您进行吸痰,缓解您呼吸困难的症状,请您配合,可以吗",病人点头示意。"因为吸痰时会有缺氧症状,我先将氧流量给您调高一会儿"。"为了提高吸痰效果,我先为您叩背,请您先翻身面向我可以吗"。之后进行吸痰完毕。"谢谢您的配合"。

[情境导入五] 巡回病房时发现病人唉声叹气,精神不佳,经常向别人问其病情如何,会不会很严重,怎么才能快点好起来,提示:需要加强病人的心理护理。

护士小田巡回病房时发现病人焦虑的情绪,与病人呼吸困难迁延不愈、缺乏有关信息有关,因此护士小田就针对该问题对病人进行健康教育。"张叔叔,您好,我是您的责任护士小田,您是不是特别担心自己的病情,害怕会继续加重,是吗",病人点头示意。"您不用担心,目前的情况是由于肺部感染才会出现呼吸困难的症状,现在已经为您用药了,体温也下降了,已经战胜肺部感染的那些病菌了,是不是? 所以,不用担心,现在我教您一些促进肺部功能的锻炼,请您多学习好吗?"

【问题分析与能力提升】

张某,男,70 岁。主诉:咳嗽痰多 20 余年,再发 5 d 伴呼吸困难加重。病人有吸烟史 30 余年,1 包/d,无饮酒史。有高血压病史。

体格检查:T 38.6 ℃,P 78 次/min,R 21 次/min,BP 140/90 mmHg;神志清楚,口唇发绀,精神偏差。两肺可闻及明显湿啰音。听诊:HR 78 次/min,律齐,心音正常,心脏各瓣膜听诊区无闻及杂音。

辅助检查:红细胞 4.5×10^{12},白细胞 14.6×10^9,血红蛋白 155 g/L,中性粒细胞 0.85,痰液检查:检出肺炎球菌;影像学检查:胸廓前后径增大,肋间隙增宽,肺纹理增粗;肺功能检查:肺总量、功能残气量和残气量增高,肺活量减低。

1. 多查阅资料,收集简单有效的呼吸功能锻炼方法。
2. 回顾呼吸系统的基本结构和功能。
3. 呼吸系统疾病常用药物有哪些?

实验实训二 护理学基础综合性实验(二)

实验学时:2 学时。实验类型:综合型实验。**教学目标**:①能准确评估病人资料,提出需要解决的护理问题。②能综合应用各项基础护理技能为病人解决问题。

【实验程序】

1.案例讨论:①请评估该病人目前存在哪些护理问题? ②应该为该病人提供哪些护理措施?

2.学生分组讨论。

3.每组学生派代表发言,教师评析。

4.主要技能操作训练:下列情境中的各护士分别由不同同学扮演练习。

[情境导入一] "病人突发心跳呼吸暂停",提示病人出现心搏骤停,需立即进行心肺复苏(具体方法见第十三单元实验项目二:心肺复苏术)。

护士立即赶到病人床边,判断病人情况,进行心肺复苏术。

[情境导入二] "经抢救后,循环、呼吸恢复,心电图示为"窦性心律",P 65 次/min,律齐,BP 69/45 mmHg",提示病人血压降低,应进行生命体征监测技术(具体方法见第五单元实验项目一:生命体征监测)。

病人血压降低,有效循环量不足,监测血压变化。根据病情,护士遵医嘱给予患者测血压:"您好,您刚才突然发生了心搏骤停,我们立即为您进行了心肺复苏,现在您的情况基本稳定了,请您不要担心;但是您的血压还是有点低,所以我们要为您监测下血压,请您配合一下好吗?"王先生点头。

[情境导入三] "术后医嘱给予5%葡萄糖注射液1000 mL,5%氯化钠注射液1000 mL,林格溶液1 000 mL 补液治疗"提示必须进行静脉输液(具体方法见第十一单元实验项目一:密闭式静脉输液技术)。

根据病情,病人外伤致出血,导致体内有效循环血量不足,血压降低(69/45 mmHg),医生给予5%葡萄糖注射液1000 mL,5%氯化钠注射液1000 mL,林格溶液1000 mL 补液扩容治疗。护士遵医嘱对病人行静脉输液:"您好,能让我看下您的腕带吗?"王先生说好。"请问您是叫王XX 吗?"王先生点头。"由于您失血较多,血压降低,医生开出一些药液给您输液,目的是扩充血容量,维持正常血压,有利于您病情好转,请您配合一下好吗?"王先生点头。

【问题分析与能力提升】

王先生,男性,50 岁,因"坠落伤4 h,右侧血气胸,肋骨骨折"急诊入院。入院后紧急给予胸带外固定,后病人突发心跳呼吸暂停,经抢救后,循环、呼吸恢复,心电图示为"窦性心律",P 65 次/min,律齐,BP 69/45 mmHg,心电监护下协助医生床旁胸腔闭式引流术,术后医嘱给予5%葡萄糖注射液1 000 mL,5% GNS 1 000 mL,林格溶液1 000 mL 静脉补液治疗。

1.如何判断病人心跳呼吸停止? 心肺复苏成功的标志有哪些?

2.胸腔闭式引流的护理要点是什么?

3.常见的输液反应有哪些? 最常见的是哪一种?

综合实验实训考核标准

项目	操作要点	分值	得分	扣分及说明
实验方案的设计及汇报（20分）	1.学生以小组为单位根据教师给定的综合实验案例,讨论分析实验方案,收集、整理、分析资料,找出护理诊断,列出护理计划和护理措施,教师对其设计方案及其所选护理操作项目的准确性进行评价	10		
	2.每个小组选派学生对实验方案进行汇报,教师对其汇报时的条理性、流畅性、清晰性进行评价	10		
综合性实验操作（60分）	1.着装准备:衣帽整洁、修剪指甲,仪表符合规范	5		
	2.实验用物准备:物品准备齐全,摆放合理	5		
	3.实验步骤:操作步骤清楚、准确,手法正确	25		
	4.实验仪器使用:仪器使用方法正确、规范	10		
	5.操作后用物处理:实验结束时仪器的维护、物品整理和卫生清洁方法正确、规范	5		
	6.沟通:操作过程中以患者为中心,注意人文关怀,注重健康教育	10		
团结协作（10分）	整个小组同学在进行方案设计、汇报、情景表演、护理操作过程中,相互团结,协作配合	10		
综合评价（10分）	方案设计正确,汇报清晰,实验程序清楚、动作符合要求、迅速、稳准;态度认真,体现人文关怀	10		